Walburga Brügge, Katharina Mohs

Therapie der Sprachentwicklungsverzögerung

Eine Übungssammlung

Mit 47 Abbildungen

Ernst Reinhardt Verlag München Basel

Die Autorinnen sind Logopädinnen mit mehrjähriger Berufserfahrung in den Bereichen Diagnostik und Therapie von kindlichen Sprach- und Sprechstörungen sowie von Stimmstörungen und Stottern.

Walburga Brügge, Richthofenstr. 15, D-59063 Hamm

Katharina Mohs, Lilienstr. 22, D-59065 Hamm

Zeichnungen: Alexander Feldweg, A.Feldweg@t-online.de

Die Deutsche Bibliothek – CIP-Einheitsaufnahme

Brügge, Walburga:
Therapie der Sprachentwicklungsverzögerung : eine Übungssammlung / Walburga Brügge ; Katharina Mohs. - München ; Basel : E. Reinhardt

[Hauptbd.] . - 2001
ISBN 3-497-01554-7

Printed in Germany

Ernst Reinhardt Verlag, Postfach 38 02 80, D-80615 München
Net: www.reinhardt-verlag.de Mail: info@reinhardt-verlag.de

Für
Jan-Christopher
Johanna
Felix Konstantin
Carolin
Thilo Hendrik
Fabian

Vorwort

Vieles wurde gesammelt, sortiert, geordnet und wieder verworfen, bis zuletzt diese Übungssammlung entstand.

Wir hoffen, dass sie eine gute Hilfe im therapeutischen Alltag ist, wünschen einen kreativen Umgang mit den Übungen und Freude im Kontakt mit den Kindern, die wir als Therapeuten ein Stück auf dem Weg in die Welt der Sprache begleiten.

Wir bedanken uns an dieser Stelle vor allem bei Frau Katrin Karnatz für ihre hilfreichen und anregenden, oft auch erheiternden Kommentare auf den vielen, oft noch sehr unvollständigen Manuskriptseiten und bei Herrn Alexander Feldweg für die gelungenen Illustrationen.

Auf konstruktive Rückmeldungen freuen wir uns schon jetzt.

Walburga Brügge
Katharina Mohs

Inhalt

Einführung

Dieses Buch enthält eine Auswahl von Übungen zur Therapie verschiedener Bereiche der Sprachentwicklungsverzögerung. Bei der Beschreibung kindlicher Spracherwerbsstörungen findet sich eine Vielfalt an Begriffen mit jeweils unterschiedlichen Definitionen, wie Sprachentwicklungsverzögerung, Sprachentwicklungsstörung, Sprachentwicklungsbehinderung, Entwicklungsdysgrammatismus und Entwicklungsdysphasie. Wir haben den Begriff Sprachentwicklungsverzögerung gewählt. Für die Therapie ist jedoch weniger die Nomenklatur wichtig, als vor allem der individuelle Hintergrund der sprachlichen Auffälligkeiten, der Entwicklungsverlauf sowie das Profil aller Entwicklungsbereiche. Nur so kann eine individuelle Entscheidung für oder gegen die Aufnahme einer Therapie erfolgen, die immer dann angezeigt ist, wenn ein unausgeglichenes Entwicklungsprofil vorliegt.

In der Übungssammlung beziehen wir uns vor allem auf die Auffälligkeiten im sprachlichen Bereich, also Sprachverständnis, Lexikon, Artikulation und Grammatik, nehmen aber die in unmittelbarem Zusammenhang stehenden Leistungen wie Mundmotorik, auditive Wahrnehmung und allgemeine Haltungs- und Entspannungsübungen hinzu. Therapievorbereitende und -begleitende Übungen aus anderen Bereichen wie zum Beispiel Feinmotorik und weitere Wahrnehmungsbereiche konnten im Rahmen dieses Buches nicht als eigenständige Kapitel aufgenommen werden, einzelne Aspekte zur Förderung dieser Bereiche sind in den anderen Kapiteln erwähnt. Eine Übungssammlung, wie sie hier vorliegt, kann nicht vollständig sein. Für die Auswahl der Übungen war uns vor allem wichtig, dass ein schneller und einfacher Einsatz in der praktischen Arbeit möglich ist und dass mit einfachen Mitteln Spiele entstehen können, an denen das Kind aktiv bei der Herstellung oder der Gestaltung beteiligt ist. Dieser Aspekt erschien uns besonders wichtig, um die Kreativität anzuregen. Einige Spielvorschläge sind in ihrer Durchführung bewusst sehr einfach, doch gerade diese einfachen Angebote überzeugen in der Praxis oft. Die Vielzahl der Spielvorschläge zu einem Bereich ist vor allem für die Kinder gedacht, die über einen langen Therapiezeitraum immer wieder motiviert werden müssen, sowie für Therapeuten, die Abwechslung und Spannung in der Therapie suchen und bereit sind, die Übungen mit Phantasie und Kreativität zu gestalten. In vielen Übungen finden sich Vorschläge zum Malen, Stempeln, Kleben oder Drucken. Um die Therapievorbereitung zu erleichtern, haben wir Bildvorlagen in einem **Arbeitsheft** zusammengestellt. Dort finden sich auch die Bilder zu den einzelnen Mundbewegungen sowie die Symbole zur Unterstützung der Lautanbahnung, außerdem Abbildungen von Geräusch- und Klangquellen, die bei Spielen im Bereich der auditiven Wahrnehmung eingesetzt werden können. Alle hier beschriebenen Übungen sind jedoch auch mit eigenen Bildvorlagen durchführbar.

Wir haben Übungen verschiedener Therapiemethoden ausgewählt und zusammengestellt, soweit diese unserer Auffassung nach auch aus dem Gesamtkonzept herausgelöst in der Therapie einsetzbar sind und sich in einem mehrdimensionalen Ansatz sinnvoll ergänzen. Aus der Vielzahl von theoretischen Therapieansätzen haben wir uns manchmal auf wenige oder gar einen beschränkt, dies ist in den jeweiligen Kapiteln erwähnt. Die Auswahl der Übungen bleibt dem Therapeuten überlassen. Seine Aufgabe ist es, aus der Auswahl der Spiele nach ausführlicher Diagnostik und Therapieplanung individuell für das jeweilige Kind Spiele und Übungen zusammenzustellen. Die Komplexität der Spiele sollte sich vor allem nach dem Entwicklungsstand des Kindes, seiner Aufnahmekapazität und Konzentrationsfähigkeit richten.

Um mit dem Kind in einen Dialog zu kommen und vor allem seine sprachliche Kommunikationsfähigkeit auszubauen, sollte der Therapeut auf sein eigenes sprachliches Verhalten achten. So sollte er das Kind nicht mit Äußerungen überschütten, sondern ihm Zeit und Möglichkeit für eigene Beiträge lassen, den Handlungen des Kindes eine Bedeutung geben und diese verbalisieren, sich auf das Spiel des Kindes einlassen, um mit ihm in Kontakt zu treten und die Handlungen des Kindes durch eigene Aktivitäten zu erweitern und sprachlich zu begleiten.

So erhält das Kind die Chance, sprachliches Kommunikationsverhalten zu entwickeln und auszubauen. Es lernt, aufmerksam auf den Gesprächspartner zu werden und diese Aufmerksamkeit aufrecht zu erhalten, Eigeninitiative zu ergreifen, um Gespräche zu eröffnen und auf Äußerungen oder Fragen des Kommunikationspartners zu reagieren.

Ein Therapieverlauf ist nicht immer nach Einzelzielen trennbar, oft greifen Übungen verschiedener Bereiche ineinander und müssen vom Therapeuten störungsspezifisch ausgewählt und sinnvoll kombiniert werden. Wichtig ist eine ständige „Standortbestimmung“ während der Therapie, da Entwicklungsschritte, die das Kind im Verlauf der Therapie macht, nicht immer vorhersehbar sind und sich daher Therapieplanung und -ziele kurzfristig ändern können.

Der Therapeut sollte sich in seinem Vorgehen und der Übungsauswahl dem Entwicklungs- und Lerntempo des Kindes anpassen. Er kann das Kind dort abholen, wo es steht, und es ein Stück seines Weges begleiten, jedoch keine Erfolge vorwegnehmen, wenn die Voraussetzungen dafür noch nicht gegeben sind. Auf jeder Stufe müssen Erfahrungen verarbeitet und gefestigt werden, bevor das Kind weitere Entwicklungsschritte machen kann. Es wechseln sich also Phasen deutlicher Entwicklungsfortschritte mit Phasen vermeintlicher Ruhe ab, in denen das Kind neu Erlerntes festigt, anwendet und neu strukturiert, um sich so auf weiteres Lernen vorzubereiten.

Weder Diagnostik noch Therapie können nach einem bestimmten Schema durchgeführt werden. Der Therapeut sollte für das sinnvolle Einsetzen der Übungen fundierte **therapeutische Grundkenntnisse** besitzen:

- Kenntnis der logopädischen Fachterminologie
- Kenntnis über mögliche Ursachen der Sprachentwicklungsverzögerung bzw. deren Begleitsymptome
- Erfahrung in der Diagnostik und im Erstellen eines differenzierten Therapieplanes
- Erfahrung im Umgang mit Kindern, die Motivation für die einzelnen Übungen betreffend
- Individuelles Eingehen auf jedes Kind bzw. Elternteil
- Sicherheit bei der Gestaltung von Elterngesprächen und -beratung

Inhalte der hier beschriebenen Therapiebereiche:

- Verbesserung der orofazialen Funktionen durch Förderung der Beweglichkeit, Geschicklichkeit, Kinästhetik und Propriozeption
- Wecken der auditiven Aufmerksamkeit und Förderung der Verarbeitung auditiver Sinneseindrücke
- Gesamtkörperliche Lockerungs- und Entspannungsübungen und gezielter Spannungsaufbau
- Lautanbahnung und -festigung mit gesamtkörperlicher Bewegungsunterstützung
- Förderung des Sprachverständnisses und der Semantik, Erweiterung des Wortschatzes
- Erweiterung der morphologischen und syntaktischen Fähigkeiten

Voraussetzung für die Therapieplanung ist neben der pädaudiologischen Abklärung zum Ausschluss organischer Ursachen eine ausführliche **Diagnostik** mit Erhebung der Anamnese im Gespräch mit den Eltern, sowie die Erfassung und Beschreibung des sprachlichen Entwicklungsstandes des Kindes unter Einbeziehen der sensorischen, motorischen und kognitiven Bereiche und unter Berücksichtigung sozial-emotionaler Gegebenheiten. Das Gespräch mit den Eltern sollte auch eine Beratung über ggf. notwendige weiterführende Diagnostik und/oder Behandlung (interdisziplinäre Zusammenarbeit) beinhalten.

Beratungsgespräch Abweichungen im Entwicklungsverlauf des Kindes sind immer in Zusammenhang und unter Berücksichtigung des Lebensraumes des Kindes, seiner augenblicklichen familiären und gesundheitlichen Situation und der Möglichkeiten und Anregungen, die es bekommt, zu sehen. Danach ist auch die Beratung der Eltern oder der für die Therapie maßgeblichen Bezugspersonen zu gestalten (das können auch Tagesmütter, Großeltern, Sozialarbeiter oder Erzieher sein – wir sprechen im Verlauf des Buches immer die Eltern an, die vorgenannten Personen sind an diesen Stellen selbstverständlich auch gemeint.)

Die Eltern sollten individuell, unter Berücksichtigung des familiären Umfeldes und der bestehenden Möglichkeiten, in den therapeutischen Prozess eingebunden werden.

Therapeuten sind „Gast" in den Familien, deren Kinder sie ein kurzes, wenn auch wichtiges Wegstück begleiten. Sie können Anregungen geben, sollten aber darauf achten, dass sie die Zuständigkeit und Verantwortung für das Kind bei den Eltern belassen und die Kompetenz der Eltern im Umgang mit ihren Kindern anerkennen und stärken.

Ziel der Therapie ist, dass das Kind eine gute Kommunikationsfähigkeit und einen altersgemäßen Sprachentwicklungsstand erreicht. Der erste Schritt besteht darin, eine gute Beziehung zum Kind und auch zu den Eltern herzustellen, denn nur von einer Person, die dem Kind vertraut ist und der es vertraut, wird es auch Anregungen annehmen und neue sprachliche Regeln übernehmen. Der Therapeut entscheidet individuell, was er an sprachlichen Leistungen vom Kind fordern kann.

Die **Therapiefrequenz** und -dauer liegen in den Händen des Therapeuten. Es gibt hier keine festgelegten Therapiezeiten, -abstände oder -intervalle.

Interdisziplinäre Zusammenarbeit Der Therapeut entscheidet, ob eine Therapieaufnahme zum Zeitpunkt der Vorstellung des Kindes notwendig ist oder eine weitere Beobachtungszeit mit Beratung der Eltern sinnvoll ist oder ob alternativ andere Therapien, z. B. Ergotherapie/Krankengymnastik/Frühförderung/Psychomotorik, erforderlich sind.

Therapeut Wichtig ist ein guter Kontakt zum Kind, eine angenehme Atmosphäre (das Kind ist angenommen, wie es ist) und eine genaue Beobachtung verschiedener Situationen: Wie geht das Kind mit Gegenständen/Spielen um, wie ist der Kontakt zu den Eltern, wie geht es mit Anforderungen um, wie ist seine Konzentration und der Blickkontakt zum Gesprächspartner.

Spaß und Motivation sind wichtige „Stützen" und somit Ausgangspunkt jedes therapeutischen Kontaktes mit Kind und Eltern. Eine gelungene Kommunikation als Bereicherung des Miteinander zu vermitteln und dabei trotzdem das Ziel (was will/kann ich erreichen/fördern) im Auge zu haben ist ein Grundpfeiler der logopädischen Behandlung.

Einige Kinder zeigen ein starkes Bewegungsbedürfnis, was wiederum bei der Therapieplanung berücksichtigt werden muss. Freies Spiel bei bestimmter Themenwahl ist in diesem Fall Spielen am Tisch mit Bild- oder Kartenmaterial vorzuziehen. Wie sehr die einzelnen Spielsituationen strukturiert werden, ist ebenfalls abhängig vom einzelnen Kind, das trotzdem lernen sollte, Regeln einzuhalten und zu akzeptieren.

Wichtig ist eine Strukturierung des gesamten Therapieablaufes: wenig Ablenkung im Therapieraum, nicht zu einseitig üben, immer wieder mehrere Bereiche einbeziehen. Für einige Kinder sind Rituale am Anfang und Ende jeder Stunde besonders hilfreich.

Übungen Die Übungen bzw. Übungsgruppen werden jeweils vorgestellt mit ihren Zielen, ggf. mit besonderen Hinweisen und dann detailliert mit dem konkreten Vorgehen. Grundsätzlich empfiehlt es sich, die folgenden Punkte zu beachten:

Gemeinsam arbeiten
Übungen/Bewegungen sollten gemeinsam bzw. abwechselnd durchgeführt werden. Der Therapeut kann so Modellfunktion übernehmen und jeder hat die Möglichkeit, zu beobachten und zu korrigieren. Außerdem kann der Therapeut durch extra eingebrachte Fehler die Aufmerksamkeit des Kindes überprüfen.

Spiele wiederholt anbieten
Bereits bekannte Spielabläufe und -regeln erfordern weniger Konzentration für das Spiel selbst, so dass sich das Kind besser auf die Eigenwahrnehmung konzentrieren kann. So kann z. B. bei Memory/Lotto oder anderen Regelspielen jeweils ein gleichbleibendes Satzmuster für die Lautbildung angeboten werden.

Dazu ein Beispiel aus der Praxis: Nach einer Stunde intensiver Versuche, einen Laut isoliert zu festigen, wurde beim Einräumen der Spielsteine des Jenga-Spiels noch einmal der Laut ausprobiert, indem das Wegpacken eines Steins jeweils mit dem Ziellaut begleitet wurde. Bei diesem einfachen Handlungsablauf gelang die Lautbildung. So können manchmal einfache Handlungsmuster (z. B. Wegräumen von Spielmaterial) mit einem Ziel verbunden werden.

Korrektives Feedback sollte immer wieder angeboten werden, sowohl in freien Spielsituationen als auch bei Übungen in den verschiedenen Bereichen und im Gespräch miteinander.

Geschlossene Augen während der Übungen
Bei einigen Übungen ist es sinnvoll, die Augen zu schließen, da eine bessere Konzentration und Wahrnehmung möglich ist, wenn visuelle Reize nicht ablenkend wirken. Kinder, denen es schwer fällt, die Augen geschlossen zu halten, können auch eine Maske aufsetzen (z. B. vom Spiel „Blinde Kuh"), oder es werden ihnen die Augen mit einem Tuch verbunden

Regeln
Abläufe sollten geplant und strukturiert sein, jedoch lassen sich aufgestellte Spielregeln nicht immer konsequent verfolgen. Wenn sich z. B. eine für das Kind ausgewählte Übung als zu schwer herausstellt, müssen während des Spiels, evtl. gemeinsam mit dem Kind, neue Regeln gefunden und umgesetzt werden.

Wettspiele/Token
Das Prinzip des „Um-die-Wette-Spielens" ist nicht für alle Kinder gleichermaßen geeignet, hier muss der Therapeut individuell abwägen, ob Kind und Therapieziel davon profitieren können.

Bei Wettspielen können verschiedene Belohnungssysteme für eine Übung eingesetzt werden, wir nennen nachfolgend nur einige Möglichkeiten:

- Es können Muggelsteine/Chips etc. gesammelt werden. Sieger ist, wer am Ende die meisten Steine besitzt, er darf dann z. B. das nächste Spiel auswählen.
- Teile sammeln, um kleine Puzzles zu vervollständigen. Sieger ist, wer als Erster sein Puzzle fertiggestellt hat.
- Bausteine sammeln, um daraus eine Straße/einen Turm zu bauen. Wer hat zum Schluss die längste Straße/den höchsten Turm?
- Die Tür zum Zauberschloss öffnet sich nur, wenn eine bestimmte Aufgabe erfüllt wurde, z. B. richtiges Benennen. Wer die Tür zum Zauberschloss aufbekommen hat, bekommt einen Stempel in sein Zauberbuch.
- Strichmännchen malen oder vormalen und mit jeder richtigen Lösung einen Strich bunt malen.

Gruppentherapie
Der Therapeut entscheidet, ob er alleine mit einem Kind oder in kleinen Gruppen arbeitet. Viele der hier aufgenommenen Übungen eignen sich auch für die Gruppe. Bei einer Gruppentherapie sollte beständig geprüft werden, ob die Gruppe noch sinnvoll für die Therapieziele aller Kinder ist oder ob einzelne Kinder herausgenommen, die Gruppe aufgeteilt oder neu zusammengesetzt werden muss.

Computerspiele
Auf die Auseinandersetzung mit den für die logopädische Therapie auf dem Markt befindlichen Computerspielen und -übungen haben wir verzichtet, der Therapeut muss auch hier individuell für die Kinder und sich selbst entscheiden, ob und zu welchem Zeitpunkt der Therapie er Computerspiele zur Festigung seiner bisherigen Therapie einsetzen möchte. Eine Übersicht und Besprechung dazu findet sich in N. Lauer (1999 a).

Sammelmappe
Alle gemalten Bilder, Spiele und Hausaufgaben können in einer Mappe gesammelt werden. So kann das Kind zu Hause einige Dinge wiederholen, und das Erlernte festigt sich auch, indem das Kind mit Hilfe dieser Mappe von der Therapie erzählt. Viele Kinder sind stolz auf eine solche Mappe, weil sie an die Hefte der „großen" Schulkinder erinnert. Auch der Therapieüberblick (siehe nächster Punkt) kann in einer solchen Mappe festgehalten werden.

Therapieüberblick für Kind und Eltern
Für das Kind und die Eltern ist der Verlauf der Therapie leichter zu überblicken, wenn die Ziele bildlich dargestellt sind: So kann z. B. ein Clown in die Mappe geheftet werden, bei dem jeder Knopf ein bestimmtes Ziel (z. B. den zu übenden Laut) bezeichnet. Wurde das Ziel erreicht, kann das Kind den Knopf bunt anmalen (Bildvorlage s. Arbeitsheft S. 13).

I Mundmotorik

Für die gezielte Artikulation ist die Koordination der Bewegungen verschiedener Muskeln des orofazialen Systems und deren willkürliche Steuerung Voraussetzung. Daher ist es wichtig, Kraft, Beweglichkeit und Geschicklichkeit zu fördern.

Ein weiteres Ziel ist die Förderung der taktil-kinästhetischen Wahrnehmung. Die Eigenwahrnehmung und die Artikulationsgenauigkeit sind abhängig von den taktilen, propriozeptiven und kinästhetischen Empfindungen (Druck, Berührung, Lage, räumliche Orientierung) der Lippen, der Zunge, der Wangen und des Gaumens.

Die Koordination der orofazialen Muskulatur ist nicht nur für die Artikulation, sondern auch für die Nahrungsaufnahme von besonderer Bedeutung. Dazu gehören Mundschluss, Zungenbewegungen zum Transport und zur Positionierung der Nahrung, Kaubewegungen zum Zerkleinern der Nahrung, Sensibilität zur Beurteilung der Konsistenz der Nahrung bzw. zur Wahrnehmung von Nahrungsresten im Mundraum und der Schluckvorgang. Bei der Säuberung der Wangentaschen, des Mundvorhofs bzw. der Zahnreihen ist eine gute und gezielte Zungenbeweglichkeit wichtig.

Der konsequente Mundschluss kann Infektionen im Nasen-Rachen-Raum vorbeugen, weil die physiologische Nasenatmung unterstützt wird.

HINWEIS

Wichtig ist, jede Übung gemeinsam durchzuführen. Das gemeinsame Spiel erhöht die Motivation, zudem hat das Kind ein Vorbild für die Ausführung der Bewegung. Der Therapeut hat die Möglichkeit, selber auch etwas falsch zu machen, so dass jeder beobachten und korrigieren kann. Besonders bei Kindern mit Störungsbewusstsein kann so die Hemmschwelle gesenkt werden. Der Therapeut sollte ebenfalls entscheiden, ob und wann es sinnvoll ist, die Bewegungen vor dem Spiegel durchzuführen, um über die visuelle Eigenkontrolle die taktile, kinästhetische und propriozeptive Wahrnehmung zu verbessern. Die orofaziale Muskulatur ist abhängig vom gesamtkörperlichen muskulären Spannungszustand. Daher ist auf den Ausgleich unphysiologischer Spannungszustände zu achten. Übungsvorschläge zum Sitz, zu Haltung, Spannungsaufbau und Lockerung finden sich in Kapitel IV.

Wir haben dieses Kapitel in folgende Abschnitte aufgeteilt:

A Zungenübungen
B Lippenübungen
C Kombination verschiedener Zungen- und Lippenbewegungen
D Aktivierung der mimischen Muskulatur
E Übungen zur Luftstromlenkung

A Zungenübungen

1 Förderung der allgemeinen Zungenbeweglichkeit (mit Bildunterstützung)

ZIELE

- Verbesserung der Beweglichkeit und Geschicklichkeit
- Erweiterung der Bewegungsmöglichkeiten
- Einnehmen bestimmter Positionen
- Exaktes Ausführen bestimmter Bewegungen
- Gezielte, schnelle Lageveränderung durch verbesserte Kinästhetik
- Verbesserung der Wahrnehmung des Mundinnenraumes

VORGEHEN

Die nachfolgend aufgeführten Bewegungen werden gemeinsam mit dem Kind, evtl. mit Unterstützung durch einen Spiegel, ausgeführt. Die Spielvorschläge bieten Möglichkeiten, die Bewegungen spielerisch umzusetzen. Die meisten Bewegungen sind bildlich dargestellt. Die Bilder können wiederum im Spiel eingesetzt werden (Bildvorlagen s. Arbeitsheft S. 3–5).

Bewegungsmöglichkeiten

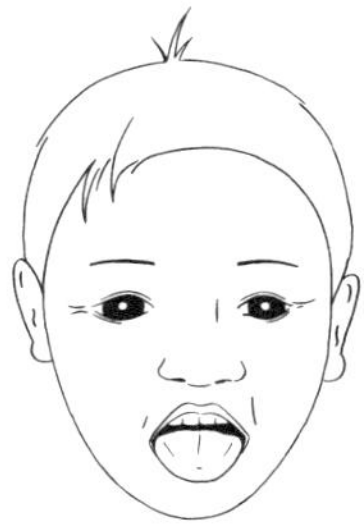

(Abb. 1)

- Zunge möglichst gerade herausstrecken und auf Kommando (Klopfen, Klatschen) schnell wieder in den Mund ziehen (bei geöffneten oder geschlossenen Lippen) (Abb. 1).

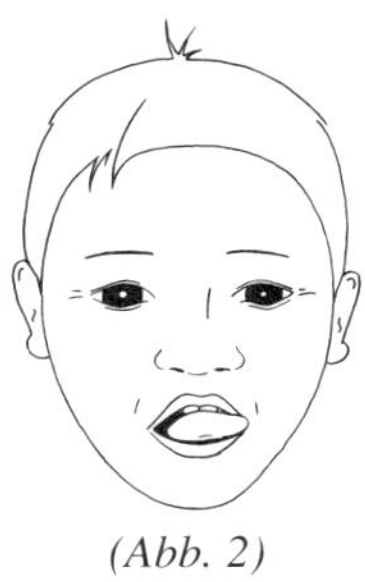

(Abb. 2)

- Zungenspitze bei geöffneten Lippen im Wechsel rechts und links in die Mundwinkel bewegen, Tempowechsel. Darauf achten, dass wirklich nur die Zungenspitze zu sehen ist (Abb. 2)!

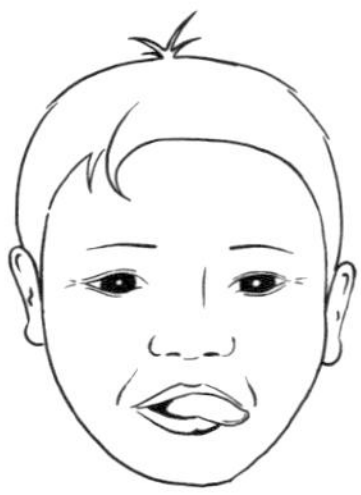

(Abb. 3)

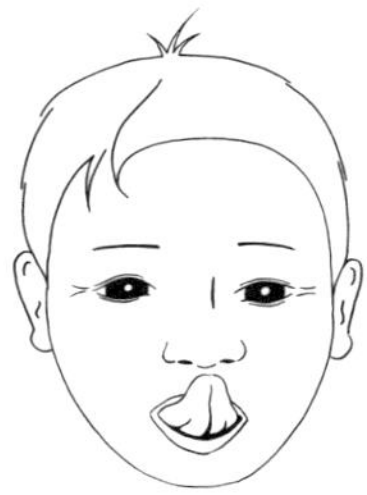

(Abb. 4)

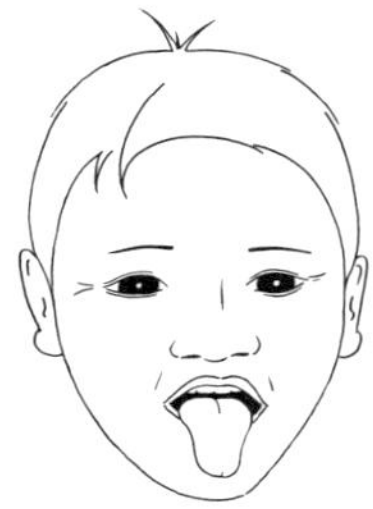

(Abb. 5)

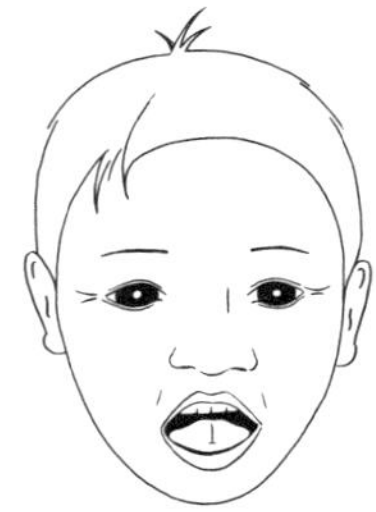

(Abb. 6)

- Zunge bei geöffneten Lippen weit herausstrecken, dann weit nach rechts bzw. links bewegen, Tempowechsel (Abb. 3).
  Variation: Zunge nur zu einer Seite und zur Mitte zurück bewegen.
- Zungenspitze nach oben zur Nase führen, wieder zur Mitte zurück (bei geöffneten oder geschlossenen Lippen) (Abb. 4).
  Hilfe: Zungenspitze zunächst an die Oberlippe führen, von dort weiter nach oben gehen, evtl. mit dem Finger unterstützen.
- Zungenspitze nach unten zum Kinn führen, wieder zur Mitte zurück (bei geöffneten oder geschlossenen Lippen) (Abb. 5).
  Variation: die Zunge im Wechsel nach oben zur Nase, dann nach unten zum Kinn führen (bei geöffneten oder geschlossenen Lippen).
- Zunge bei geöffnetem Mund flach hinter die unteren Schneidezähne legen (Abb. 6).
- Zungenspitze bei geöffneten Lippen im Wechsel an die Oberlippe (Abb. 7) und an den Gaumen (Alveolaren) (Abb. 8) legen, Tempowechsel.
  Variation: Zungenspitze im Wechsel an die oberen Schneidezähne (Abb. 9), dann dahinter an den Gaumen (Alveolaren) legen, Tempowechsel.
- Zungenspitze bei geöffneten Lippen am Gaumen entlang nach hinten führen (Abb. 10).

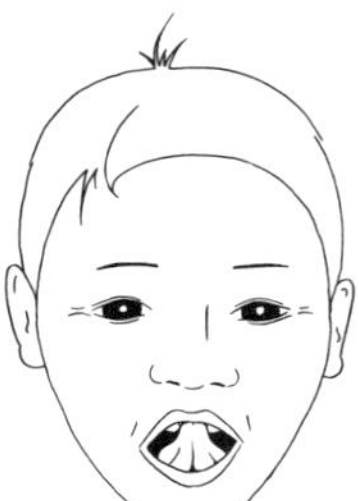

(Abb. 7)

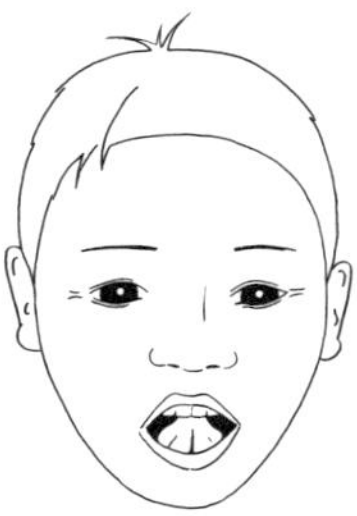

(Abb. 8)

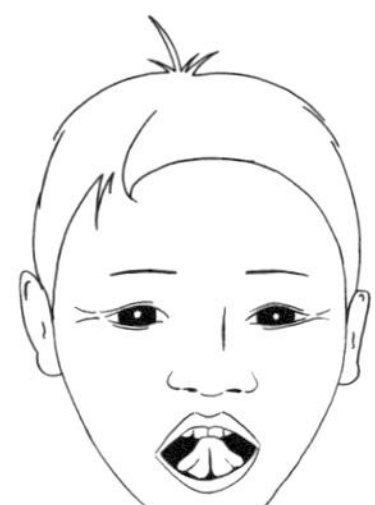

(Abb. 9)

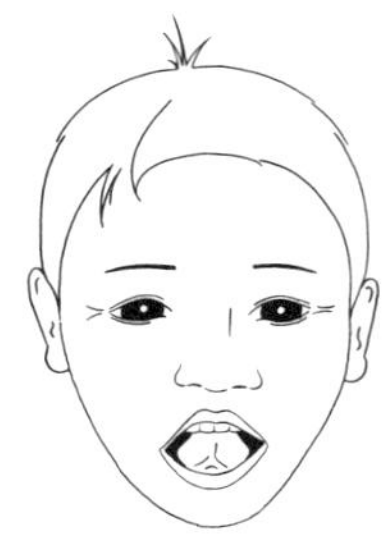

(Abb. 10)

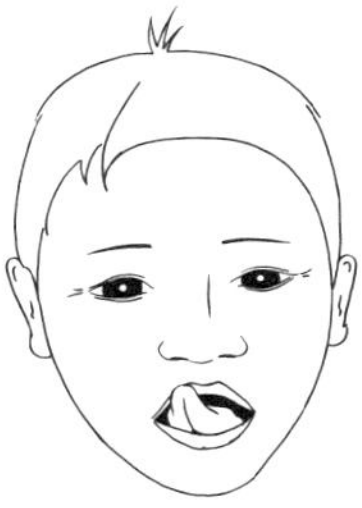

(Abb. 11)

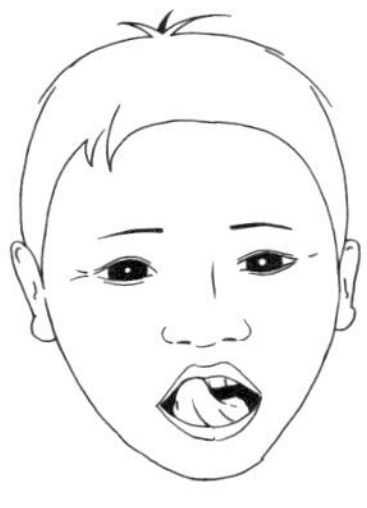

(Abb. 12)

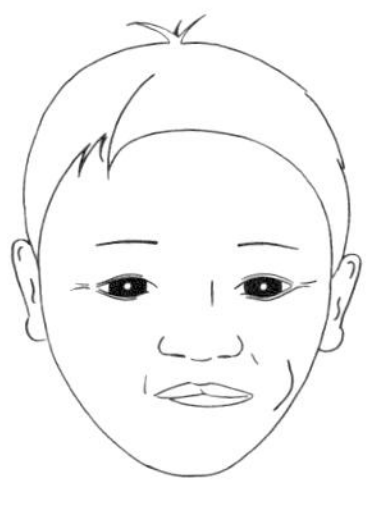

(Abb. 13)

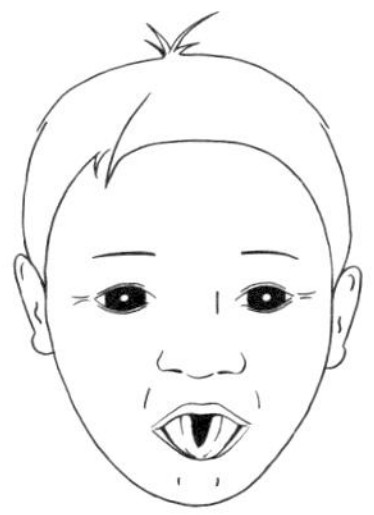

(Abb. 14)

- Zunge bei geöffnetem Mund zurückziehen, der Zungenrücken wölbt sich nach hinten hoch, die Zungenspitze bleibt dabei am Mundboden.
- Mit der Zungenspitze die geöffneten Lippen ablecken, Richtungs- und Tempowechsel (Abb. 11).
- Mit der Zunge die Zähne putzen, außen und innen, Richtungs- und Tempowechsel (bei geöffneten oder geschlossenen Lippen) (Abb. 12).
- Mit der Zunge bei geschlossenen Lippen eine Beule in die rechte/linke Wange drücken (Abb. 13).
  Steigerung: Mit dem Finger von außen gegen die Zunge drücken, die trotzdem in ihrer Position bleiben soll.
- Eine Zungenrille bilden (Abb. 14).
- Schnalzen: Ansaugen der Zunge am Gaumen, Zunge dann plötzlich lösen.
- Mit der Zunge bei geöffneten Lippen die Zähne (Innenseite) zählen, oben und unten.

Spielvorschläge (Bildvorlagen s. Arbeitsheft S. 3–5)

- Regelspiel: Bei einem gemeinsamen Spiel zieht jeder Spieler vor seinem Zug eine Bildkarte, die dargestellte Bewegung wird dann gemeinsam ausgeführt.
  Variation: Vor jedem Zug denkt sich jeder eine Bewegung aus, die dann gemeinsam ausgeführt wird.
- Flaschendrehen: Bildkarten umgedreht im Kreis auf dem Boden verteilen, dann abwechselnd eine Flasche in der Kreismitte drehen. Das Bild, auf das die Flasche zeigt, wird umgedreht, um die Übung gemeinsam auszuführen.
- Angeln: Bildkarten mit Büroklammern versehen und in ein Becken legen (es kann das handelsübliche Angelspiel eingesetzt werden). Abwechselnd eine Karte angeln und die Bewegung gemeinsam ausführen.
- Würfelspiel: Bildkarten umgedreht hinlegen und farbige Muggelsteine darauf verteilen, abwechselnd würfeln und die jeweilige Karte umdrehen. Die Bewegung dann gemeinsam ausführen.

Variation: Einen Zahlenwürfel einsetzen, dann müssen hinten auf den Karten Punkte kleben.

Variation: Auf die umgedrehten Bildkarten jeweils offen eine Memorykarte legen. Die dazu passenden Karten werden verdeckt auf einen Stapel gelegt. Abwechselnd eine Karte vom Stapel ziehen. Wer als Erster das passende Bild gefunden hat, klatscht auf die Karte und darf das Pärchen behalten, nachdem die Bewegung der darunter liegenden Karte gemeinsam ausgeführt wurde.

- Memory: Dazu ist ein doppelter Satz der Mundmotorik-Karten erforderlich. Memory wie bekannt spielen, bei jeder Karte, die umgedreht wurde, die Bewegung gemeinsam ausführen.
- Lotto: Wie bekannt spielen, hier jedoch Mundmotorik-Bilder einsetzen.
- Flohspiel: Bildkarten umgedreht auf dem Boden verteilen und abwechselnd kleine Plättchen darauf schnipsen. Das Bild, das getroffen wurde, wird umgedreht, um die Bewegung gemeinsam auszuführen.

  Variation: Watte auf die Karten pusten oder Frösche darauf hüpfen lassen, jeweilige Karte umdrehen und Bewegung gemeinsam ausführen.
- Bewegungen raten: Einige Bildkarten auswählen und offen hinlegen. Abwechselnd führt jeweils einer eine Bewegung, die auf einer der Karten abgebildet ist, aus. Der andere soll erraten, welche Karte dargestellt wurde.
- Bildkarten verdeckt auf dem Boden verteilen. Abwechselnd über ein Bild springen, umdrehen und gemeinsam die Bewegung ausführen, die dargestellt ist.
- Bildkarten gemeinsam mit dem Kind erstellen. Die Kinder malen dann selbst den Mund dazu (Abb. 15).
- Zaubern: Abwechselnd mit Hilfe eines Zauberspruches und eines Zauberstabs bestimmte Bewegungen zaubern. [1]
- Alle Spiele, die immer wiederkehrende, für das Kind einfache Handlungen haben, können mit Mundmotorik-Übungen verbunden werden.

  Froschhüpfen, Tempo kleine Schnecke, Lotto, Puzzle, Stapelmännchen, Packesel, Äpfelchen-Spiel, Angelspiel mit Fischen etc.: Vor jedem Zug/jeder Spielhandlung eine Bewegung ausdenken, die dann gemeinsam ausgeführt wird.

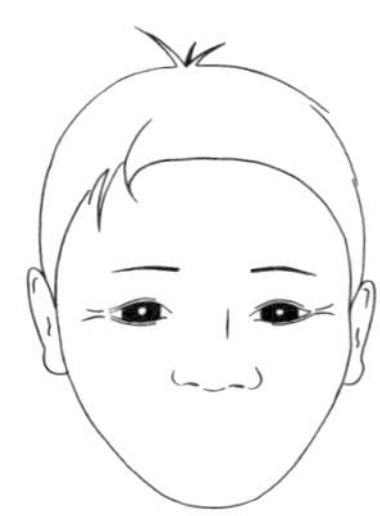

(Abb. 15)

FÜR ELTERN

Mundmotorik-Bildkarten können dem Kind zum Ausschneiden und Anmalen mit nach Hause gegeben werden. Den Eltern dann Spielvorschläge mitgeben, wie die Bildkarten eingesetzt werden können (Bildvorlagen s. Arbeitsheft S. 3–5).

2 Schwerpunkt Zungenspitze

ZIELE

- Erweiterung der Bewegungsmöglichkeiten
- Verbesserung der Kinästhetik
- Exaktes Ausführen bestimmter Bewegungen
- Vorbereitung der Lautbildung der zweiten Artikulationszone
- Vorbereitung der myofunktionellen Therapie

a) Ablecken mit der Zungenspitze

HINWEIS

Es eignen sich zum Ablecken alle klebrigen, leckeren Lebensmittel, wie zum Beispiel Honig, Schokoladencreme, Apfelmus, Marmelade, Erdnussbutter. Der Therapeut sollte sich jedoch vorher vergewissern, dass keine Nahrungsmittelunverträglichkeiten vorliegen, und Vorlieben oder Abneigungen des Kindes berücksichtigen. – Oft ist nach den Übungen ein Abwischen/Abtupfen des Mundes erforderlich.

VORGEHEN

- Apfelmus o. ä. mit einem Q-Tip auf den Lippen verteilen, dann mit der Zungenspitze die Lippen ablecken.
- Honig o. ä. an einige Stellen um den Mund herum tupfen, mit der Zungenspitze ablecken.
  Spielidee: Der Therapeut füttert den Bär (Kind) mit Honig und traut sich nicht an den Mund des Bären. So verschmiert er dabei Honig um den Mund herum.
- Einen Tupfen Marmelade/Schokoladencreme auf die Zungenspitze geben, das Kind soll die Zunge dann an einen bestimmten Punkt bringen: Oberlippe, Schneidezähne, Gaumen hinter den oberen Schneidezähnen.

b) Aufnehmen mit der Zungenspitze

HINWEIS

Zum Aufnehmen mit der Zungenspitze eignen sich: Salzstangen-Stücke, Schokoladenstreusel/-raspel, Cornflakes, Stücke von Esspapier, bunte Streusel, Popcorn. Die Gegenstände sollten nicht zu dicht beieinander liegen, da sonst viele auf einmal aufgenommen werden.

VORGEHEN

- Eine kleines Stück von einer Salzstange auf der Zungenspitze transportieren.
  Spielidee: Ein Gabelstapler befördert Ladung.
- Nur mit der Zungenspitze einige Schokoladenstreusel/Cornflakes von einem Teller aufnehmen.
  Gegenprobe: Zunge breit machen, um möglichst viele Streusel o. ä. aufzunehmen.

- Jeder bekommt ein Blatt in einer Klarsichthülle, auf dem verschiedenfarbige Kreise gemalt sind. Auf die farbigen Felder werden Cornflakes, Streusel, Kekskrümel etc. verteilt. Abwechselnd wird nun mit dem Farbwürfel gewürfelt. Je nachdem, welche Farbe gewürfelt wurde, darf man mit der Zungenspitze Krümel von dem entsprechenden Feld aufnehmen. Sieger ist, wer als Erster seine Felder geleert hat.

3 Auf Berührungsreize antworten

ZIELE

➤ Bewusstmachen verschiedener Artikulationsstellen
➤ Verbesserung der Sensibilität

HINWEIS

Bei diesen Übungen keinen Spiegel einsetzen, da die Aufgabe sonst visuell gelöst wird. – Bei Einsatz des Eisstiftes ist es wichtig, darauf zu achten, dass dieser nicht die Zähne berührt.

VORGEHEN

- Mit einem Spatel/Strohhalm einen Punkt um den Mund herum antippen, das Kind zeigt dann mit der Zunge diesen Punkt oder benennt ihn.
  Spielidee: Der Spatel/Strohhalm ist ein Zauberstab, der die Zunge verzaubert, so dass sie an die berührte Stelle geht.
- Mit einem Spatel/Strohhalm direkt auf verschiedene Stellen des Zungenvorderteils oder -mittelteils tippen, das Kind zeigt dann mit dem Finger die Stelle.
- Mit einem Eisstift durch Berührung Reize an verschiedenen Stellen (Zunge, Lippen, Wangentaschen, harter Gaumen) setzen. Das Kind zeigt dann oder benennt die Stelle.

4 Formen im Mundraum ertasten (Orale Stereognosefähigkeit)

ZIELE

➤ Verbesserung der oralen Sensibilität
➤ Förderung der Wahrnehmung für Lage und Bewegung
➤ Verbesserung der Wahrnehmung des Mundinnenraumes

HINWEIS

Sollen z. B. Perlen oder Plättchen im Mundraum mit der Zunge ertastet werden, so sollte der Therapeut vorher sicherstellen, dass das Kind die Gegenstände nicht verschluckt. Zunächst essbare Materialien einsetzen (Nudeln verschiedener Form und Größe, Möhrenscheiben etc.).

VORGEHEN

- Ratespiel: Einer legt dem anderen einen Gegenstand auf die Zunge, den dieser vorher nicht sehen soll. Durch Fühlen und Schmecken dann erraten, was es ist (z. B. Nüsse, Cornflakes, Rosinen, Reis, Sonnenblumenkerne, kleine Smarties, Möhrenscheiben etc.).
  Variation: Raten, wie viele Gegenstände auf der Zunge liegen.
- Formen erkennen: Verschiedene Formen durch Fühlen mit der Zunge erkennen (Plättchen, Perlen, kleine Nudeln etc.).

B Lippenübungen

1 Förderung der allgemeinen Lippenbeweglichkeit (mit Bildunterstützung)

ZIELE

- ➤ Verbesserung der Beweglichkeit und Koordination
- ➤ Erweiterung der Bewegungsmöglichkeiten
- ➤ Förderung der Sensibilität und Eigenwahrnehmung
- ➤ Exaktes Ausführen bestimmter Bewegungen
- ➤ Sensibilisierung der Wangentaschen
- ➤ Verbesserung der Lippenspannung

VORGEHEN

Die nachfolgend aufgeführten Bewegungen werden gemeinsam mit dem Kind, evtl. mit Unterstützung durch einen Spiegel, ausgeführt. Die Spielvorschläge bieten Möglichkeiten, die Bewegungen spielerisch umzusetzen. Die meisten Bewegungen sind bildlich dargestellt. Die Bilder können wiederum im Spiel eingesetzt werden (Bildvorlagen s. Arbeitsheft S. 3–5).

Bewegungsmöglichkeiten

- Lippen (geöffnet oder geschlossen) im Wechsel breit ziehen (Abb. 16) und spitzen (Abb. 17), Zahnreihen sind dabei geschlossen, Tempowechsel.
- Die Wangen zwischen die Zähne ziehen (Abb. 18), dann die Lippen auf und zu bewegen („Fischmaul“) (Abb. 19).
- Lippen spitzen und „Küsschen geben“.
- Lippen bei geschlossenem Mund nach innen zwischen die Zähne ziehen und platzen lassen, indem man den Kiefer öffnet (Abb. 20).
- Oberlippe über die Unterlippe schieben (Abb. 21), umgekehrt auch Unterlippe über die Oberlippe (Abb. 22).

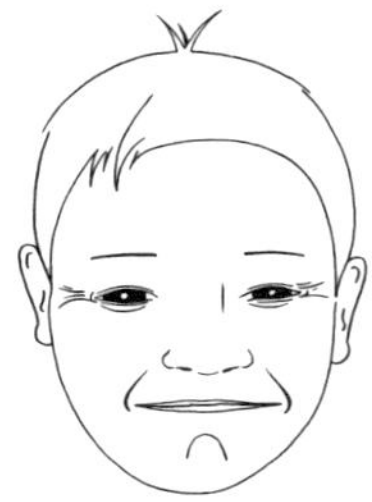

(Abb. 16)

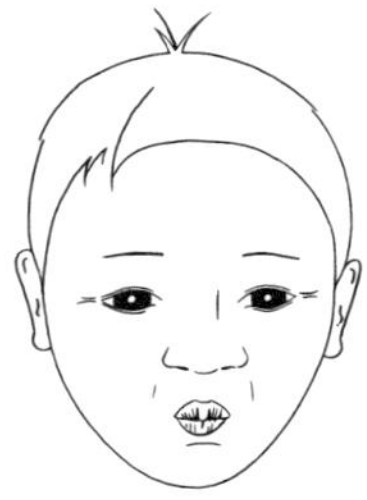

(Abb. 17)

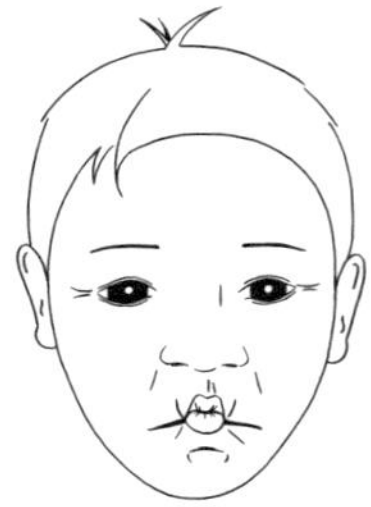

(Abb. 18)

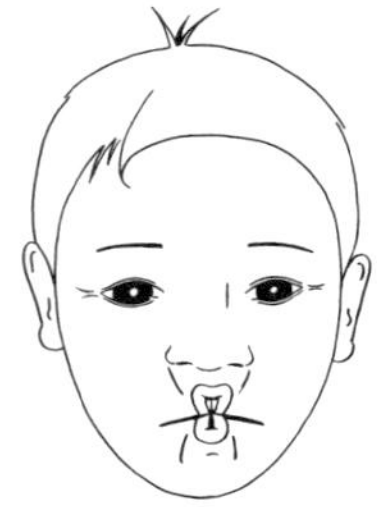

(Abb. 19)

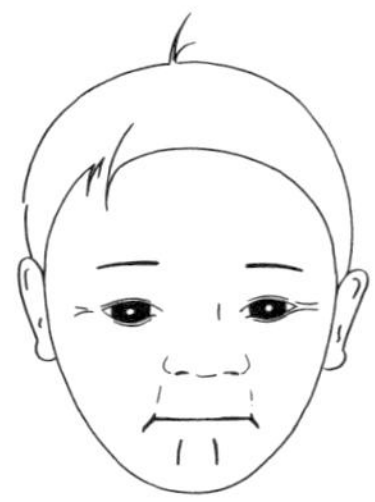

(Abb. 20)

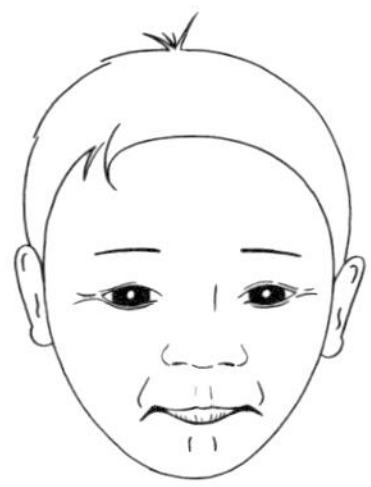

(Abb. 21)

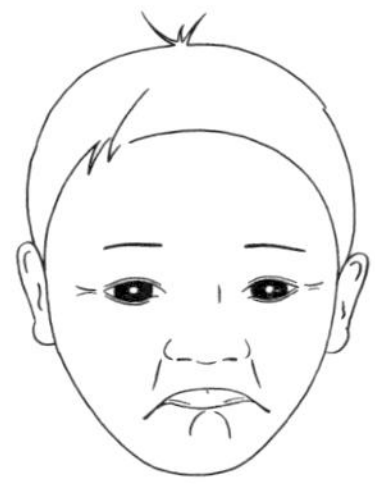

(Abb. 22)

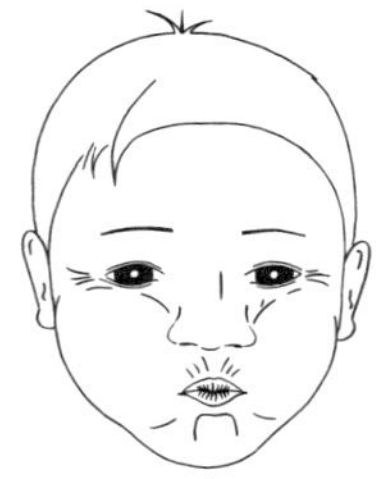

(Abb. 23)

- Wangen aufblasen, dann die Lippen platzen lassen (ph), Spannung variieren (bh) (Abb. 23).
- Lippen vibrieren lassen (Kutscher-Brrr).
- Beide Wangen aufblasen, Luft im Mund halten, dann mit den Fingern gegen die Wangen klopfen, die Luft trotzdem im Mund halten (Abb. 24).
- Nur eine Wange aufblasen (Abb. 25), dann mit dem Finger gegen die Wange drücken, die Luft trotzdem im Mund halten (Abb. 26).

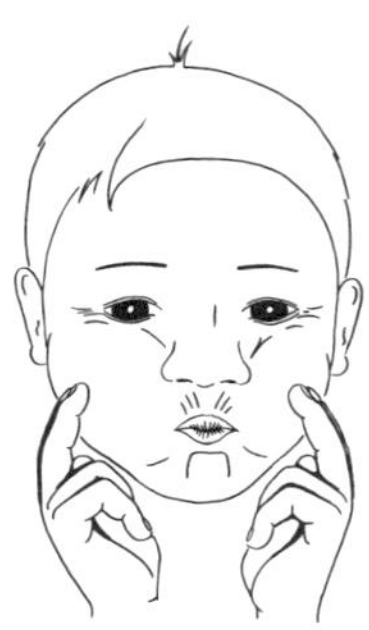

(Abb. 24)

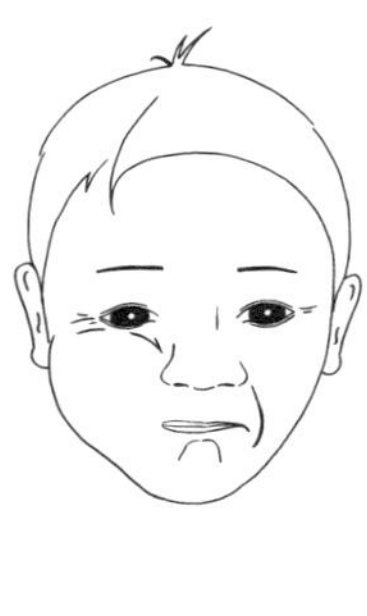

(Abb. 25)

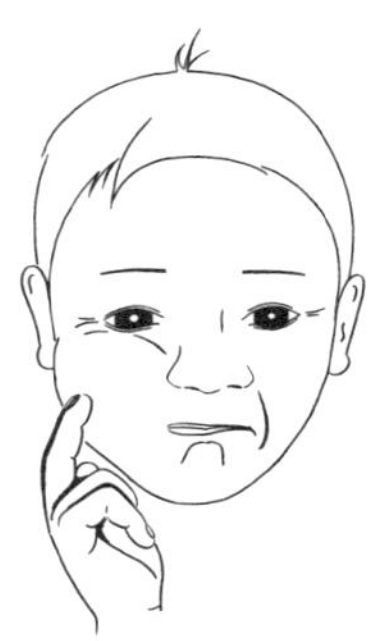

(Abb. 26)

Spielvorschläge

Es eignen sich hier alle Spielvorschläge, die unter „Zungenübungen" S. 19–20 beschrieben werden.

FÜR ELTERN

Mundmotorik-Bildkarten können dem Kind zum Ausschneiden und Anmalen mit nach Hause gegeben werden. Den Eltern dann Spielvorschläge mitgeben, wie die Bildkarten eingesetzt werden können (Bildvorlagen s. Arbeitsheft S. 3–5).

2 Aktivierung des Lippenringmuskels

ZIELE

- Stärkung der Lippenkraft durch Aktivierung des Lippenringmuskels (M. orbicularis oris)
- Verbesserung der Beweglichkeit
- Förderung der Eigenkontrolle
- Ausgleich der Lippenkraft zwischen Ober- und Unterlippe
- Vorbereitung des /sch/
- Schaffung des Resonanzraumes für die Vokale /o/, /u/
- Sensibilisierung für die Bildung der Labiallaute
- Vorbereitung der myofunktionellen Therapie

HINWEIS

Da dickere Gegenstände leichter festzuhalten sind, empfiehlt es sich, mit diesen zu beginnen.

a) Gegenstände zwischen Nase und Oberlippe halten („Schnutenbildung")

Einen Strohhalm/Buntstift oder einen Schnurrbart aus Watte/Wollfäden zwischen Nase und Oberlippe klemmen (Abb. 27).

Spielvorschläge

- Akrobat: Welche Bewegungen können wir ausführen, ohne dass die Gegenstände herunterfallen? z. B. gehen, hüpfen, hinknien, rückwärts laufen, auf einen Stuhl steigen, auf einem Bein stehen …
- Im Zirkus: Über ein Seil balancieren, das auf dem Boden liegt.
- Elefanten transportieren Lasten: Elefanten tragen Bäume aus dem Wald und verladen diese auf ein Floß, Schiff, einen Lkw.[2]

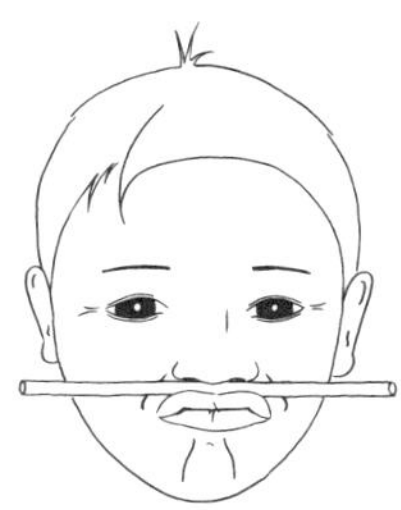

(Abb. 27)

b) Gegenstände mit den Lippen aufnehmen

Verschiedene Gegenstände nur mit den Lippen vom Tisch/Teller aufnehmen. Es eignen sich Smarties, Nüsse, Rosinen, kleine Gummibärchen, Liebesperlen, Sonnenblumenkerne, Erbsen, kleine Perlen (auf Nahrungsmittelunverträglichkeiten achten!).

Gegenprobe: Die Lippen breit ziehen, dann versuchen, Gegenstände mit den Lippen aufzunehmen.

Spielvorschläge

- Kran: Gegenstände mit den Lippen an einen anderen Ort auf einen Lkw transportieren.
- Wettspiel: Wer schafft es, in einer bestimmten Zeit die meisten Gegenstände auf einen anderen Teller zu befördern?
- Auf einem Brett liegen verschiedene Gegenstände, die in Schachteln sortiert werden sollen.

c) Mit den Lippen drucken

Lippen mit Lippenstift anmalen, dann die Lippen spitzen und Küsschen auf ein Papier drucken. Wir drucken verschiedene Formen, welche Figuren (Käfer, Gesichter) können wir anschließend aus den Formen malen?

d) Mit den Lippen einen Stift halten

Einen Stift zwischen den Lippen halten und damit malen (z. B. Strahlen an eine Sonne, Wellen).

3 Mundschluss

ZIELE

- ➤ Stabilisierung des Mundschlusses
- ➤ Förderung der Eigenkontrolle
- ➤ Stärkung der Lippenkraft
- ➤ Vorbereitung der Lautbildung der ersten Artikulationszone
- ➤ Unterstützung der Nasenatmung
- ➤ Vorbereitung der myofunktionellen Therapie

HINWEIS

Als Gegenstände, die zwischen den Lippen gehalten werden können, eignen sich hier: Korken, Strohhalm, Spatel, flacher Knopf.

VORGEHEN

Einen Gegenstand zwischen den Lippen halten, ohne dass die Lippen dabei als Hilfe zwischen die Zähne gezogen werden (Spatel oder Strohhalm, Abb. 28 u. 29).

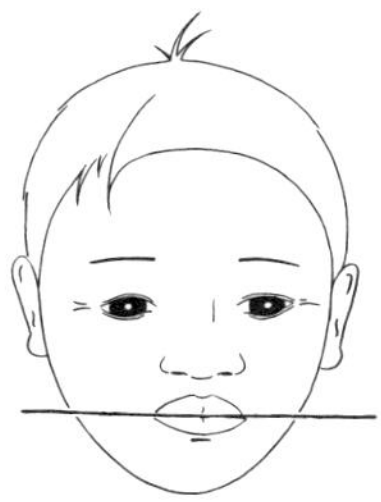

(Abb. 28)

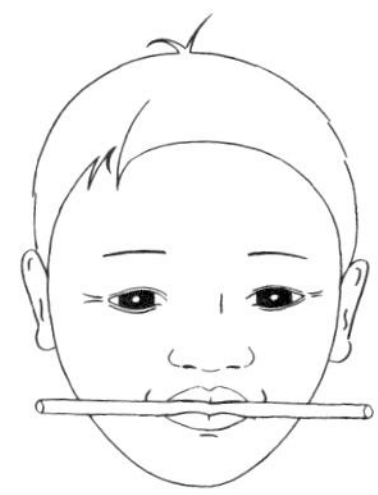

(Abb. 29)

Spielvorschläge

- Wir legen einen Weg fest, den wir gehen, ohne dabei den Gegenstand zwischen den Lippen zu verlieren.
- Zirkus: Balancieren auf einem Seil, das am Boden liegt (vor- und rückwärts).
- Hindernis-Lauf: Balancieren auf dem Seil, Klettern über den Stuhl etc., ohne den Gegenstand zwischen den Lippen zu verlieren.
- Einen Spatel zwischen den Lippen halten und dabei z. B. puzzeln, malen, schneiden, kleben, gemeinsam spielen (Stapelmännchen, Packesel etc.).
- Einen Holzspatel halten, dann kleine Gegenstände, z. B. Muggelsteine darauf durch den Raum transportieren. Je nachdem, welche Farbe gewürfelt wurde, darf ein Stein in dieser Farbe zu einer Kiste transportiert werden.
  Variation: „Quips"-Spiel oder „Luftikus & Sausewind" einsetzen. Wer als erster seinen Spielplan gefüllt hat, hat gewonnen.

FÜR ELTERN

Während eines Spiels oder anderer Beschäftigungen zu Hause (z. B. Vorlesen einer Geschichte, Regelspiele, Puzzle, gemeinsames Malen) für bestimmte Zeit auf den Mundschluss achten. Als Hilfe kann hier auch ein Spatel zwischen den Lippen gehalten werden.

4 Stärkung der Lippenkraft durch Knopfspiele[3]

HINWEIS

Der Knopf darf nicht hinter den Zähnen festgehalten werden, vor Spielbeginn darauf achten. – Bei dieser Übung werden schnell Schultergürtel und Nackenmuskulatur kompensatorisch angespannt, daher nicht zu lange üben und anschließend lockern.

VORGEHEN

Durch einen Knopf (Durchmesser ca. 2 cm) wird ein Baumwollband gezogen. Den Knopf hochkant in den Mundvorhof legen, die Lippen schließen. Den Knopf dann auch bei Zug mit den Lippen halten.

Spielvorschläge

- Gewichtheben: Am Ende der Schnur wird ein Haken befestigt, mit dem dann Gegenstände gehoben und transportiert werden.
- Angeln: Am Ende der Schnur wird ein Magnet befestigt, mit dem dann verschiedene Dinge geangelt werden können (z. B. Bilder mit Büroklammern, Fische aus dem Angelspiel).
- Wettkampf: Jeder hält seinen Knopf mit den Lippen, die Bänder werden durch einen Haken miteinander verbunden, dann wird um die Wette gezogen. Sieger ist, wer seinen Knopf am längsten halten kann.

C Kombination verschiedener Zungen- und Lippenbewegungen

ZIELE

- ➤ Verbesserung der Beweglichkeit und Geschicklichkeit der orofazialen Muskulatur
- ➤ Verbesserung von Lage- und Bewegungsempfindung
- ➤ Verschiedene Bewegungsarten und -richtungen kombinieren

1 Geschichten

HINWEIS

In den folgenden Geschichten sind Zungen-, Lippen- und Kieferbewegungen gemischt. Sie eignen sich z. B. als „Ritual", um mit den Mundmotorik-Übungen zu beginnen. Sind die Geschichten dann im Lauf der Zeit bekannt, können sich Kind und Therapeut mit dem Erzählen der Geschichte abwechseln oder gemeinsam neue Geschichten oder Bewegungen ausdenken.

VORGEHEN

Der Therapeut erzählt die Geschichte und macht jeweils eine Pause, um gemeinsam mit dem Kind die Bewegungen zur Geschichte durchzuführen.
Variation 1: Geschichte aus den Mundmotorik-Bildkarten legen
Variation 2: Mundmotorik-Bildkarten auslegen, sich dann dazu eine Geschichte ausdenken.
(Bildvorlagen s. Arbeitsheft S. 3–5)

a) Ein Tag bei Frau Zunge

Frau Zunge wohnt in einem Haus.	⇛	mit der Zungenspitze die geöffneten Lippen umfahren
Sie schaut auch mal zum Fenster raus.	⇛	Zunge gerade rausstrecken
Sie läuft nach oben und auch runter,	⇛	Zunge bei geöffneten Lippen zur Nase bzw. zum Kinn bewegen
und winkt der Nachbarin ganz munter.	⇛	Zunge bei geöffneten Lippen nach oben/ unten bzw. rechts/links bewegen
Sie putzt die Zähne außen und innen	⇛	mit der Zunge die Zahnreihen entlang fahren
und fegt die Wangen auch noch drinnen.	⇛	Wangen bei geschlossenen Lippen mit der Zunge ausbeulen
Sie lacht dabei und ist ganz froh	⇛	schnalzen
und macht zwischendurch dann so:	⇛	Wangen aufblasen, dann Lippen platzen lassen
Den Staubsauger nimmt sie sodann,	⇛	Zungenrinne bilden, dadurch pusten und Luft einziehen
ihr Haus, das wackelt ab und an.	⇛	Kiefer auf und ab bewegen
Am Abend legt sie sich zur Ruh	⇛	Mund geöffnet, Zunge liegt am Mundboden
und schließt ganz schnell ihr Häuschen zu.	⇛	Zahnreihen und Lippen schließen

b) Was Frau Zunge alles erlebt

Frau Zunge schläft.	⇛	Zunge liegt am Mundboden bei geöffnetem Mund
Sie wacht auf, als der Wecker klingelt.	⇛	Kutscher-Brrr
Sie reckt und dehnt sich.	⇛	Zunge bei geöffneten Lippen in alle Richtungen nach außen führen (oben/unten, rechts/links)
Dann macht sie ihren Hausputz.		
Sie putzt die Wände,	⇛	Zungenspitze beult die Wangentaschen aus
sie putzt den Eingang,	⇛	mit der Zunge die Lippen umfahren
dann den Zaun.	⇛	mit der Zunge die Zähne von außen und innen putzen
Jetzt besucht sie Frau Nase.	⇛	Zungenspitze nach oben zur Nase führen
Frau Nase hat heute schlechte Laune.	⇛	Nase kraus ziehen
Dann schaut Frau Zunge nach dem Wetter.	⇛	Zunge ganz gerade weit aus dem geöffneten Mund strecken
Sie holt ihr Auto aus der Garage	⇛	Zunge zum Kinn
und startet es.	⇛	Lippen sprudeln
Sie fährt zum rechten und zum linken Ohr.	⇛	Zungenspitze in den rechten/linken Mundwinkel führen
Sie trinken zusammen Kaffee.	⇛	schlürfen
Plötzlich fängt es an zu regnen.	⇛	schnelles Schnalzen mit der Zunge
Frau Zunge fährt mit dem Auto nach Hause,	⇛	Lippen sprudeln
stellt es zurück in die Garage,	⇛	Zunge zum Kinn
geht ins Haus	⇛	Zunge auf den Mundboden legen
und schließt die Türen.	⇛	Lippen aufeinanderlegen

c) Vom Lokführer

Es war einmal eine kleine Lok,		
die machte p-p-p.	⇛	mit den Lippen knallen
Die Anhänger ratterten so über die Gleise:	⇛	Brrr (Kutscher-Brrr)
Der Lokführer sah aus dem Fenster.		
Als der Zug an einer Wiese vorbeikam, sah er viele Kühe, die Gras kauten.	⇛	Kaubewegungen mit dem Kiefer
Auf der nächsten Wiese sah er viele Schweine, die am Boden schnüffelten.	⇛	Lippen vorstülpen und schnüffeln
Vor einem Haus auf einer Bank saß eine Frau. Sie gähnte, ohne sich die Hand vor den Mund zu halten.	⇛	Gähnen
Neben ihr stand ein Hund. Er zeigte seine Zähne und knurrte, als er den Zug vorbeifahren sah.	⇛	Zähne zeigen, Lippen breitziehen und knurren
Der Zug fuhr weiter, vorbei an einem Kinderspielplatz. Die Kinder dort zeigten sich Fratzen.	⇛	rechten/linken Mundwinkel hochziehen, Oberlippe über Unterlippe und umgekehrt
Am Rand vom Spielplatz stand ein kleiner Junge, der hatte so eine dicke Backe:	⇛	mit der Zunge die Backe ausbeulen
Bestimmt steckte da ein Bonbon drin. Vielleicht hatte er auch Zahnschmerzen?	⇛	eine Wange aufblasen
Auf dem Arm trug der Junge eine kleine Katze. Sie leckte sich gerade die Lippen ab.	⇛	mit der Zungenspitze die Lippen umfahren, rechts und links herum
Dann konnte der Lokführer sehen, dass die Katze ihre Zunge ganz hoch zur Nase streckte,	⇛	Zungenspitze hoch zur Nase führen
dann ganz runter zum Kinn.	⇛	Zunge nach unten strecken
Als die Lok zum Bahnhof kam, wurde sie immer langsamer und hielt an. Der Lokführer freute sich, dass er zu Hause angekommen war.	⇛	Lippen breitziehen
Er stieg aus und schloss die Lok ab. So knackte der Schlüssel im Schloss:	⇛	schnalzen

d) Familie „Schiefschnut" spielt Wattefußball

Zuerst ist Opa Schiefschnut dran,	⇛	Unterlippe über Oberlippe legen und versuchen, Watte/Tischtennisball wegzupusten
dann Oma Schiefschnut.	⇛	Oberlippe über Unterlippe legen und pusten
Vater Schiefschnut versucht es auch.	⇛	den linken Mundwinkel nach außen ziehen und pusten

Zum Schluss ist Mutter Schiefschnut an der Reihe.	⇛	den rechten Mundwinkel nach außen ziehen und pusten
Keiner schafft es, doch wir zeigen, wie es geht!	⇛	Watte/Tischtennisball wegpusten

e) Trickkiste

Die Hand an den Hinterkopf legen,	⇛	Zunge herausstrecken
das Kinn berühren,	⇛	Zunge schnell in den Mund zurückziehen und Lippen schließen
das rechte bzw. linke Ohr berühren,	⇛	Zungenspitze geht jeweils in den Mundwinkel
die Hand flach auf den Bauch legen.	⇛	Zunge umkreist einmal die Lippen.

D Aktivierung der mimischen Muskulatur

ZIELE

- ➤ Bewusstmachen der an der Mimik beteiligten Muskulatur
- ➤ Verbesserung der Beweglichkeit der mimischen Muskulatur
- ➤ Sensibilisierung der Gesichtspartie
- ➤ Bewusstmachen der kommunikativen Funktionen der Mimik

1 Förderung der allgemeinen Beweglichkeit

VORGEHEN

Die nachfolgend aufgeführten Bewegungen werden gemeinsam mit dem Kind, evtl. mit Unterstützung durch einen Spiegel, ausgeführt. Die Spielvorschläge bieten die Möglichkeit, die Bewegungen spielerisch umzusetzen.

Bewegungsmöglichkeiten

- Mit den Zähnen auf den Wangen und Lippen kauen
- Die Stirn runzeln
- Die Nase rümpfen
- Augen zusammenkneifen
- Mundwinkel nach oben ziehen
- Gemeinsam verschiedene Gesichtsausdrücke ausprobieren: „grimmig/böse", „traurig" oder „gelangweilt"

Spielvorschläge

Es eignen sich hier alle Spielvorschläge, die unter „Zungenübungen" S. 19–20 beschrieben werden.

2 Sensibilisierung der Gesichtspartie

- Das Kind schließt die Augen, der Therapeut tupft etwas Creme an verschiedene Stellen des Gesichts, das Kind beschreibt oder zeigt mit dem Finger, wo es war.
- Das Kind schließt die Augen, der Therapeut berührt verschiedene Stellen des Gesichts mit etwas Kaltem, einem Pinsel etc. Das Kind beschreibt, was es wahrgenommen hat.

E Übungen zur Luftstromlenkung

Dieser Abschnitt wurde eingeteilt in Übungen zum Pusten (vorsichtig und kräftig) und zum Ansaugen mit dem Strohhalm.

E1 Pusten

ZIELE

- ➤ Bewusste und gezielte Atemführung
- ➤ Spannungsaufbau im Lippenbereich
- ➤ Sensibilisierung und Aktivierung der Lippen- und Wangenmuskulatur
- ➤ Aktivierung der Zwerchfelltätigkeit
- ➤ Vorbereitung der Lautbildung, die dosierten Luftstrom erfordert (alle Frikative)
- ➤ Tonusregulierung der Haltemuskulatur durch Aufrichtung der Wirbelsäule

1 Zielgerichtetes Pusten

HINWEIS

Als Materialien zum Pusten eignen sich hier: Wattebällchen, Tischtennisbälle, kleine Plastikautos, Papierschnipsel verschiedener Stärke, Federn.

a) Tore treffen

In eine Seite eines kleinen Pappkartons (z.B. Schuhkarton) mehrere Tore verschiedener Größe schneiden und den Karton umgedreht auf den Tisch stellen. Über die Tore Punkte oder Zahlen schreiben. Wird die Vorderseite des Kartons mit Folie überzogen, können die Symbole über den Toren ausgewechselt werden (ein- oder mehrfarbige Klebepunkte, Bilder etc.). Kind und Therapeut sitzen nebeneinander, der Karton wird gegenüber aufgestellt. Dann werden z. B. Wattebällchen in die Tore gepustet.

Spielvorschläge

- Je nachdem, welches Tor getroffen wurde, erhält der Spieler entsprechend der über dem Tor stehenden Punktzahl Muggelsteine/Chips o. ä. Sieger ist, wer die meisten Punkte erreicht hat. Die Spieler sollten sich vorher über die Rundenzahl einigen.
- Die Entfernung der Kiste verkleinern/vergrößern, so dass eine unterschiedliche Dosierung des Luftstroms notwendig ist.
- Die Tore können Fußballtore sein, dann wird zum Pusten ein Tischtennisball eingesetzt.
- Wir versuchen, nur in ein ganz bestimmtes Tor zu pusten; wer es schafft, bekommt einen Chip o. ä.
- Wir verstreuen Papierschnipsel als Müll auf den Tisch. Dieser Müll muss in Container (Tore) oder zu Haufen gepustet werden.
- Bunte Wattebällchen einsetzen, jeweils eine Farbe wird in ein bestimmtes Tor gepustet.
- Durch Würfeln wird das Tor bestimmt, in das gezielt werden soll. Hier bieten sich sowohl der Zahlen- als auch der Farbwürfel an, je nachdem, mit welchen Symbolen die Tore gekennzeichnet sind.
- Aus Bausteinen Tore bauen, Watte etc. in die Tore pusten.

b) Gegenstände von der Handfläche pusten

Wattebällchen o. ä. von der Handfläche auf ein Ziel pusten. Als Ziel eignen sich Bilder (z. B. Memory-Karten), bunte Teller, Kreise verschiedener Farbe.

2 Kräftiges Pusten

a) Kerzen auspusten

HINWEIS

Der Einsatz von Kerzen erfordert auch von den Kindern umsichtiges Verhalten.

VORGEHEN

- Mehrere Kerzen in eine Reihe stellen, dann nur eine ganz bestimmte Kerze auspusten.
- Die Entfernung vergrößern, so dass der Luftstrom verstärkt werden muss, um die Kerze auszublasen.
  Gegenprobe: Vorsichtig pusten, so dass die Kerze nur flackert.
- „Geburtstagstorte“: Wir versuchen, mit einem Mal gleich mehrere Kerzen auszupusten, ohne zwischendurch Luft zu holen.
- „Zauberkerzen“: Wir verwenden Zauberkerzen, die sich immer wieder von selbst entzünden, nachdem man sie ausgepustet hatte.

b) Wattefußball

Sich einander gegenüber sitzend ein Wattebällchen (Tischtennisball) zupusten, es darf nicht vom Tisch fallen, die Hände dürfen nicht zu Hilfe genommen werden. Wird das Spiel in der Gruppe gespielt, können alle Teilnehmer während des Spiels die Hände auf den Rücken legen.

c) Mäuse pusten

Eine Maus aus einem Watteball basteln, indem Ohren aus Papier und ein Schwanz aus Wolle angeklebt werden. Die Maus wird zu Käsestücken (Bausteine), die verteilt auf dem Tisch liegen, gepustet.

d) Durch eine Papprolle pusten

Kind oder Therapeut halten eine Papprolle. Der Therapeut achtet darauf, dass die Rolle waagerecht gehalten wird. Durch diese Rolle werden dann z. B. Wattebällchen gepustet:

- Wir versuchen, Bilder zu treffen.
- Wer pustet am weitesten?

3 Gezieltes Pusten mit Richtungswechsel[4]

VORGEHEN

Aus Bausteinen, die stabil liegen, wird ein Parcours gebaut, durch den ein Plastikauto gepustet werden soll, die Hände dürfen nicht zu Hilfe genommen werden.

Der Parcours kann auch mit Klebeband auf den Tisch/Fußboden geklebt werden.

Spielvorschläge

- Die Spieler „fahren“ abwechselnd die Strecke, die Zeit wird gestoppt.
- Minuspunkte beim Verlassen des Parcours oder bei Berührung der Begrenzungen.
- Tore bauen, durch die die Autos gepustet werden.

4 Vorsichtiges Pusten

a) Leichte Materialien pusten

- Seifenblasen pusten: Die Blasen in der Luft vorsichtig weiterpusten.
- Papiermännchen über den Tisch bis zu einem bestimmten Ziel pusten, sie dürfen nicht umfallen.

- Federn von der Handfläche pusten.
  Variation: Sie fallen als Schnee auf Häuser, die vorher aus Bausteinen gebaut werden.
  Variation: Wir schmücken einen Vogel, dessen Umrisse auf ein Blatt gemalt sind, mit bunten Federn (Bildvorlage s. Arbeitsheft S. 37).
- Gemeinsam Papierschnipsel reißen und von der Handfläche pusten: Sie fallen auf ein Bild, auf das an einigen Stellen Klebstoff aufgetragen wurde, so dass ein Klebebild entsteht (s. Arbeitsheft).

b) Schiffe übers Wasser pusten

HINWEIS

Gemeinsames Falten der Schiffe fördert die Feinmotorik.

VORGEHEN

Aus Papier gemeinsam Schiffe falten oder aus Streichholzschachteln Boote bauen (Spieße als Mast und Papier als Segel), diese dann in eine Schüssel mit Wasser setzen oder auf blaue Pappe, die das Wasser darstellt, und vorwärts pusten.

Spielvorschläge

- Wir beladen die Schiffe mit Muggelsteinen und pusten sie zum anderen Ufer.
- Mit dem Zahlenwürfel wird die Menge der zu transportierenden Gegenstände festgelegt.

5 Kräftiges anhaltendes Pusten durch den Strohhalm

a) Wasserfarbe verteilen

Wasserfarbe mit viel Wasser anrühren, dann mit dem Pinsel auf ein Blatt geben und mit einem Strohhalm verpusten. Am Verlauf der Farbe kann man sehen, wie ausdauernd gepustet wurde.

Spielvorschläge

- Farbe in die Ecken verteilen, von dort in die Mitte pusten.
- Phantasiegestalten pusten.
- Wege in verschiedenen Farben pusten.
- Nur auf einer Hälfte des Blattes Farbe verpusten, das Blatt mit der noch feuchten Farbe falten, so dass ein Spiegelbild entsteht.
- Straßen auf ein Blatt malen, diese mit Wasserfarbe färben.

b) Schaum herstellen

HINWEIS

Der Therapeut sollte vor dieser Übung sicher gehen, dass das Kind die Flüssigkeit auch wirklich nicht ansaugt, sondern nur durch den Strohhalm pustet. Ein „Testgang“ mit Wasser oder Saft verschafft Sicherheit.

VORGEHEN

Wasser mit Spülmittel in einem Glas mischen, dann mit einem Strohhalm in das Wasser pusten, bis der Schaum oben am Rand ankommt.

Variation: Mehrere Gläser mit Wasser füllen und mit Wasserfarbe einfärben, um bunten Schaum herzustellen, der verkauft wird: Einer bestellt z. B. viel vom gelben Schaum, dafür nur ein wenig vom roten Schaum.

c) Papierschnipsel pusten

Viele Papierschnipsel auf dem Tisch/Fußboden verteilen und mit Hilfe des Strohhalms zu Haufen zusammenpusten.

Spielvorschläge

- Wir bauen Nester für Igel, es können auch echte, kleine Blätter von Büschen verwendet werden.
- Wir pusten Wege frei wie ein Schneeschieber.

Einige der vorher beschriebenen Spiele eignen sich auch zum Pusten durch den Strohhalm: „Tore treffen“, „Wattefußball“, „Parcours“.

E2 Ansaugen durch den Strohhalm

ZIELE

- ➤ Aktivierung der Rachenmuskulatur/hinterer Mundbereich
- ➤ Vorbereitung der Lautbildung der dritten Artikulationszone
- ➤ Aktivierung des hinteren Zungendrittels
- ➤ Spannungsaufbau im Lippenbereich

HINWEIS

Es ist wichtig, darauf zu achten, dass Übungen zum Ansaugen nicht zu häufig nacheinander durchgeführt werden und die Wege nicht zu lang sind, die das Kind mit dem angesaugten Gegenstand zurücklegt, da der Atemrhythmus sonst zu lange unterbrochen wird und dem Kind schwindelig werden kann. Es bieten sich Übungen zur Luftstromlenkung oder allgemein anregende Übungen zur Lockerung und Entspannung im Wechsel an. Als Materialien zum Ansaugen eignen sich: Papierschnipsel verschiedener Farbe, Stärke und Größe, ausgestanzte Formen aus Papier, Linsen, kleine Plättchen aus Plastik, kleine Formen aus Moosgummi. Die Dicke des Strohhalmes/Schlauches sollte individuell angepasst werden. Je dünner der Strohhalm ist bzw. je länger, desto schwerer ist das Ansaugen.

VORGEHEN

Papierschnipsel o. ä. mit einem Strohhalm/Schlauch ansaugen und zu bestimmten Zielen bringen.

Spielvorschläge

- Eine bestimmte Anzahl von Schnipseln/Plättchen zu einem Haufen bringen. Sieger ist, wer als Erster alle Plättchen auf seinem Haufen hat.
- Plättchen ansaugen und damit eine Straße legen.
  Variation: Abwechselnd mit dem Farbwürfel/Zahlenwürfel würfeln; je nachdem, welche Farbe/Zahl gewürfelt wurde, wird ein Plättchen in der Farbe/werden Plättchen in entsprechender Menge angelegt.
- Papierschnipsel nach verschiedenen Formen (ausgestanzt) sortieren.
- Einige Plättchen (z. B. aus Moosgummi) aufeinander stapeln.
- Lotto-Spiel aus kopierten Bildern herstellen, die passenden Bilder werden mit Hilfe des Strohhalms aufgelegt.
- Transporter: Einen Lkw beladen, indem man verschiedene Materialien ansaugt und auf der Ladefläche ablegt (Schnipsel verschiedener Stärke, Folie, Pappe etc.). Der Lkw wird dann an einen anderen Ort geschoben, um dort abgeladen zu werden.
- „Schattenbilder": Umrisse von Gegenständen als Vorlage, dazu Bilder, die angesaugt werden und in die passenden Umrisse sortiert werden sollen: z. B. Tiere, Fahrzeuge, Möbel (Bildvorlagen s. Arbeitsheft S. 29–30).
  Variation: Tierpaare (z. B. Fische) mischen, dann zuordnen.[5]
- Aus Plättchen verschiedener Form und Farbe Bilder gestalten.

MATERIALLISTE

Wattebällchen in verschiedenen Farben,
Tischtennisbälle, kleine Plastikautos,
Federn in verschiedenen Farben,
kleine Windräder, Pustespielzeug (Tröten, Pfeifen etc.),
Luftschlangen, Kerzen,
Seifenblasen, Strohhalme verschiedener Stärke, Schlauch,
Wollfäden.

Holzspatel, Eisstift, Pinsel,
Knöpfe, Muggelsteine,
Plättchen verschiedener Form, z. B. aus Moosgummi, Pappe,
Spiegel.
Lippenstift,
Salzstangen, Cornflakes,
Nudeln, Schokostreusel, Esspapier,
Sonnenblumenkerne, kleine Smarties,
Nüsse, Rosinen, Möhren.

Stifte, Schere, Klebstoff, Wasserfarben,
Papprollen, Papier/Pappe für Papierschnipsel (verschiedene Stärke und Farben).

Zauberstab,
Zahlen- und Farbwürfel,
bekannte Regelspiele wie Lotto, Memory, Angelspiel etc.,
Bausteine, Seil, Zeitungen, Teppichfliesen,
Schuhkarton, Streichholzschachteln,
Kegel oder Plastikflasche zum Flaschendrehen.

Bälle (Soft-Ball), Reifen.

II Auditive Wahrnehmung

Die Entwicklung der auditiven Wahrnehmung vollzieht sich in Stufen, die bei der Förderung der auditiven Leistungen berücksichtigt werden sollten.

1. Modale (intramodale) Stufe: Das Kind konzentriert sich nur auf das Hören.
2. Intermodale Stufe: Richtungshören, Zuordnungsaufgaben, einfache Reaktionen auf Schall.
3. Seriale Stufe (Integration): Das Kind reproduziert gehörte Klangfolgen oder Sprache und befolgt komplexe Aufträge bzw. verbindet verschiedene Handlungen miteinander.

Die Übungen in diesem Kapitel lassen sich nicht immer nach diesen Gesichtspunkten unterteilen, es obliegt der Entscheidung und Auswahl des Therapeuten, die Übungen individuell für jedes Kind zusammenzustellen.

Übungen zur Verbesserung der auditiven Wahrnehmung gelingen besser, wenn die Kinder nicht durch die visuelle Wahrnehmung abgelenkt sind, sondern sich ganz auf das Hören konzentrieren können. Nicht alle Kinder können mit geschlossenen Augen arbeiten, der Therapeut sollte ausprobieren, ob es ausreicht, das Kind von der Schallquelle abzuwenden oder eine Maske/ein Tuch zu benutzen. Der visuelle Sinn ist anfangs oft hilfreich, um das Verständnis für die Aufgabe zu erleichtern.

Wir haben das Kapitel in folgende Abschnitte aufgeteilt:

A Aufmerksamkeit
B Figur-Hintergrund-Wahrnehmung
C Lokalisation
D Merkfähigkeit
E Differenzierung
F Analyse
G Ergänzung und Synthese

Innerhalb der Bereiche A–E finden sich jeweils die Untergruppen 1. Geräusche/Klänge und 2. Sprache. Geräusch-/Klang-Übungen sind nicht noch einmal unterteilt, es obliegt dem Therapeuten, hier jeweils individuell nach den Fähigkeiten des Kindes auszuwählen. Grundsätzlich gilt, dass unperiodischer Schall (Geräusch) leichter als periodischer Schall (Klang) wahrgenommen wird, die Übungen mit Klängen also immer eine Steigerung des Schwierigkeitsgrades gegenüber den Übungen mit Geräuschen bedeuten.

Da die Verarbeitung von Geräuschen und Klängen nicht im gleichen Gebiet der Großhirnrinde geschieht wie die Verarbeitung sprachlicher Impulse, können die Übungen nur als Vorbereitung für sprachliche Wahrnehmungsübungen angesehen werden, es gibt keine unmittelbar übertragbaren Leistungen. Eine Verbesserung der Aufmerksamkeit für und Konzentration auf auditive Stimuli kann jedoch durch die Spiele mit Geräuschen/Klängen erreicht werden, dadurch ergibt sich oft schon eine erhöhte Aufmerksamkeit auch für sprachliche Stimuli. – Am Ende des Kapitels findet sich eine Liste mit Geräuscherzeugern und Klanginstrumenten.

A Aufmerksamkeit

ZIELE

- ➤ Motivation zum Hören
- ➤ Wecken des Interesses für Klang- und Sprachereignisse
- ➤ Reaktion auf auditive Reize
- ➤ Verbesserung der Aufmerksamkeit für Geräusche, Klänge und Sprache
- ➤ Wahrnehmen, Erkennen und Verarbeiten von sprachlichen und nichtsprachlichen Schallereignissen

FÜR ELTERN

Die Eltern können ihre Kinder in Alltagssituationen auf Geräusche aufmerksam machen und gemeinsam mit dem Kind diesen Geräuschen/Klängen lauschen: Das Kind muss die Beobachtungen, die in diesem Bereich gemacht werden, noch nicht selber in Worte fassen können, die Eltern sollten die Höreindrücke jedoch beschreiben.

- Bewusstes Wahrnehmen der Alltagsgeräusche in der Wohnung/dem Haus/auf der Straße: Was hörst du aus der Küche? Ist die Waschmaschine angestellt? Spielt das Radio? Hörst du das Auto?
- Wahrnehmen von Stille im Gegensatz zu Geräusch: Kannst du etwas hören?
- Wahrnehmen auch leiser Töne: Wie macht der Vogel? Macht das Papier ein Geräusch?
- Wahrnehmen von sprachlichen Reizen im Alltag/Radio, Gespräche im Bus, im Kindergarten: Hörst du die Kinder lachen? Ist das Radio angestellt?
- Musik hören: Je nach Alter des Kindes wird Musik vorgespielt. Eltern und Kinder bewegen sich nach der Musik oder spielen „Eistanz“: Jedes Mal, wenn die Musik aufhört, bleiben alle regungslos stehen. Es darf immer jemand anderes im Wechsel die Musik stoppen.

1 Geräusche/Klänge

a) Geräusche wahrnehmen[6]

- Geräusche im Therapieraum oder bei geöffnetem Fenster in direkter Nähe wahrnehmen.
- Geräusche erzeugen (Wecker, Telefon, Türklingel), dabei hat das Kind die Augen geschlossen, wendet sich von der Geräuschquelle ab oder trägt eine Maske. Das Kind zeigt an, wenn es ein Geräusch gehört hat.
- Verschiedene Geräusche auf eine Kassette aufnehmen, darauf achten, dass die Kassette auch genügend lange Leerzeiten hat.

Spielvorschläge

Jedes Mal, wenn das Kind ein Geräusch gehört hat, darf es:

- einen Setzstein in einem Würfelspiel weiter setzen;
- einen Stempel auf ein Bild drucken, Bildvorlagen siehe Arbeitsheft;
- ein Klebebild weitermachen;
- einem Fisch eine weitere Schuppe bunt anmalen, Bildvorlage s. Arbeitsheft S. 17;
- ein weiteres Stapelmännchen anhängen;
- ein Auto auf den Verkehrsteppich stellen;
- der Lok einen weiteren Anhänger anhängen.

b) Vibrationen spüren

Mit Gegenständen, die Vibrationen und Geräusch/Klang gleichzeitig erzeugen, experimentieren und das Geräusch/den Klang hören sowie die Vibration spüren: Wecker, Stundenwecker (Eieruhr), Trommel, Aufziehspielzeug, Perlen- und andere Geräuschdosen. Später hört das Kind mit verbundenen Augen oder von der Schallquelle abgewendet nur Geräusch/Klang ohne Vibration und zeigt an, wenn es Geräusch/Klang gehört hat.

Spielvorschläge

- Bei jedem Geräusch/Klang eine Lottokarte ziehen und zuordnen.
- Für jedes Geräusch ein Möbelstück in die Puppenstube stellen.
- Bei jedem Geräusch/Klang einen Fingerdruck auf das Papier machen, Bildvorlagen siehe Arbeitsheft.

c) Unterschied Stille – Geräusch/Klang wahrnehmen[7]

- Nach deutlicher Lautstärke – entstanden durch Lärm von einer Kassette oder Trommel – herrscht plötzlich Stille, die das Kind wahrnehmen soll. Was hat sich verändert bzw. was fehlt?

- Das Kind soll Stille und Geräusch/Klang anzeigen, indem es sich während des Geräusches/Klanges um einen Reifen herum bewegt, läuft, malt, ein Auto zu einem Ziel fahren lässt oder eine andere kontinuierliche Handlung ausführt. Während der Stille soll das Kind selbst auch still und bewegungslos sein.
- „Reise nach Jerusalem“: Um zusammengestellte Stühle, auf den Boden gelegte Zeitungen oder Teppichfliesen herumlaufen, so lange die Musik spielt. Wenn diese aufhört, müssen sich alle einen Stuhl suchen. Da ein Stuhl zu wenig bereitsteht, bleibt ein Mitspieler übrig, der als Nächster die Musik stoppen darf.[8]
  Variation 1: In der Zeit, in der die Musik spielt, möglichst viele Autos in einer Garage parken, möglichst viele Stempel auf ein Blatt Papier machen, viele Stecker in ein Steckspiel stecken. Bildvorlagen siehe Arbeitsheft.
  Variation 2: Jedes Mal, wenn die Musik aufhört, ein Stück Zeitung einmal falten und sich dann darauf setzen, bis das Zeitungsstück zu klein geworden ist.

d) Geräusche/Klänge erzeugen und wahrnehmen

Mit verschiedenen Gegenständen experimentieren, ausprobieren, wie sie klingen, und Unterschiede wahrnehmen. Zunächst mit offenen, später mit geschlossenen oder verbundenen Augen mit den Gegenständen/Instrumenten hantieren, einer erzeugt Geräusch/Klang, der andere hört zunächst nur zu, später kann auch die Geräuschquelle erraten werden. Es eignen sich verschiedene Geräusch- und Klangquellen (siehe Liste am Ende des Kapitels).

Spielvorschläge

- Die Gegenstände/Instrumente mit einem bunten Punkt versehen, mit einem Farbwürfel würfeln, dann entsprechend der gewürfelten Farbe einen Gegenstand nehmen und mit diesem Geräusche/Klänge erzeugen.
- Mit den Klanginstrumenten wird wie in einem echten Orchester gespielt. Die Kinder sollen alle auf ein Zeichen hin aufhören. Dabei ist der Erlebnisaspekt der gemeinsamen Handlung und des gemeinsamen „Produktes“ im Vordergrund.
  Variation 1: Diese „Orchesterprobe“ kann man aufnehmen und später gemeinsam wieder anhören.
  Variation 2: Es werden Unterschiede in der Lautstärke, der Anzahl der eingesetzten Instrumente und der Tatsache, ob eine oder mehrere Personen gleichzeitig spielen, ausprobiert.
- Die Geräuschquellen/Klanginstrumente sind jeweils auf Bildkarten abgebildet oder als Realgegenstände vorhanden, so dass das Instrument an Hand der Gegenstände/Bilder, die auf dem Tisch liegen, erkannt und gezeigt werden kann. Bildvorlagen siehe Arbeitsheft S. 6–9.
- Die Quellen für die Geräusche/Klänge sind als Gegenstände/Instrumente im Raum verteilt, und es wird ein Ball zu dem Gegenstand/Instrument gerollt, der/das erkannt worden ist.

e) Körpergeräusche wahrnehmen[9]

Erforschen, welche Geräusche der eigene Körper/Mund machen kann: Klatschen, Stampfen, Schlurfen, Schnalzen, Stöhnen, Schmatzen, Schreien und einzelne Töne singen.

Spielvorschläge

- Auf Bildern sind verschiedene Geräusche abgebildet; ausprobieren, welche Geräusche der eigene Körper/Mund imitieren kann: z. B. tropfender Wasserhahn, kleines Auto ...
- Eine kleine Geschichte mit Bildunterstützung erzählen, später mit körpereigenen Geräuschen untermalen.
- Einer hat die Augen geschlossen oder verbunden, der andere erzeugt ein Geräusch/einen Klang. Das Geräusch/den Klang imitieren, raten oder auf Bildern zeigen.

f) Laute und Töne wahrnehmen

- Hören von Bedeutungslauten, d. h. Tierstimmen oder Ausrufe (Ekel – iii, Erstaunen – oh), die zur Nachahmung reizen. Während das Kind eine Spielfigur durch den Zoo gehen lässt, gibt der Therapeut Laute (Tierstimmen oder Ausrufe) von sich. Jedes Mal, wenn das Kind ein Geräusch/einen Klang gehört hat, nimmt es ein Tier weg.
- Stimmen und Geräusche/Klänge wahrnehmen: Einer hat die Augen geschlossen, der andere singt einen Ton oder macht ein Geräusch/Klang. Das Geräusch/den Klang oder die Töne wahrnehmen und jeweils auf einem Bild eine weitere Schelle eines Schellenrings anmalen – Rollenwechsel.
- Hören der eigenen Stimme und fremder Stimmen auf einem Recorder.[10] Zunächst gemeinsam eine Geschichte erzählen und aufnehmen. Später die Geschichte anhören.
- Aufnehmen von Geräuschen/Klängen und Stimmen oder Tierstimmen im Wechsel. Beim Anhören der Kassette bei jeder gehörten Stimme eine Spielzeugfigur auf den Spielplatz oder ein Tier zum Bauernhof stellen.

2 Sprache

HINWEIS

Es ist wichtig darauf zu achten, ob das Kind nur der Sprache gegenüber unaufmerksam ist oder ob eine Sprachverständnisstörung zu Grunde liegt, da sich bei den folgenden Übungen die Bereiche Sprachverständnis und auditive Aufmerksamkeit mischen (vgl. Kapitel III, S. 72ff).

a) Anweisungen verstehen

Der Therapeut gibt einfache Anweisungen: Hol dir einen Buntstift, ein Buch, ein Spiel, eine kleine Puppe.

Spielvorschläge

- Ein Puppenhaus einrichten
- Das Spiel auf dem Verkehrsteppich vorbereiten
- Eine Mal- und Bastelaktion vorbereiten

b) Fragen beantworten

Der Therapeut stellt einfache Fragen zu einem Situationsbild oder einem Puzzle: Wo ist der Junge? Wo steht das Auto? Welches Kind weint? Dabei ist es ausreichend, wenn das Kind auf die Abbildungen zeigt, es braucht diese noch nicht zu benennen.

Spielvorschläge

- Das Kind erhält bei jeder richtigen Antwort ein Puzzleteil.
- Das Kind stellt mit jeder Antwort eine Spielfigur auf den Spielteppich.

c) Einer Geschichte lauschen[11]

Der Therapeut erzählt eine Geschichte zuerst mit, später auch ohne Bildunterstützung. Bilderbücher siehe Anhang: „Zusammenstellung von Büchern und Spielen", S. 177ff.

Spielvorschlag

Die Geschichte gemeinsam betrachten, bei wiederkehrenden Fragen/Spielhandlungen in den Geschichten kann das Kind später abwechselnd mit dem Therapeuten erzählen.

d) Sprache im freien Spiel wahrnehmen[12]

HINWEIS

Der Therapeut sollte darauf achten, wie das Kind mit gezielten Anweisungen, die während des Spiels gegeben werden, umgeht. Reagiert das Kind jedoch nur selten auf die Sprache des Therapeuten, dann sollten die sprachlichen Anforderungen an das Kind leichter gestaltet oder die Spielregeln insgesamt einfacher formuliert werden. – Eine Hilfe kann auch sein, jede Anforderung vorher anzukündigen und sich der Aufmerksamkeit des Kindes zu vergewissern (Blickkontakt).

VORGEHEN

Während des gemeinsamen Spiels sollte das Kind auf die sprachlichen Anforderungen, Fragen und Aufträge des Therapeuten achten und entsprechend reagieren.

Beispiele für Interventionen

- Darf der Lkw dort parken?
- Kannst du mir die Rutsche geben?
- Brauchst du noch die Knete?
- Hilfst du mir bei den Gehegen?
- Was suchst du denn?
- Möchtest du mit der roten oder der blauen Farbe weitermalen?

Spielvorschläge

Siehe Themensammlung in Kapitel III, S. 86ff.

B Figur-Hintergrund-Wahrnehmung

Der Begriff der Figur-Hintergrund-Wahrnehmung bedeutet, einen Sinnesreiz vor dem Hintergrund eines anderen Sinnesreizes aus demselben Wahrnehmungsbereich aufzunehmen, sich z. B. in einer lauten Kindergartengruppe/Schulklasse oder im Straßenverkehr zurechtzufinden und adäquat auf die jeweilige Situation zu reagieren.

ZIELE

- ➤ Wahrnehmung wichtiger Schallereignisse trotz störender Hintergrundgeräusche.
- ➤ Bei gleichzeitigem Auftreten von zwei oder mehr Schallereignissen das wichtige vom unwichtigen Geräusch unterscheiden.

1 Geräusche/Klänge

HINWEIS

Es mischen sich in diesen Übungen häufig Figur-Hintergrund-Wahrnehmung und Differenzierung, so dass sich der Schwierigkeitsgrad der Übung dadurch steigert.

a) Geräusch/Klang erkennen [13]

Während Musik oder Straßenlärm im Hintergrund zu hören sind, soll das Kind ein vorher verabredetes und gemeinsam ausprobiertes Geräusch (Tür zuschlagen, etwas umfallen lassen) erkennen und anzeigen – Rollenwechsel. Diese Übung sollte möglichst mit geschlossenen Augen durchgeführt werden, oder das Kind dreht sich von der Schallquelle weg, setzt eine Maske auf oder hat die Augen verbunden.

Spielvorschläge

- Das Kind nimmt jedes Mal, wenn es ein Geräusch/einen Klang gehört hat, einen Klotz und baut einen Turm oder eine Straße auf.
- Das Kind stempelt bei jedem Geräusch/Klang einen Abdruck; schön ist es, wenn ein komplettes Bild entsteht (Zoo, Straße, Spielzeugschrank etc.). Bildvorlagen siehe Arbeitsheft.
- Jedes Mal, wenn das Geräusch/der Klang gehört wird, mit Fingerfarbe mit den Fingerspitzen Punkte drucken, daraus kann später ein komplexeres Bild entstehen, indem aus den Punkten Regentropfen, Käfer oder Blumen werden.

b) Verschiedene Geräusche/Klänge voneinander unterscheiden

Vorgehen wie unter a) beschrieben, jedoch werden verschiedene Geräusche oder Klänge abwechselnd gemacht, das Kind errät jeweils, was es gehört hat.

Steigerung

- Zunächst wird der Ziellaut deutlich lauter als die Störgeräusche angeboten, mit der Zeit wird die Lautstärke angeglichen.
- Der Hintergrund wird dem zu erkennenden Geräusch/Klang immer ähnlicher, d. h. es wird später beim Erkennen von Klanginstrumenten auch Musik als Hintergrundgeräusch eingesetzt.

Spielvorschläge

- Die zu hörenden Geräusche/Klänge sind als Gegenstände oder auf Bildern vorhanden, das Kind zeigt auf das entsprechende Bild oder den Gegenstand – Rollenwechsel. Bildvorlagen siehe Arbeitsheft S. 6–9.
  Variation 1: Bilder wie im Lottospiel benutzen.
  Variation 2: Spielsteine auf die Bilder legen.
- Das gehörte Geräusch/der Klang wird nachgemacht.
- Das Geräusch/den Klang ohne Gegenstand- oder Bildhilfe benennen.
- Den Gegenständen/Instrumenten werden Farben zugeordnet, das Kind sucht dann einen passenden Klotz heraus oder malt mit der entsprechenden Farbe einen Strich für ein Muster auf das Blatt, z. B. rot für die Trommel, blau für das Telefon etc. Als Kontrollhilfe sollten dann die Gegenstände oder Bilder mit einem entsprechenden Farbpunkt versehen werden.
- Das gehörte Geräusch/den Klang auf einem Situationsbild zeigen. Hier mischen sich auditive und visuelle Figur-Grund-Wahrnehmung, daher ist die Übung in dieser Form nur für Kinder geeignet, die im Bereich der visuellen Wahrnehmung keine Schwierigkeiten haben.

c) Melodien hören

Eine vorher gemeinsam gehörte Melodie/ein bekanntes Kinderlied wird bei laufender Hintergrundmusik vorgespielt und zwischendurch angehalten, das Kind soll Beginn und Ende der Melodie/des Liedes anzeigen. Dabei sollte das Spiel so gewählt werden, dass für die Kinder der Anreiz besteht, ein bestimmtes Ziel zu erreichen.

Spielvorschläge

- Während der Dauer des Liedes einen Regenbogen oder Sonnenstrahlen malen.
- Sich für die Dauer des Liedes bewegen und während der Pause wie versteinert stehen bleiben.
- Einen Lkw fahren lassen und Klötze oder anderes Transportgut zu einem bestimmten Platz transportieren, solange das Lied spielt.
- Aus Klötzen eine Straße legen. Der Anreiz besteht darin, eine möglichst lange oder kurvenreiche Straße zu bauen.

d) Körpergeräusche und Stimmen wahrnehmen

Vorgehen wie unter a) beschrieben. Parallel zum Hintergrundgeräusch werden dem Kind verschiedene Körpergeräusche (Husten, Klatschen, Schmatzen, Schnalzen, mit dem Finger schnipsen) und stimmliche Reize angeboten, die das Kind wahrnehmen und auf die es reagieren soll.

Spielvorschläge

- Es werden Tierstimmen vorgespielt, das Kind zeigt an, wenn es die Tierstimme hört, kann die Tiere auf einem Bild zeigen oder die Laute nachzumachen versuchen.
- Es wird abwechselnd ein Geräusch gemacht oder ein Ton gesungen, der Zuhörer stempelt bei jedem Geräusch/Ton eine vorgemalte Note aus.[14]
- Therapeut und Kind probieren abwechselnd aus, welche Geräusche sie mit ihrem Körper machen können. Der Zuhörende erkennt diese Geräusche/Töne mit geschlossenen Augen und imitiert sie.

2 Sprache

HINWEIS

Die Trennung von Stör- und Nutzschall ist besonders im sprachlichen Bereich wichtig. – Eine Steigerung des Schwierigkeitsgrades bedeutet es, wenn die Hintergrundgeräusche/Klänge durch Sprache ersetzt werden.

FÜR ELTERN

Im Elterngespräch sollte aber darauf hingewiesen werden, dass diese Übungen für einen Moment ihren Sinn haben, dass jedoch damit nicht eine ständige Lärmbeschallung des Kindes verbunden sein darf. In der Regel sollte während eines Gespräches, des Vorlesens oder der Erledigung der Hausaufgaben kein zusätzlicher Lärm bzw. keine Musik laufen.

a) Worte hören [15]

Während auf einer Kassette Musik oder andere Hintergrundgeräusche zu hören sind, spricht der Therapeut ein Wort. Das Kind soll zunächst nur anzeigen, dass es das Wort gehört hat.

Steigerung: Das Hintergrundgeräusch wird durch Sprache ersetzt, z. B. eine Geschichte von der Kassette spielen.

Spielvorschläge

- Das Kind zeigt den Gegenstand auf einem Bild. [16]
- Das Kind wiederholt das Wort (kann für Kinder mit Störungsbewusstsein schwer sein).
- Auf dem Bild sind verschiedene, ähnlich klingende Gegenstände abgebildet.
- Das Kind sucht das gesagte Wort auf einem Situationsbild [17] (kann für Kinder mit Störungen im Bereich der visuellen Figur-Grund-Wahrnehmung schwer sein).

b) Aufträge verstehen [18]

Während auf einer Kassette Musik oder andere Hintergrundgeräusche zu hören sind, gibt der Therapeut dem Kind einen Auftrag.

Steigerung
- Die Musik als Hintergrundgeräusch wird durch Sprache ersetzt.
- Die Aufträge werden zweiteilig [19] (hier überschneiden sich Figur-Hintergrund-Wahrnehmung und Merkfähigkeit).

Spielvorschläge

- Alle Gegenstände holen, die für die Einrichtung des Puppenhauses nötig sind.
- Das Spiel auf dem Verkehrsteppich vorbereiten.
- Eine Mal- und Bastelaktion vorbereiten.
- Unübliche Aufträge geben: Leg die Puppe in den Papierkorb. Stell die Blume in den Schrank. Stell die Tasche auf deinen Kopf. (Kann für Kinder mit Schwächen im Sprachverständnis schwer sein.)
- Einfache Anleitungen zum Malen oder Basteln geben, z. B. für Faltarbeiten (vgl. Anhang „Zusammenstellung von Büchern und Spielen“, S. 178).

c) Geschichten erfassen

HINWEIS

Hier überschneiden sich Figur-Hintergrund-Wahrnehmung und mehrere andere Bereiche: Merkfähigkeit, Konzentrationsfähigkeit und Sprachverständnis, so dass der Therapeut genau beachten muss, welche Schwierigkeiten den Kindern die Übung erschweren.

Steigerung: Das Hintergrundgeräusch durch Sprache ersetzen.

VORGEHEN

Während im Hintergrund Musik oder anderer Störlärm zu hören ist, erzählt der Therapeut dem Kind eine kurze Geschichte oder liest eine Geschichte vor. Die Länge der Geschichte muss dem Alter des Kindes und seinem allgemeinen Entwicklungsstand angemessen sein.

Spielvorschläge

- Das Kind erzählt die Geschichte nach, dabei bietet der Therapeut Hilfe an, indem er Fragen zur Geschichte stellt oder Bilder zu der Geschichte zeigt. Er kann auch helfend die bisherigen Äußerungen des Kindes zusammenfassen.
- Gemeinsam die Geschichte malen.

d) Kommunikation im freien Spiel beachten

HINWEIS

Der Therapeut sollte darauf achten, wie das Kind mit gezielten Anweisungen, die während des Spiels gegeben werden, umgeht. Reagiert das Kind nur selten auf die Sprache des Therapeuten, dann sollten die sprachlichen Anforderungen an das Kind leichter gestaltet, das Hintergrundgeräusch leiser gestellt oder die Spielregeln insgesamt einfacher formuliert werden.

VORGEHEN

Während des gemeinsamen Spiels sollte das Kind auf die sprachlichen Anforderungen, Fragen und Aufträge des Therapeuten achten und entsprechend reagieren, so dass ein gemeinsames Spiel entsteht.

Beispiele für Interventionen

- Darf der Lkw dort parken?
- Kannst du mir die Rutsche geben?
- Brauchst du noch die Knete?
- Hilfst du mir bei den Gehegen?
- Was suchst du denn?
- Möchtest du mit der roten oder der blauen Farbe weitermalen?

C Lokalisation

ZIELE

- ➤ Sicheres Lokalisieren einer Geräuschquelle
- ➤ Unterstützung der Figur-Grund-Wahrnehmung

HINWEISE

Eine gute räumliche Orientierung und sicheres Lokalisieren von Geräuschquellen sind im Alltag z. B. erforderlich für die Orientierung und das Zurechtfinden in einer größeren Gruppe in Kindergarten und Schule oder auch im Straßenverkehr.

Bei den folgenden Übungen ist es wichtig sicherzustellen, dass die Kinder die Geräuschquelle mit ihrem auditiven Sinn suchen und finden und nicht vorher sehen können, wo sich die Geräuschquelle befindet.

Eine Vermischung der Bereiche Lokalisation und Differenzierung lässt sich nicht immer vermeiden, der Therapeut muss bei Schwierigkeiten individuell entscheiden, welcher der beiden Bereiche die Schwierigkeiten verursacht.

Als Vorbereitung kann es zunächst eine Hilfe sein, die Geräuschquelle mit allen Sinnen zu suchen und zu finden, also mit dem visuellen, dem taktilen und dem auditiven Sinn zu spüren, woher das Geräusch/der Klang kommt. Wenn diese Vorübungen gut gelingen und der Sinn der Übung verstanden worden ist, schließt das Kind die Augen, dreht sich von der Schallquelle ab oder bekommt ein Tuch/eine Maske vor die Augen.

FÜR ELTERN

Zu Hause oder auf Spaziergängen auf Geräusche hinweisen, Geräuschquellen gemeinsam suchen, zum Beispiel Autogeräusche, Vogelgezwitscher, Stimmen, Türenklappern, dabei durch Fragen helfen: Kommt das Auto oder fährt es weg? – Auf welchem Baum sitzt der Vogel? – Aus welchem Zimmer kommen die Stimmen? – Wo spielt das Radio? – In welchem Garten spielen und lachen Kinder?

1 Geräusche/Klänge

a) Umweltgeräusche lokalisieren

Gemeinsam auf die Suche nach Geräuschen gehen und versuchen herauszufinden, woher das Geräusch kommt.[20] Beispiele: Straßenlärm, Toilettenspülung, Wasserhahn, Aufzug im Haus, Radio im Nebenzimmer, Geräusche vor der Tür.

b) Geräusch-/Klangquellen im Raum suchen[21]

Das Kind schließt die Augen, der Therapeut geht im Raum umher und bleibt an einer Stelle stehen. Dort macht er ein vorher gemeinsam ausgesuchtes Geräusch bzw. einen Klang laut vor. Das Kind zeigt mit geschlossenen Augen in die Richtung des Therapeuten oder rollt einen Ball dorthin.

Steigerung

- Vor der Übung werden zwei oder mehr mögliche Gegenstände vorgestellt, das Kind soll nachher auf den Gegenstand zeigen, der das Geräusch gemacht hat.
- Die Lautstärke des Geräusches nimmt ab.
- An die Stelle der Geräusche oder Klänge kommen leise Tierstimmen oder einzelne Töne des Therapeuten.

c) Einem Geräusch/Klang folgen

HINWEIS

Für diese Übung muss im Raum genügend Bewegungsfreiheit sein, auch sollte der Therapeut darauf achten, dass sich das Kind auf seinem Weg nicht verletzen kann.

VORGEHEN

Ein Geräusch/einen Klang erzeugen, das/der sich durch den Raum bewegt und an einer Stelle stehen bleibt, damit das Kind auf seinem Weg ein Ziel hat.

Das Kind hat die Augen geschlossen oder eine Maske/ein Tuch vor den Augen und krabbelt oder geht dem Geräusch mit geschlossenen Augen nach.[22]

Spielvorschläge

- Der Therapeut rollt eine Dose, in der sich Perlen oder Kastanien befinden, durch das Zimmer.
- Ein Spielzeugauto mit Motorengeräusch/Signalton oder ein Aufziehspielzeug fährt bzw. hüpft durch das Zimmer.
- Der Therapeut schlägt im Rhythmus auf ein Klanginstrument und bewegt sich dabei durch das Zimmer, bleibt zuletzt an einer Stelle stehen.

Steigerung:

- Der Therapeut wechselt auf seinem Weg die Richtung.
- Der Therapeut lässt die Lautintervalle unregelmäßiger werden.
- Der Therapeut setzt unterschiedliche Klanginstrumente ein.
- Die Geräusche/Klänge werden leiser.
- Das als „Hänschen-Piep-mal“ bekannte Suchspiel eignet sich besonders in der Gruppe, dabei verstecken sich alle Personen, der Suchende fordert die anderen einzeln namentlich mit seiner Bitte „Hänschen-Piep-mal“ auf, Töne von sich zu geben, damit er sie besser finden kann. Der Therapieraum muss eine bestimmte Größe haben und genügend Versteckmöglichkeiten bieten.

d) Richtungen in direkter Nähe zum Körper angeben[23]

Einer hat die Augen verbunden, der andere klingelt nah neben, vor, hinter oder über ihm. Die Richtung anzeigen, aus der das Geräusch/der Klang kommt – Rollenwechsel. Anfangs nur zwei Richtungen miteinander wechseln lassen, bis die Übung gut gelingt. Die Zuordnung rechts – links ist leichter als vorn – hinten bzw. oben – unten.

Je schneller die Richtungen wechseln und je weniger Wiederholungen einer Richtung vorkommen, desto schwieriger ist es für das Kind. Es sollte aber jeweils genug Zeit zwischen zwei Reizen für das Kind bleiben, um sich auf die jeweilige Richtung einzustellen.

2 Sprache

a) Den Erzähler finden

Das Kind schließt die Augen oder hat ein Tuch/Maske vor den Augen, und der Therapeut geht im Raum umher, bleibt an einer Stelle stehen und spricht ein Wort oder einen kurzen Satz. Die Lautstärke der gesprochenen Wörter oder Sätze wechselt, die Übung wird mit abnehmender Lautstärke schwieriger. Die Wörter und Sätze können als Gegenstands- oder Situationsbilder vorliegen.

Spielvorschläge

- Das Kind zeigt oder schaut in die Richtung des Therapeuten.
- Das Kind rollt einen kleinen Gegenstand in die Richtung des Therapeuten.
- Das Kind wiederholt das Wort/den Satz.
- Das Kind zeigt auf das entsprechende Gegenstands- oder Situationsbild.
- Das Kind bekommt das jeweilige Bild und legt es später auf die dazugehörige Lottokarte.

b) Einer Stimme folgen

HINWEIS

Für diese Übung muss im Raum genügend Bewegungsfreiheit sein, auch sollte der Therapeut darauf achten, dass sich das Kind auf seinem Weg nicht verletzen kann.

VORGEHEN

Das Kind hat die Augen geschlossen oder mit einem Tuch/einer Maske verbunden, und der Therapeut erzählt eine kurze Geschichte, mit der er das Kind „lockt“, ihm hinterher zu krabbeln oder zu gehen. Er bleibt zuletzt an einer Stelle stehen, damit das Kind auf seinem Weg ein Ziel hat. Der Therapeut kann auf seinem Weg die Tonlage wechseln oder verschiedene Personen nachahmen.

Steigerung

- Der Therapeut wechselt auf seinem Weg die Richtung.
- Der Therapeut wechselt auf seinem Weg die Lautstärke, die Übung wird mit abnehmender Lautstärke schwieriger.

Spielvorschläge

- Die Geschichte gemeinsam erzählen.
- Ein Ende für eine nur angefangene Geschichte finden.
- Die Geschichte noch einmal auf Bildern betrachten.
- Zu der Geschichte im Anschluss gemeinsam ein Bild malen.

c) Richtungen in direkter Nähe zum Körper angeben

Einer hat die Augen verbunden, der andere spricht nah neben, vor, hinter oder über ihm. Die Richtung anzeigen, aus der die Stimme kommt – Rollenwechsel. Der Therapeut kann die Tonlage wechseln oder verschiedene Personen nachahmen. Anfangs nur zwei Richtungen miteinander wechseln lassen, bis die Übung gut gelingt. Die Zuordnung rechts – links ist leichter als vorn – hinten bzw. oben – unten.

Je schneller die Richtungen wechseln und je weniger Wiederholungen einer Richtung vorkommen, desto schwieriger ist es für das Kind. Es sollte aber genug Zeit zwischen zwei Reizen für das Kind bleiben, um sich auf die jeweilige Richtung einzustellen.

Steigerung

Der Therapeut wechselt die Lautstärke, die Übung wird mit abnehmender Lautstärke schwieriger.

D Merkfähigkeit

ZIELE

- ➤ Speicherung einer bestimmten Anzahl von Schallereignissen und sprachlichen Stimuli
- ➤ Speicherung der Reihenfolge einer Anzahl von Schallereignissen (Sequenzbildung)
- ➤ Richtige Anordnung/Reihenfolge der Laute im Wort
- ➤ Richtige Anordnung/Reihenfolge der Worte im Satz

HINWEIS

Die Speicherung und Wiedergabe von Schallereignissen ohne Beachtung der vorgegebenen Reihenfolge ist grundsätzlich leichter, als bei der Wiedergabe zusätzlich auf die Reihenfolge zu achten, die Übungen sind jeweils nach diesem Prinzip aufgebaut. Bei vielen Übungen ist es jedoch möglich, beides miteinander zu verbinden.

In der Vorbereitungsphase für diese Übungen mischen sich häufig die Leistungen aus den Bereichen Differenzierung und Merkfähigkeit. Die vorherige Differenzierung der Geräusche/Klänge ist wichtig, da es ohne sicheres Erkennen der unterschiedlichen Geräusche/Klänge nicht möglich oder sehr schwer ist, sich die Reihenfolgen zu merken. Das Ausprobieren der Geräusch- und Klangquellen geschieht zum leichteren Erkennen mit geöffneten Augen, der Schwierigkeitsgrad der Differenzierungsleistung sollte gering sein, denn hier soll vor allem die Speicherfähigkeit gefördert werden.

1 Geräusche/Klänge

Zunächst als Vorbereitung zwei Geräusche/Klänge aus einer Auswahl von Geräusch- und Klanginstrumenten vorspielen, die das Kind sich merken und nachmachen soll. Danach die Anzahl der Geräusche/Klänge langsam steigern – Rollenwechsel.[24]

a) Reihenfolgen speichern und nachahmen

- Wir proben für ein Konzert: Der Therapeut macht einzelne Geräusche/Klänge vor, das Kind versucht die Einzelgeräusche, später auch die Klangreihenfolgen nachzuahmen – Rollenwechsel.
- Ein Lkw verliert während der Fahrt verschiedene Dinge: Es werden nacheinander verschiedene Gegenstände auf den Tisch fallen gelassen, das Kind schließt dabei die Augen oder dreht sich um und nennt die Gegenstände, die fallen gelassen worden sind (Becher, Büroklammern, Bleistift, Schere, Nägel, Buch, Münze, Kamm, Tennisball …).
- Ein Besuch im Zoo: Es werden verschiedene Tierstimmen vorgemacht oder von einer Kassette vorgespielt. Die verschiedenen Tiere werden benannt, später auch die Reihenfolge genannt, in der die Tiere zu hören waren.
  Variation 1: Es liegen Bilder von allen Tieren vor, so dass ein Bild vom Zoo geklebt werden kann, dabei soll auf die Reihenfolge der Tierstimmen geachtet werden.
  Variation 2: Mit den Bildern wird ein Weg gelegt, die Tiere werden in der Reihenfolge der Stimmen auf den Weg gestellt oder geklebt. Auch hier ist eine Überprüfung durch nochmaliges Abhören der Kassette möglich.

b) Rhythmen klatschen

- Verschiedene Geräusche/Klänge werden mit unterschiedlichen Rhythmen angeboten. Das Kind soll diese Rhythmen imitieren – Rollenwechsel. Dabei zuerst einen einfachen Rhythmus vorgeben, später den Schwierigkeitsgrad steigern.
- Melodie und Rhythmus von bekannten Kinderliedern werden gesummt und geklatscht, das Kind summt oder klatscht nach.

2 Sprache

ZIELE

- ➤ Speicherung einer bestimmten Anzahl sprachlicher Stimuli (Laute, Silben, Worte, Sätze)
- ➤ Speicherung der Reihenfolge (Sequenz) sprachlicher Stimuli (in Wort, Satz und Text)

HINWEIS

In diesen Übungen überlagert sich die Leistung der Speicherfähigkeit mit dem Wortschatz und Sprachverständnis des Kindes. Der Therapeut muss bei Schwierigkeiten darauf achten, in welchem Bereich die Ursache für diese Schwierigkeiten zu suchen ist. Es sollten anfangs geläufige Begriffe ausgewählt werden, deren Namen nicht zu lang oder für das Kind zu schwer sind.

Die Speicherung und Wiedergabe von Sprache ohne Beachtung der vorgegebenen Reihenfolge ist grundsätzlich leichter, als bei der Wiedergabe zusätzlich auf die Reihenfolge der Worte zu achten. Bei fast allen Übungen ist es jedoch möglich, beides miteinander zu verbinden.

FÜR ELTERN

Gerade Alltagshandlungen wie Einkaufen gehen, Kleidungsstücke heraussuchen, Koffer packen, den Tisch decken, Aufräumen usw. bieten gute Übungsmöglichkeiten. Die Eltern brauchen dazu die Hilfestellung durch den Therapeuten, welche Übungen in welchem Umfang für das Kind geeignet sind. Darüber hinaus eignen sich Fingerspiele, Lieder und Reime gut für das häusliche Üben, diese werden oft auch im Kindergarten in vielfältiger Weise angeboten, so dass Eltern auch von dort entsprechendes Material bekommen und die dort angebotenen Lieder, Reime und Fingerspiele im häuslichen Bereich erneut aufgreifen können.

a) Laute und Silben speichern und wiedergeben[25]

Das Kind soll die vom Therapeuten vorgegebenen Laute oder Silben wiedergeben.

Spielvorschläge

- Geheimsprache: Der Therapeut gibt mit wichtiger Miene einzelne Laute oder Silben an das Kind weiter, das Kind gibt diese an ein anderes Kind, an eine Puppe oder einen Teddy weiter oder spricht die Laute und Silben auf ein Tonband. – Rollenwechsel, dann entscheidet das Kind, ob der Therapeut die Laute/Silben richtig wiedergegeben hat.
- Einkaufen in einer fremden Sprache: Der Therapeut verlangt mit sinnfreien Silben bestimmte Waren und bekommt vom Kind bunte Klötze oder Gegenstände, das Kind wiederholt dabei die vorgegebenen Silben – Rollenwechsel.

- Indianer: Der kleine Indianer lernt vom großen die Stammessprache, dabei kann für jede Silbe ein Muster in ein Indianerzelt gemalt werden. Bildvorlage siehe Arbeitsheft S. 21.

b) Einzelworte speichern

HINWEIS

Das Benennen der Gegenstände kann zunächst als Hilfe mit Bildkarten unterstützt werden, jedoch sollte der Therapeut darauf achten, dass die Aufgabe nicht über das visuelle Einprägen der einmal benannten Gegenstände oder Bilder gelöst wird. Die Bildkarten können als Kontrollmöglichkeit genommen werden, um nachzusehen, ob alle Gegenstände richtig gesucht worden sind. In den nachfolgenden Spielen geht es darum, die Anzahl der Gegenstände, die sich das Kind merken soll, langsam zu steigern. Später soll auch die richtige Reihenfolge wiedergegeben werden.

Spielvorschläge

- Einkaufen gehen: Das Kind soll sich die Gegenstände oder Bilder, die es kaufen soll bzw. die es als „Verkäufer" heraussuchen soll, nur merken und die entsprechenden Gegenstände nennen oder heraussuchen.
  Variation 1: Einkaufsspiel mit einem kleinen Kaufladen.
  Variation 2: Einkaufsspiel nur mit Bildkarten.
  Variation 3: Ein Lkw wird für die Auslieferung an einen Großmarkt beladen.
- Gegenstände suchen: Als Vorbereitung für ein gemeinsames Spiel soll das Kind bestimmte Gegenstände suchen, die der Therapeut nennt. Es können immer Gegenstände genannt werden, die in einem sinnvollen Zusammenhang miteinander stehen. Es eignen sich fast alle Vorbereitungen für andere Spiele oder Beschäftigungen, für die verschiedene Gegenstände gebraucht werden.
  Variation 1: Einen Kaufladen einrichten.
  Variation 2: Bekleidung für die Puppe holen.
  Variation 3: Gegenstände für das Puppenhaus zusammensuchen.
  Variation 4: Tiere suchen, um einen Bauernhof zu bauen.
  Variation 5: Fahrzeuge und Geräte für eine Baustelle finden.
  Variation 6: Einen Koffer packen.
  Variation 7: Auf dem Markt einkaufen, dazu werden Bilder/Gegenstände im Raum verteilt.
- Detektiv spielen: Situationsbilder gemeinsam betrachten, dann wie ein Detektiv auf die Suche nach verloren gegangenen Gegenständen, Menschen oder Tieren gehen: Durch die Komplexität der Beschreibungen kann der Schwierigkeitsgrad individuell gesteigert werden. – Der Therapeut gibt dem „Detektiv" einen Auftrag: Finde für mich den Hund, das kleine Kind und die Frau mit dem blauen Kleid – Rollenwechsel.

- Das Floß: Der Fährmann bekommt den Auftrag, bestimmte Gegenstände/Tiere über den Fluss zu bringen. Dafür wird aus blauem Papier oder Stoff ein Fluss gelegt, über den mehrere Tiere/Gegenstände transportiert werden sollen. – Hier kann am anderen Ende des Flusses mit Hilfe der Bildkarten kontrolliert werden, ob der Fährmann die richtigen Dinge transportiert hat.
- Auf der Baustelle: Im Laufe eines Tages werden hier bestimmte Dinge benötigt, das Kind darf – mit einem Helm und Handschuhen bekleidet – den Maurern helfen und in einer Schubkarre die Sachen holen (z. B. Kelle, Sand, Brot, Getränke ...).
- Zugfahrt: Ein kleiner Zug fährt eine Rundfahrt durch das Land. Um die Waggons an den richtigen Stellen abzusetzen, müssen sie zuerst einmal in der richtigen Reihenfolge aneinander gekoppelt werden. Als Items eignen sich hier: Farben, Größen, Formen und die Ladung der Waggons.

c) Reime, Fingerspiele und Lieder wiedergeben

- Kinderlieder, Reime, Fingerspiele: Hier wird die auditive Merkfähigkeit durch Bewegungen, Rhythmus, Vorstellungshilfen und häufige Wiederholungen unterstützt. Es eignen sich alle bekannten Kinderlieder, Reime und Fingerspiele. Für jüngere Kinder gibt es auch viele in Reimform geschriebene Bücher, siehe Anhang „Zusammenstellung von Büchern und Spielen“, S. 177ff.
- Sprechzeichnen:[26] Ähnlich wie bei Liedern und Reimen wird hier die auditive Leistung durch andere Wahrnehmungsleistungen (visuelle, taktil-kinästhetische Wahrnehmung und Rhythmus) unterstützt. Für Kinder mit Schwierigkeiten im Bereich der Feinmotorik ist darauf zu achten, aus welchem Bereich eventuell auftretende Schwierigkeiten resultieren und ob das Sprechzeichnen als Hilfe für die Merkfähigkeit eine Hilfe sein kann, oder ob eher eine Übung in diesem Bereich die vollständige Aufmerksamkeit des Kindes in Anspruch nimmt.

d) Sätze speichern

- Hier eignen sich besonders Bilderbücher mit kurzen Geschichten in Reimform (siehe Anhang „Zusammenstellung von Büchern und Spielen“, S. 177ff) sowie alle Bücher, die mit wenig Text oder in Reimform geschrieben und eingängig sind. Die Bilder sind eine gute visuelle Hilfe für die auditive Merkfähigkeit.
- Aufträge speichern und erledigen: Komplexe Aufträge erledigen, z. B. für die Einrichtung des Puppenhauses, des Verkehrsteppichs, die Vorbereitung einer Bastelaktion mit Heranholen aller notwendigen Gegenstände, Präparieren des Tisches, Umziehen etc.

e) Kurze Geschichten speichern und wiedergeben

- Bildergeschichten erzählen: Geschichten, die aus einzelnen Bildern bestehen, kopieren und auseinanderschneiden. Zunächst die einzelnen Ereignisse gemeinsam betrachten und besprechen. Dann soll das Kind die Geschichte, ohne die Bilder sehen zu können, wiedergeben. Für jedes richtig genannte Item bekommt das Kind die entsprechende Karte. Zuletzt kann die Geschichte noch einmal gelegt und erzählt werden. Bei dieser Spielidee ist es auch möglich, die Einzelereignisse ohne Beachtung der Reihenfolge aufzuzählen und erst zuletzt mit Hilfe aller Bilder die Geschichte wieder in die richtige Reihenfolge zu legen. Auch hier können Bilderbücher eine gute Hilfe sein (siehe „Zusammenstellung von Büchern und Spielen“ S. 177ff).
- Geschichten zunächst ohne Bildunterstützung nacherzählen: Dabei sollte bei der Auswahl der Geschichten darauf geachtet werden, dass sie eindeutige, dem Kind bekannte und sinnvoll zusammenhängende Einzelheiten enthalten, die das Kind sich merken kann, zum Beispiel einen Tagesablauf mit Kindergartenbesuch, Mittagessen, Besuch bei der Oma oder einen Stadtbummel mit der Aufzählung verschiedener Geschäfte. – Bilder können später als Kontrollhilfe zu Hilfe genommen werden. Eine andere Kontrollmöglichkeit bietet die Tonbandaufnahme, so kann das Kind selbst später hören (und mit der Bildvorlage vergleichen), ob es die Geschichte vollständig erfasst hat.
- Eine Tätigkeit beschreiben: Beschreiben, wie man einen Kuchen backt, und dabei auf die Reihenfolge der Handlungen achten, wenn möglich zusammen ausprobieren. Es ist auch hier günstig, Bilder für die einzelnen Schritte zu haben.

E Differenzierung

ZIELE

- ➤ Unterscheiden verschiedener Geräusche/Klänge
- ➤ Kennen lernen von Unterscheidungsmerkmalen
- ➤ Erkennen und Zuordnen der gehörten Geräusche, Klänge und Stimmen

FÜR ELTERN

Viele der hier vorgestellten Spiele lassen sich zu Hause in der Familie gut erneut aufgreifen. Die Übungen müssten dem Kind bekannt und mit den Eltern gemeinsam besprochen worden sein.

1 Geräusche/Klänge

HINWEIS

Merkmale, nach denen die Geräusche/Klänge zu differenzieren sind:[27]

Dauer:	lang – kurz
Lautstärke:	laut – leise
Tonhöhe:	hoch – tief
Klang:	hell – dunkel
Rhythmus:	schnell – langsam; regelmäßig – unregelmäßig; gleich – nicht gleich; wenige – viele Geräusche/Klänge

Dazu bieten sich die am Ende des Kapitels genannten Geräuschquellen und Klanginstrumente an.

Der Therapeut muss individuell für das Kind entscheiden, welche Merkmale er erarbeiten möchte. Nicht in jeder Übung lassen sich alle Merkmale einsetzen.

a) Zwei Geräusche/Klänge voneinander unterscheiden

Es werden zwei sich deutlich voneinander unterscheidende Geräusche/Klänge, z. B. Lkw und Wasserhahn oder Trommel und Triangel, angeboten. Dann schließt einer die Augen oder dreht sich um, während der andere eines der beiden Geräusche/Klänge macht, die voneinander differenziert werden sollen – Rollenwechsel.

Spielvorschläge

- Eine Spielfigur muss einen bestimmten Weg auf einem Spielplan oder in einem selbstgebauten Parcours gehen und darf sich nur bei dem vorher verabredeten Geräusch/Klang fortbewegen. Bildvorlage siehe Arbeitsheft S. 39.
- Das Kind selbst geht bei den zu hörenden Tönen um einen Schritt auf einem mit Zeitungen oder Teppichfliesen gelegten Weg weiter, bis zu einem bestimmten Ziel.
- Bei dem einen Geräusch/Klang wird ein roter, bei dem anderen ein blauer Turm weitergebaut, dazu müssen die Geräusch-/Klangquellen mit den Farben verbunden werden, d. h. die Trommel liegt auf einem roten Tuch, die Triangel auf einem blauen.
  Variation: Bei einem Geräusch/Klang eine grüne, bei dem anderen eine gelbe Kette weiter auffädeln.
- Bei einem lauten Geräusch aufstehen, bei einem leisen sitzen bleiben. Es können auch Puppen oder Spieltiere bewegt werden.
- Bei lauten Tönen eine große Perle, bei leisen Tönen eine kleine Perle auf die Schnur fädeln.
- Bei den Geräuschen/Klängen so lange malen, wie das Geräusch/der Klang hörbar ist. Bei jedem neuen Geräusch/Klang wird eine andere Farbe genommen.

- Bei schnellen Trommelschlägen um einen Reifen herumlaufen, bei langsam aufeinander folgenden Schlägen stehen bleiben oder auch sehr langsam gehen.
- Sich bei hohen Tönen ganz groß, bei tiefen Tönen dagegen sehr klein machen.
- Bei hohen Tönen helle Muggelsteine zu einen Berg anhäufen, bei tiefen Tönen dunkle Muggelsteine sammeln, dazu werden nur zwei Farben ausgewählt.

b) Mehrere Geräusche/Klänge voneinander unterscheiden[28]

Eine Auswahl von Geräusch-/Klanginstrumenten vorstellen und ausprobieren. Das Kind bekommt die Augen verbunden oder dreht sich um, während ein Geräusch/Klang zu hören ist. Das Geräusch/der Klang soll erkannt und zugeordnet werden.

Spielvorschläge

- Die Geräusch-/Klanginstrumente bekommen bunte Klebepunkte. Mit einem Farbwürfel würfeln und das entsprechende Geräusch/den Klang vormachen. Wer das richtige Geräusch/Instrument erkennt, bekommt ebenfalls einen solchen bunten Klebepunkt – Rollenwechsel.
- Die Gegenstände/Instrumente sind auf Bildkarten abgebildet, diese Karten werden von einem Stapel gezogen, der gezogene Gegenstand/das Instrument wird gespielt und soll erkannt werden – Rollenwechsel. Die Karten können wie in einem Lottospiel eingesetzt oder gesammelt werden. Bildvorlagen siehe Arbeitsheft S. 6–9.
- Ein Lkw verliert verschiedene Dinge, die auf den Tisch fallen, z. B. Becher, Büroklammern, Bleistift, Schere, Nägel, Buch, Münze, Kamm, Tischtennisball. Es wird geraten, welchen Gegenstand die Müllabfuhr verloren hat. Diesen dann in die Mülltonne (Kaffeedose) stecken.
  Variation 1: Auf welche Unterlage (Teller, Tischplatte, Trommel, Stoff) wurde der Gegenstand fallen gelassen?
- Selbst hergestelltes Geräuschmemory:[29] Sand, Reis, Erbsen, Nägel, Murmeln o. ä. werden in undurchsichtige Dosen gefüllt und auf ein Raster gestellt, damit die Dosen leichter auf ihren Platz zurückgestellt werden können. Spielablauf wie bei Memory, nur werden die Dosen hier nicht wie Bilder umgedreht, sondern geschüttelt. Auf der Unterseite der Dose kann ein bunter Kontroll-Klebepunkt sein, der die Richtigkeit der Zuordnung bestätigt.
- Den Geräuschen/Klängen werden Handlungen zugeordnet, so darf bei einem vorher verabredeten Geräusch/Klang immer ein bestimmtes Tier zum Bauernhof gestellt werden. Wird bei einem falschen Geräusch gehandelt, so muss ein Teil wieder zurückgestellt werden.
- Ein Besuch im Zoo:[30] Zuerst wird eine Auswahl von Tierbildern vorgestellt und die Tierstimmen werden gemeinsam ausprobiert. Von einer Kassette werden dann verschiedene Tierstimmen vorgespielt, das Kind soll die Tierstimmen erkennen

und den Bildern zuordnen. Für jedes erkannte Tier bekommt das Kind das Bild des Tieres. Diese Bilder können anschließend in einen gemalten Zoo geklebt werden. Bildvorlage siehe Arbeitsheft S. 38.
Variation 1: Eine Auswahl von Tierbildern vorlegen. Jedes richtig erkannte Tier wird gezeigt, das Kind erhält das Bild für seine Lottokarte.
Variation 2: Eine Auswahl von Tierbildern vorlegen. Jedes richtig erkannte Tier wird gezeigt, das gleiche Bild wird zur Seite gelegt und mit den so entstandenen Tierpaaren kann später Memory gespielt werden.

c) Geräusche/Klänge ohne Vorübung erkennen

- Mit verschiedenen Geräusch-/Klanginstrumenten spielen, später die Geräusche/ Klänge einzeln auf eine Kassette aufnehmen. Die Geräusche/Klänge gemeinsam anhören und benennen oder zeigen.
  Variation: Zunächst die Geräusche/Klänge erkennen und die entsprechenden Bilder sammeln. Mit den Bildern eine Geschichte erfinden und gemeinsam erzählen.[31] Bildvorlagen siehe Arbeitsheft S. 6–9.
- Hörrätsel mit Geräuschen/Klängen: Einer knackt Nüsse, zerreisst Papier, lässt Wasser laufen, klatscht in die Hände, stampft auf den Boden oder macht Töne auf Klanginstrumenten. Der andere erkennt die Geräusche/Klänge und zeigt auf die Gegenstände/Instrumente oder deren Abbildungen – Rollenwechsel.[32]
- Tierstimmen nachahmen und gegenseitig raten lassen – Rollenwechsel.
- Tiere nach ihren Stimmen in zwei Gruppen einteilen: Dazu zwei Gehege bauen oder malen und die Tiere/Bilder entsprechend zuordnen:
  Variation 1: Tiere mit lauten Stimmen (Löwe) oder leisen Stimmen (Maus).
  Variation 2: Tiere, die verschiedene Töne machen (Vogel), und Tiere, die nur einen Laut von sich geben (Kuh).
- Wenn die Tonleiter hinauf gespielt wird, soll eine Spielfigur entsprechend eine Treppenstufe hinaufgehen; wird die Tonleiter abwärts gespielt, so soll auch die Spielfigur die Treppe wieder hinuntergehen.
  Variation 1: Kind baut einen Turm aus Bauklötzen auf oder wieder ab, je nachdem, ob die Tonleiter herauf- oder hinuntergespielt wird.
  Variation 2: Das Kind streckt sich selbst immer mehr, wenn die Töne höher werden, und macht sich bei dunkler werdenden Tönen immer kleiner – Rollenwechsel.
- Es werden Bildkarten auf dem Tisch verteilt, auf denen Geräusch-/Klanginstrumente abgebildet sind. Nun werden verschiedene Geräusche vom Kassettenrecorder gespielt; wer zuerst das Bild mit dem gesuchten Gegenstand findet, klatscht in die Hände oder direkt auf die Karte und darf diese behalten. Bildvorlagen siehe Arbeitsheft S. 6–9. – Ist der Wettspiel-Charakter zu schwer, kann das Spiel wie ein übliches Lottospiel gespielt werden. Das Kind achtet dann nur auf die kleine Auswahl von Bildern.

2 Sprache

In diesem Kapitel sind die sprachlichen Strukturen Laut/Silbe/Wort/Satz berücksichtigt. Der Therapeut muss individuell für jedes Kind entscheiden, mit welchen Strukturen er arbeiten möchte.

ZIELE

- ➤ Unterscheiden gleicher und nicht gleicher Laute, Silben und Wörter
- ➤ Erkennen der Silbenanzahl im Wort

HINWEIS

Auf den Bildkarten sollten keine Buchstaben sichtbar sein, da Kinder oft das Schriftbild eines zu übenden Lautes schnell erkennen können und dann über die visuelle Hilfe die Aufgabe lösen. Kontrollmöglichkeiten sind Laute oder Klebepunkte auf der Bildrückseite oder eine Zusammenstellung der Ergebnisse als kopierter Kontrollbogen.

Anfangs kann mit deutlichem Mundbild zur Differenzierungsunterstützung gearbeitet werden, im Lauf der Zeit sollte diese Hilfe allmählich abgebaut werden. Hält der Therapeut sich die Hand oder ein Blatt Papier vor den Mund, so muss er darauf achten, dass sich der Klang des Lautes dadurch nicht verändert. Eine andere Möglichkeit, um das Absehen vom Mund zu verhindern, ist das Abwenden vom Kind, auch kann das Kind die Augen schließen oder eine Maske aufsetzen.

a) Erkennen einzelner Laute

HINWEIS

Als Vorbereitung der Übung mit dem Kind die Verbindung eines Lautes zum Bild erarbeiten.

Beispiele: K = Specht, T = Wassertropfen, S = Schlange, weitere Symbole siehe Kapitel V, S. 104ff.

VORGEHEN

Die Laute werden einzeln vorgesprochen, das Kind sucht das entsprechende Bild dazu.

Zuerst werden die Laute verschiedener, dann die Laute gleicher Artikulationszonen gewählt. Bildvorlagen für Lautsymbole s. Arbeitsheft S. 10–11.

Spielvorschläge

- Wenn das Kind den entsprechenden Laut erkannt hat, z. B. /sss/ für die Schlange, darf es das Bild zum Symbollaut kleben.

- Nachdem der richtige Laut erkannt wurde, darf das Kind dem Specht eine Feder bunt anmalen, Wassertropfen des Wasserhahnes anmalen, der Schlange eine Zacke dazumalen etc.
- Den Sprachlauten werden bestimmte Bewegungen zugeordnet, z. B. bei /a/ hochspringen oder sich bei /s/ klein machen wie eine Schlange.
- Die Laute werden bestimmten Bildern zugeordnet, z. B. /k/ zum Specht, /t/ zum Wassertropfen, /s/ zur Schlange etc. Diese Bilder liegen auf dem Tisch, und sobald das Kind den Laut erkannt hat, legt es einen Muggelstein auf das Bild.
- Auf den Bildern liegen Muggelsteine, das Kind nimmt jedes Mal, wenn es den gesuchten Laut gehört hat, einen Muggelstein weg.

b) Erkennen gleicher und ungleicher Laut- oder Silbenpaare

Es werden Laut- oder Silbenpaare mit gleicher Betonung und Stimmführung vorgesprochen, das Kind soll erkennen und deutlich machen, ob es die Paare als gleich oder nicht gleich wahrgenommen hat.

Spielvorschläge

- Gleiche Laut- oder Silbenpaare werden mit einem JA oder einem Nicken beantwortet, ungleiche mit einem NEIN oder Kopfschütteln.
- Bei gleichen Paaren darf das Kind eine vorher verabredete Spielhandlung ausführen. Das Spiel sollte einen Sinn und ein Ziel haben, z. B. bei einem Puzzle ein Teil hinzufügen, beim „Stapelmännchen" ein weiteres Männchen aufhängen, bei einem Setzspiel die Figur um einen Punkt weitersetzen.
- Bei jedem ungleichen Paar werden die Rollen getauscht. Hier muss dann eine maximale Paaranzahl verabredet werden, sonst kann das Kind dem Therapeuten das Spiel aus der Hand nehmen.

c) Erkennen gleicher und ungleicher Wortpaare

Es werden Wortpaare mit gleicher Betonung und Stimmführung vorgelesen, bei diesen Wortpaaren soll das Kind erkennen, ob beide Worte gleich sind, z. B.: Hase – Hose, Hase – Hase, Keller – Teller. Als Vorübung zunächst die einzelnen Worte auf Bildkarten zeigen lassen.

Spielvorschläge

- Das Kind darf sich die genannten Wörter aus einer Auswahl auf dem Tisch liegender Karten heraussuchen. (Dabei müssen natürlich auch doppelte Karten vorhanden sein und es müssen auch Wörter doppelt genannt werden.)
- Für gleich/nicht gleich werden bestimmte Symbole vereinbart, z. B.: Bei gleichen Wörtern wird ein Klebepunkt auf ein Blatt Papier geklebt (dann können in dieser Übung auch sinnfreie Worte vorkommen).

- Zwei Stapel mit Bildkarten liegen auf dem Tisch. Jedes Mal, wenn ein ungleiches Wortpaar kommt (z. B. Hase – Hose) werden die Rollen (Zuhörer – Ansager) getauscht. Dazu muss die Bildreihenfolge für das Kind gut vorbereitet sein, das heißt gleiche und ungleiche Wortpaare wechseln sich in unregelmäßiger Reihenfolge ab. Siehe Anhang: „Zusammenstellung von Büchern und Spielen", S. 177ff.

d) Erkennen richtig und falsch gesprochener Wörter

Es werden einzelne Wörter falsch oder richtig ausgesprochen, das Kind soll die falsch ausgesprochenen Wörter erkennen. Für den Therapeuten bieten sich bei diesem Spiel gute Möglichkeiten, das korrektive Feedback einzusetzen.

Spielvorschläge

- Das Kind hält eine Handpuppe als den Fehlerteufel, der sich über alle Fehler freut, die gemacht werden. Bei jedem gehörten Fehler frisst die Puppe einen bunten Spielstein.
- Die Geschichte einer Handpuppe erzählen, die nicht alles richtig aussprechen kann. Das Kind soll der Puppe helfen. Bei jedem erkannten Fehler wird der Handpuppe ein Spielstein in den Mund gelegt.
- Wörter raten: Gibt es das eigentlich: Geburstatote? Zuckerkuss? Fernsehtom? Armbandohren? Eine Pfanne zum Brüten? Was lernen die Kinder in der Schale? – Das Kind entscheidet mit JA oder NEIN, verteilt Punkte/Spielsteine für JA und NEIN.
- Über eine Reihe von Bildern hüpfen und jedes Mal das übersprungene Bild benennen. Der andere passt auf, ob alles richtig benannt wurde. Wird etwas falsch benannt, kommt der andere an die Reihe. Dabei darf jeder nur über drei Bilder nacheinander hüpfen.

e) Erkennen von Reimwörtern

Zuerst ein einzelnes Wort vorsprechen, das Kind sucht dazu aus einer Auswahl von Wörtern das Reimwort. Der Therapeut kann die zur Auswahl stehenden Worte vorsprechen, oder das Kind sucht das passende Wort mit Hilfe der Bildkarten.

Spielvorschläge

- Bei einer Auswahl von Bildern sollen die Reimpaare mit einem Stift verbunden werden.
- Memoryspiel: Als Paare gelten jeweils die Reimwörter.
- Lottospiel: Auch hier gehören Reimwörter zusammen.
- Den Anfang des Reimes sagen, das Ende soll ergänzt werden. Hilfestellung sind die entsprechenden Lösungswörter als Bildkarten. Die Beispielsätze sollten einfach sein und richten sich nach dem vorhandenen Bildmaterial.

:n Haus sitzt gerade eine ____.
:inen Teller etwas aus dem ______.
asse und bezahle meine ________.
:h liegt ein _______.
lu mich besuchen,
: einen ______.
eschriebene Bilderbücher, s. Anhang: „Zusammenstellung von Bü-
:len“, S. 177ff.

ZIELE

➤ Heraushören und Erkennen bestimmter Laute
➤ Erkennen der Position der Laute im Wort/der Worte im Satz

1 Erkennen des Anlautes

- „Ich sehe was, was du nicht siehst, und das fängt mit /a/ an“, dazu sollte eine Auswahl von Bildkarten/Gegenständen vorliegen.
- Die Bildkarten der zu differenzierenden Laute werden mit Büroklammern versehen und in ein Angelspiel gelegt. Nun werden die Karten herausgeangelt und zu den entsprechenden Symbolen gelegt, z. B.: alle Worte mit /k/ im Anlaut zum Specht und alle Worte mit /t/ im Anlaut zum Tropfen.
- Das Kind bekommt als Postbote einen Stapel Karten und soll diese zu den Empfängern bringen. Die Empfänger werden nach den Anlauten der zu verteilenden Bildkarten erkannt:
  Tiere: A-Anlaut zum Affen, B-Anlaut zum Bären, K-Anlaut zum Kamel …
  Namen: M-Anlaut zu Monika, O-Anlaut zu Otto.
  Gebäude: Sch-Anlaut zur Schule, K-Anlaut zur Kirche, P-Anlaut zur Post, B-Anlaut zur Bäckerei, T-Anlaut zur Tankstelle, F-Anlaut zum Fischgeschäft …
- Schmuggler spielen: Abwechselnd Karten aus einem Beutel ziehen, nur wer den gesuchten Anlaut hat, darf sein Männchen mit dem Boot über den See (blaues Tuch) schicken. Wer mogelt, bei dem läutet der andere mit einer kleinen Glocke.
- „Fischer, Fischer, mit welchem Zauberwort kann das Boot über den Teich kommen?“ Aus einem Stapel Karten mit Lautsymbolen wird ein „Zauberlaut“ gezogen, zu diesem Laut müssen Wörter mit dem entsprechenden Anlaut gefunden werden. Bildvorlagen siehe Arbeitsheft S. 10f.

Variation: Der Therapeut schlägt Worte vor, das Kind gibt bei jedem richtig erkannten Wort ein Zeichen und darf als Belohnung einen Muggelstein oder ein Spielzeuglebensmittel mit einem kleinen Boot über den See (Pappe oder blaues Tuch) transportieren.
Steigerung: Es liegen Bildkarten mit verschiedenen Anlauten vor dem Teich, und das Kind sucht ohne Hilfe Bildkarten heraus. Der Therapeut als „Fischer" lädt bei jedem richtig herausgefundenen Wort einen Muggelstein oder ein Spielzeug auf.

- Die Bildkarten liegen auf der Erde, es wird mit Muggelsteinen auf die Karten geworfen oder mit einer Flasche gedreht. Die getroffene Karte wird umgedreht und zu den vorliegenden Symbolen der Anlaute sortiert.
  Steigerung: Es stehen mehr als zwei Symbolkarten zur Auswahl für zwei vorkommende Anlaute oder es kommen eine Vielzahl verschiedener Anlaute vor. Bildvorlagen siehe Arbeitsheft S. 10f.
- Auf dem Markt: Bildkarten mit verschiedenen Anlauten sind im Zimmer verteilt wie die Verkaufsstände auf einem Marktplatz. Es dürfen nur Waren mit dem vereinbarten Anlaut eingekauft werden.
  Variation 1: Es werden erst Waren ohne Berücksichtigung des Anlautes eingekauft und nach dem Einkauf sortiert, welche Waren behalten werden.
  Variation 2: Die Marktstände werden gemeinsam nach Anlauten sortiert eingerichtet.

2 Erkennen der Position eines Wortes im Satz

Ein vereinbartes Wort wird angezeigt, wenn es im Satz vorkommt. Bei längeren Sätzen muss nicht die genaue Wortposition angegeben werden, es genügt die Angabe: vorn, in der Mitte, am Satzende. – Variante: Aus einer Geschichte ein bestimmtes Wort oder einen bestimmten kurzen Satz heraushören.

Spielvorschläge

- Bei dem Wort ein Stempelbild auf das Papier machen. Bildvorlagen siehe Arbeitsheft.
- Bei dem Wort einen Schritt weiterhüpfen, bis ein bestimmtes Ziel erreicht ist.
- Bei dem Wort ein Puzzleteil nehmen, zuletzt das Puzzle gemeinsam fertig stellen.
- Bei dem Wort ein Bild von einem Stapel nehmen. Aus den Bildern eine Bildgeschichte legen und gemeinsam erzählen.
- Bei dem Wort an die Trommel oder Triangel schlagen.

3 Bestimmung der Position eines Lautes/einer Silbe im Wort

Das Wort wird vorgesprochen und die Position des vorher verabredeten Lautes/der Silbe wird gekennzeichnet. Diese Übung ist nur von älteren Vorschulkindern oder Schulkindern zu bewältigen.

Spielvorschläge

- Die möglichen Positionen werden symbolisch als Quadrate dargestellt. Es wird jeweils ein Muggelstein oder eine Spielfigur in das Kästchen gelegt, das der Laut- oder Silbenposition entspricht.
- Die möglichen Positionen werden als Ringe auf die Erde gelegt, das Kind geht selbst an die entsprechende Stelle.
- Das Wort wird gemeinsam gesprochen, und bei der gesuchten Silbe stehen beide auf oder klatschen in die Hände.

4 Ordnen von Wörtern nach An-/In-/Auslaut

Eine Reihe von Wörtern wird auf einen bestimmten Buchstaben hin untersucht, für die Position des Lautes im Wort gibt es symbolische Platzhalter. Die Bilder werden den jeweiligen Platzhaltern zugeordnet.

Spielvorschläge

- Die Karten, die zugeordnet werden sollen, werden erwürfelt.
- Die Karten werden geangelt.
- Die Bilder werden wie bei einem Kartenspiel gezogen.

5 Erkennen gleicher/verschiedener Silbenanzahl im Wort

Eine vorliegende Auswahl von Bildern soll nach ihrer Silbenanzahl geordnet werden.

Spielvorschläge

- Würfelspiel: Die Karten liegen offen auf dem Tisch, es wird gewürfelt und das Wort mit der entsprechenden Silbenanzahl gesucht.
- Auf der Erde liegen Karten mit verschiedener Silbenanzahl, zu jeder Silbe auf die Trommel schlagen und anhand der Schläge das Bild mit der entsprechenden Silbenanzahl heraussuchen.
- Bildkarten mit gleicher Silbenanzahl gelten im Memory als Paar.

- Von einem Stapel darf jeder eine Karte ziehen, und wer das längere Wort hat, bekommt beide Karten.
- So viele Schritte weitergehen/Klötze überspringen, wie Silben im Wort sind. Die Anzahl der übersprungenen Klötze kann gezählt und verglichen werden.[33]

6 Analyse aller Sprachlaute eines Wortes/aller Silben eines Satzes

- Ein Wort wird vorgesprochen, das Wort soll in eine Geheimsprache übersetzt werden, in dem jeder Laut einzeln genannt wird. z. B. Sofa: S-O-F-A.
  Hilfestellung: Das Kind kann so viele Muggelsteine/Symbole bekommen, wie Laute in dem Wort vorhanden sind.
- Bei der Einteilung eines Satzes in die einzelnen Silben sind Hand- oder Körperbewegungen eine gute Hilfe: Klatschen, Malen, Hüpfen, mit den Fingern über die Tischplatte oder die eigenen Beine „laufen".
  Satzbeispiel: Erb-sen-rol-len-über-die-Stra-ße-und-sind-(mit den Fingern laufen) platt-(in die Hände oder auf den Tisch klatschen)ach-wie-scha-de-(Kopf und Hände bewegen sich hin und her)jam-mer-jam-mer-scha-de.
  Es eignen sich alle bekannten Abzählverse.

G Ergänzung und Synthese

ZIELE

➤ Erkennen der Position der Laute im Wort/der Worte im Satz

HINWEIS

Die vollständige Analyse und Synthese der Laute eines Wortes bzw. der Laute zum Wort (Kiste = K-i-s-t-e und S-o-f-a = Sofa) ist eine Leistung, die erst von Kindern im unmittelbaren Vorschulalter erwartet werden kann.[34] Bei diesen Übungen sind semantisches Wissen und allgemeines Wissen von der Welt eine erforderliche Grundlage.

1 Ergänzung[35]

HINWEIS

Folgende Möglichkeiten der Ergänzung gibt es:
- einen Laut im Wort,
- eine Silbe im Wort,
- ein Wort im Satz,
- das Ende einer Geschichte ergänzen.

VORGEHEN

Der Therapeut spricht ein Wort/einen Satz/erzählt eine Geschichte, und das Kind soll die Lücke, die der Therapeut lässt, mit dem richtigen Laut/Wort oder dem Ende der Geschichte ergänzen.

Spielvorschläge

- Das Wort/der Satz wird mit der Lücke vorgesprochen, der korrekte Laut, das korrekte Wort wird gesucht, als Belohnung gibt es die entsprechende Bildkarte oder ein Puzzleteil.
- Eine Geschichte wird bis zu einem bestimmten Punkt erzählt, dann wird das Ende der Geschichte erraten; es können verschiedene Ausgangsmöglichkeiten überlegt werden.[36]
- Das Kind hat eine Handpuppe, die für jede richtige Ergänzung einen Quipsstein bekommt.
- Es wird die Geschichte einer Handpuppe erzählt, die nicht alles richtig aussprechen kann, das Kind soll der Puppe helfen. Bei jedem richtig ergänzten Wort/Satz wird ein kleiner Ball in einen Korb geworfen, ein Mal weitergewürfelt, ein Stempel gemacht etc.
- Zwei Bewohner verschiedener Planeten rufen sich Worte und Sätze zu. Der Angesprochene rät und ergänzt, was der erste sagen wollte.
  Beispiele: „Ist das __ele__on angekommen?“, „Mein Aut__ ist kaputt.“, „Kommst du zu meiner Geburts__ags__eier?“, „Hast du das Flu____eug gesehen?“[37]
- Lückensätze: Einer zieht eine Bildkarte und denkt sich den Anfang eines Satzes zu diesem Bild aus, der andere ergänzt den Satz.[38]

2 Synthese eines Wortes aus zwei oder mehr Wörtern[39]

- Aus zwei Hauptwörtern sollen Komposita gebildet werden, jeweils zwei Bildkarten dienen als Hilfestellung, so dass ausprobiert werden kann: Heißt es Baum-Apfel oder Apfel-Baum?
- Memory oder Lotto einsetzen, bei denen die zusammensetzbaren Worte als Paare gelten, z. B.: Apfel + Baum, Papier + Korb, Fahrrad + Lampe (vgl. Wörter-Duo von Ravensburger).
- Aus zusammensetzbaren Hauptwörtern, die als Bilder vorliegen, eine Wörterschlange legen, z. B. Taschenlampe-Lampenschirm-Schirmmütze.

3 Synthese eines Wortes aus Silben oder Einzellauten[40]

Aus einzeln vorgesprochenen Lauten oder Silben soll ein Wort gebildet werden. Bei richtiger Lösung erhält das Kind das entsprechende Bild.

Beispiele: B-A-L = Ball, FO-TO-AP-PA-RAT = FOTOAPPARAT.

Auf eine lautgetreue Wiedergabe sollte geachtet werden.

Spielvorschläge

- Für jedes richtig zusammengesetzte Wort gibt es ein Puzzleteil, am Ende der Übung ist ein fertiges Bild entstanden.
- Das Lösungswort als Puzzle in Einzelteilen zeigen, dabei werden nicht sofort alle Teile gezeigt.
- Mit der Vorstellung, „Außerirdische", die etwas abgehackt und verzerrt sprechen, nachahmen zu wollen, die Worte zusammensetzen. Am Ende entsteht aus mehreren Worten ein kleiner Satz oder ein Auftrag für das Kind.

GERÄUSCH- UND KLANGQUELLEN

Bildvorlagen siehe Arbeitsheft S. 6–9.

1. Geräusche mit Gegenständen

Ball prellen
Mit einem Bleistift auf Holz oder Papier kratzen
Fahrradklingel
Fön
Geschirr/Besteck klappern
Holz zerbrechen
Kamm
Knackfrosch
Mit Kreide an der Tafel schreiben
Luftpumpe
Mixer
Münzen auf den Tisch fallen lassen
Murmeln
Nägel
Papier verschiedener Qualitäten zerknüllen oder zerreißen
Papiertüte aufpusten und platzen lassen
Radio
Mit einer Schere unterschiedliche Dinge zerschneiden
Schlüssel klappern oder fallen lassen
Seiten umblättern
Staubsauger
Steine
Streichholz anzünden
Streichhölzer ausschütten
Streichholzschachtel schütteln
Stuhl rücken
Tafel abwischen
Telefon
Türklingel
Umweltgeräusche
Wasser in eine Schüssel gießen
Wasser tropfen lassen
Wecker schellen lassen

Geräuschdosen mit:

- Büroklammern
- Federn
- Glocken
- Murmeln
- Reis/Erbsen
- Sand/Kies
- Steinchen

2. Geräusche, die man mit dem eigenen Körper machen kann

Hände reiben
Hauchen
Husten
Klatschen
Mit den Fingern schnipsen
Mit den Zähnen klappern
Pfeifen
Schmatzen
Schnalzen
Schnarchen
Sich räuspern
Singen
Stampfen
Zischen

3. Klanginstrumente

Becken
Fingerzymbel
Flöte
Gitarre
Glockenspiel
Kastagnetten
Klangbausteine
Klanghölzer
Klangspiel
Klangstäbe
kleine Glocken
Rassel
Rumbarassel
Schellenring
Tamburin
Triangel
Trommeln (kleine und große)
Xylophon
Zither

Für **Kassettenaufnahmen** eignen sich alle möglichen Kategorien. Vgl. auch im Anhang die „Zusammenstellung von Büchern und Spielen", S. 179.

III Sprachverständnis, Semantik und Wortschatz

Dieses Kapitel wurde in zwei Bereiche unterteilt: Der erste Bereich (A) umfasst den Beginn des Sprachverständnisses und die erste Verbindung von Wort und Bedeutung. Damit ist die Grundlage für die Erweiterung des Sprachverständnisses gegeben. Der zweite Bereich (B) beinhaltet den weiteren Aufbau des Sprachverständnisses mit dem Erwerb und der Ausdifferenzierung des Wortschatzes.

Der Erwerb von Bedeutungen ist ein lebenslanger Prozess und nicht auf einen bestimmten zeitlichen Abschnitt begrenzt. Es gibt hier keine besondere, zeitlich festgelegte sensible Phase. Wir lernen immer wieder neue Worte bzw. verändern und differenzieren in einem kreativen und lebendigen Prozess die Inhalte, die wir mit den Worten verbinden. Wir verstehen immer mehr von der Welt und ihren Zusammenhängen und können immer angemessener reagieren, spüren und mitfühlen.

A Beginn des Sprachverständnisses

Der Beginn des Sprachverständnisses, also die erste Verbindung von Wort und Bedeutung, ist ein elementarer Schritt, aber ein im Vergleich zu anderen Bereichen der Sprachentwicklung bisher noch wenig erforschtes Gebiet. In diesem Abschnitt werden die Rahmenbedingungen für mögliche Interventionen bei einer Verzögerung in der Entwicklung des Sprachverständnisses genannt sowie Verdachtsmomente aufgezeigt.

Die hier beschriebenen theoretischen Überlegungen und therapeutischen Hinweise gehen zum größten Teil auf den von Zollinger[41] beschriebenen Therapieansatz zurück. Sie beschreibt zwei Entwicklungsbereiche als Voraussetzung für die Entwicklung der Sprache: erstens die Auseinandersetzung mit der Gegenstandswelt und zweitens die Auseinandersetzung mit der Personenwelt, die sich vor allem im ersten Lebensjahr zunächst getrennt voneinander entwickeln:

Erster Entwicklungsbereich: Kind ↔ Gegenstandswelt

In der Auseinandersetzung mit der Gegenstandswelt erfährt das Kind etwas von seiner Umwelt, lernt die Gegenstände und ihre Funktion kennen. Dabei muss es die Möglichkeit zur Auseinandersetzung mit den Gegenständen haben und Voraussetzungen (z. B. motorische, visuelle, taktile) dazu mitbringen, um Vorstellungen von den Gegenständen aufzubauen, also die Repräsentation der Gegenstände (über Symbolspiel) zu erreichen.

Zweiter Entwicklungsbereich: Kind ↔ Personenwelt

Im Kontakt mit den Eltern, Geschwistern und anderen Bezugspersonen erwirbt das Kind Interesse an den Reaktionen anderer und baut so Kommunikation auf. Das Kind hat ein natürliches Interesse an anderen Personen und dem Kontakt zu diesen.

Bis zum Alter von etwa 9–12 Monaten kann das Kind nur einen dieser Entwicklungsbereiche beachten, es kann entweder den Kontakt zum Gegenüber aufbauen oder sich mit einem Gegenstand beschäftigen, jedoch nicht seine Aufmerksamkeit auf beide Bereiche gleichzeitig lenken. Spielt das Kind z. B. mit einer Dose und eine andere Person kommt und spricht das Kind an, so wird die Dose unwichtig und ist für das Kind in dem Moment nicht mehr vorhanden. Umgekehrt vergisst das Kind die andere Person, sobald es seine Aufmerksamkeit einem für ihn wichtigen Gegenstand widmet.

Im Alter von etwa 9–12 Monaten kann das Kind dann beide Bereiche über den Blickkontakt miteinander verbinden. Es wird dann, während es sich mit einem Gegenstand beschäftigt, zwischendurch Blickkontakt zum Gegenüber aufnehmen, ihm etwas zeigen oder darauf reagieren, wenn dieser etwas sagt. Die Verbindung von Gegenstands- und Personenwelt über den Blickkontakt wird als „triangulärer Blickkontakt“ bezeichnet. Die Verbindung der zwei Entwicklungslinien zu einem Dreieck markiert den Beginn des Sprachverständnisses:

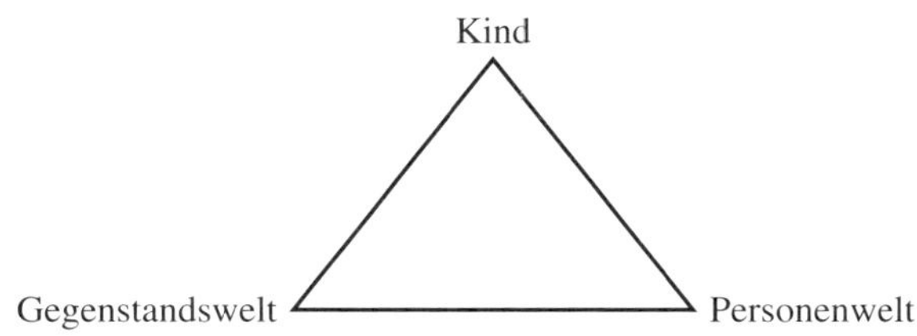

Jetzt hält das Kind die Verbindung zum Gegenstand, auch wenn es Kontakt zu einer Person aufnimmt, es verbindet beide Bereiche miteinander, um der Person von seinen Erfahrungen mit dem Gegenstand mitzuteilen oder eine Reaktion des Gegenübers zu erfahren. Dies kann durch Zeigen des Gegenstandes, durch einen fragenden Blick oder durch ein Wort, z. B. „da“, geschehen.

Erst wenn das Kind den referentiellen Blickkontakt von selbst herstellt, kann es die Worte, die der andere in dem Moment für den Gegenstand oder die Handlung benutzt, verstehen und speichern. Das Wort ist Symbol für den Gegenstand/die Handlung geworden. Nach Einsetzen des Sprachverständnisses erwirbt das Kind schnell eine große Anzahl von Bedeutungen und vergrößert seinen aktiven und passiven (rezeptiven) Wortschatz und sein Wissen von der Welt, in der aktiven Auseinandersetzung mit der Gegenstands- und Personenwelt.

Wir gehen an dieser Stelle nicht weiter auf die Diagnostik ein, nennen jedoch einige Verdachtsmomente, die Hinweise auf eine eventuell bestehende Sprachverständnisstörung geben:

- Später Sprechbeginn.
- JA-Sager.
- Gleiche Frage mit monotoner Stimme wiederholen.
- Mehr Kommentar als echte Kommunikation – Sprache soll keine Veränderung der Situation bewirken.
- Die Syntax kann weitgehend unauffällig sein.
- Wenig Blickkontakt.
- Viele Füll- und Flickwörter/(Passe-par-tout-Wörter).
- z. T. hypermotorische Merkmale.
- Geringer Wortschatz.
- Im Alter von 3–4 Jahren keine Fragen.
- Äußerungen von anderen werden oft auf Grund von Schlüsselwörtern interpretiert.
- Fehlende/unangemessene Reaktion auf sprachliche Aufgaben.
- Spielhandlungen wird keine Bedeutung gegeben.

FÜR ELTERN

In einem Gespräch mit den Eltern sollte Verständnis für die Situation des Kindes geweckt werden. Die Eltern sollten das Verhalten des Kindes, seine Ursachen und Veränderungsmöglichkeiten sowie den Ansatz der therapeutischen Interventionen verstehen.

ZIELE

➤ Aufbau fehlender Erfahrungen durch Interaktion mit der Personen- und Dingwelt.
➤ Entwicklung von Handlungsmöglichkeiten und -variationen.
➤ Selbständige Entwicklung neuer Fähigkeiten durch Anregung und Erweiterung der eigenen Handlungen.
➤ Entdecken der Wirkung und Funktion der Sprache.
➤ Verstehen, dass Sprache Konsequenzen hat.
➤ Entwicklung der Sprache als Kommunikations- und Repräsentationsmittel.
➤ Lernen, Sprache einzusetzen, um eigene Wünsche auszudrücken.

VORGEHEN

Für diese Ziele werden drei Aspekte der Intervention in der Therapie aufgezeigt:

1. Die Entdeckung der anderen Person
2. Die Entdeckung der Welt
3. Die Entdeckung der Sprache

In der einzelnen Therapiestunde können die Bereiche natürlich nicht immer vollständig voneinander getrennt werden, aber das Bewusstsein für die drei Aspekte mit voneinander verschiedenen Teilzielen ist für das Verstärken der einzelnen Anteile wichtig: „Die Aufgabe der Therapeutin besteht im Wesentlichen darin, das Kind entdecken zu lassen, dass Handlungen überhaupt eine Bedeutung haben können, d. h. dass alle Handlungen – seine eigenen und diejenigen anderer, sprachliche und nicht sprachliche – immer neu und immer interessant sind, weil sie immer eine Veränderung der Realität bewirken.“ [42]

Die Ausgangslage für alle therapeutischen Interventionen ist das Spontanspiel des Kindes. Der Therapeut spielt mit dem Kind, schaltet sich in das Spiel ein und verändert es. Der Therapieraum soll den Bedürfnissen des Kindes angepasst, in diesem Fall etwa so eingerichtet sein wie ein Kinderzimmer, um den Transfer zu erleichtern.

Die einzelnen Spielsequenzen sind meist kurz, sie richten sich danach, wie lange sich das Kind mit einer Sache beschäftigt. Das Prinzip der therapeutischen Interventionen ist in allen Spielsituationen gleich, so dass das Kind jeweils ähnliche Reaktionen auf sein Spiel erfährt.

Zudem soll die Aufmerksamkeitsspanne des Kindes beachtet werden. Ein Kind, das sich gelangweilt oder überfordert abwendet, kann nicht mehr von den Interventionen des Therapeuten profitieren. Dabei wird nicht das Sprachverständnis selbst verändert, sondern es werden Bedingungen geschaffen, damit sich die Voraussetzungen zur Entwicklung des Sprachverständnisses entwickeln oder verbessern können. Nicht jede Spielszene hat den vom Therapeuten gewünschten Effekt. Ziel ist es, möglichst viele der kurzen Spielszenen sinnvoll zu nutzen.

Der Therapeut sollte für diese Therapie auch bereit sein, sich in kindliches Rollenspiel einzufügen und mit Einsatz von viel Mimik und Gestik zu spielen. Es muss – wenn die Therapie gelingen soll – ein gutes Miteinander bestehen.

1 Die Entdeckung der anderen Person

ZIELE

- Die Entdeckung, dass andere Personen eigene – von den Ideen des Kindes verschiedene – Ideen und Wünsche haben und diese interessant sein können.
- Herstellen des Blickkontaktes.

VORGEHEN

Hier muss der Therapeut dem Kind deutlich als eigenständige Person gegenübertreten, d. h. er hat nicht die Aufgabe, bei der Lösung von Problemen zu helfen, sondern zu zeigen, dass er eigene Ideen im Spiel hat. Dazu entwickelt er eigene Spielhandlungen, die er durch Mimik und Gestik unterstützt, oder mischt sich in das Spiel des Kindes ein. Der Therapeut muss für jedes Kind individuell entscheiden, wie viel Intervention das Kind braucht oder verträgt.

Wenn das Kind Hilfe vom Therapeuten erwartet, so muss es dies deutlich zum Ausdruck bringen. Der Therapeut wird seine Hilfestellung dann besonders interessant und aufwendig gestalten, um einen Kontakt herzustellen und die Aufmerksamkeit des Kindes auf seine Handlung, Mimik/Gestik und Sprache zu lenken.

Spielvorschläge

- Das Kind klebt kleine Schnipsel auf ein Blatt Papier und der Therapeut beginnt ebenfalls, auf ein eigenes Blatt oder direkt auf das Blatt des Kindes Schnipsel aufzukleben, so dass das Kind auf die Handlung des Therapeuten aufmerksam wird.
- Das Kind malt und der Therapeut beginnt lautstark, so dass das Kind es hören kann, ein Spiel mit dem Auto, das Kind wird aufschauen und Blickkontakt zum Therapeuten aufnehmen.
- Das Kind braucht Hilfe beim Turmbauen und der Therapeut bringt jeden Klotz mit dem Kran herbei, er unterstützt seine Aktion lautlich, damit das Kind aufmerksam wird.
- Als Hilfe beim Anziehen einer Puppe wird jedes Teil zunächst falsch angezogen, um dann unter deutlicher Anstrengung richtig angezogen zu werden.
- Der Therapeut beendet ein Spiel oder lehnt eine Frage des Kindes mit einem deutlichen NEIN ab. Hier kann die Sprache mit Gestik und Mimik gut unterstützt werden, das Kind wird verwundert innehalten.
- Das Kind baut einen Bauernhof auf und der Therapeut baut für sich kleine Gehege oder stellt z. B. einen Löwen dazu oder baut Zäune auf oder ab, das Kind nimmt diese Handlungen als von seinen eigenen Handlungen verschieden wahr.

2 Die Entdeckung der Welt

ZIELE

- ➤ Die Entdeckung machen, dass die eigenen Handlungen eine Veränderung hervorrufen.
- ➤ Interesse am Resultat der eigenen Handlungen entwickeln.
- ➤ Symbolspiel entwickeln.
- ➤ Vorstellungen zu den einzelnen Gegenständen aufbauen.

VORGEHEN

Der Therapeut spielt mit dem Kind oder erweitert die Handlung des Kindes, um ihr eine Bedeutung oder ein Ende zu geben. Die Interventionen des Therapeuten haben nicht das Ziel, dem Kind neue Handlungsweisen zu zeigen. Manchmal hilft der Therapeut auch bei der Realisierung der Vorhaben des Kindes, gestaltet diese Hilfe dann jedoch wiederum interessant für das Kind, um dem Spiel eine neue Bedeutung zu geben und so das Weiterspielen aus einer scheinbar ausweglosen Situation zu ermöglichen.

Der Therapeut kann einen vom Kind benutzten Gegenstand verändern, nachbauen etc. und so das Wesentliche darstellen. So entdeckt das Kind die Vielfalt, die sich hinter einem Gegenstand und dem Wort befindet, und baut Vorstellungen zum Wort auf, so dass z. B. auch Knetobst die bereits erworbene Vorstellung von Obst wieder hervorruft.

Spielvorschläge

- Viele Autos stehen in einer Schlange, der Therapeut baut eine Schranke (für einen Zug oder den Zoll) davor auf.
- Der Therapeut baut einen Zaun um die Autos herum als Parkplatz, so können die Autos nicht mehr weiterfahren, das zuerst ziellose Aufstellen der Autos bekommt einen Sinn.
- Das Kind stellt viele Tiere in eine Reihe und der Therapeut ruft: „Oh, die laufen gleich alle weg, da müssen wir Zäune bauen ...“ und baut Zäune auf.
- Ein zerrissenes Blatt Papier wird zu einem Müllhaufen und der Therapeut spielt mit einem Strohhalm den Staubsauger.

3 Die Entdeckung der Sprache

ZIELE

- ➤ Beziehung zwischen Sprache auf der einen und Gegenstand, Handlung und Situation auf der anderen Seite soll deutlich werden.
- ➤ Erkennen, dass gleiche Wörter Ähnliches meinen oder bezeichnen.
- ➤ Erkennen, dass Sprache genauso wie die eigenen Handlungen zur Veränderung der Welt beiträgt.
- ➤ Verstehen einfacher Fragen.
- ➤ Verstehen einfacher Aufträge.
- ➤ Verstehen paradoxer Aufträge.
- ➤ Entdecken der kommunikativen Funktion von Sprache.

VORGEHEN

Zu Beginn der Therapie ist es wichtig, sicherzustellen, dass das Kind Gegenstands- und Personenwelt über den triangulären Blickkontakt miteinander verbindet, um es dann durch Handlung und Sprache aufmerksam machen zu können. Das Kind soll die wenigen Worte oder Lautmalereien verstehen, die gesprochen werden.

Schweift das Kind mit seiner Aufmerksamkeit ab, so wird die weitere Handlung nicht von Sprache begleitet. Sprache soll nicht Hintergrundgeräusch werden.

Alle Äußerungen des Kindes sollen erlebbar gemacht werden, indem der Therapeut darauf reagiert und so die kindlichen Äußerungen in das Spiel einbringt und verstärkt.

Der Therapeut gibt einem Wort mehrere Bedeutungen bzw. Realisierungsmöglichkeiten: Schokolade kann echt sein, kann aus Knete oder Papier oder kann einfach nur ein Wort sein.

Da es unter diesem Aspekt sehr auf das Sprachverstehen ankommt, wird während des Sprechens auf Mimik und Gestik verzichtet; das Kind soll sich auf die Sprache konzentrieren und ihr einen Sinn entnehmen und nicht den Gesten.

Spielvorschläge

- Das Spiel mit Autos wird – sobald der Blickkontakt hergestellt ist – mit „brr" begleitet.
- Tiere laufen durch den Raum und machen die für sie typischen Geräusche/ Laute.
- Mit einfachen JA-NEIN-Fragen kann man den Beginn der sprachlichen Handlungen des Kindes gut einleiten: „Passt das Puzzleteil hier hin?" – „Gehört das Bild zu deiner Karte?"
- Der Therapeut fragt jedes Mal, bevor er ein Puzzleteil in das Bild legt: „Hier?" und wartet auf das JA/NEIN des Kindes. Mit diesem Spiel ist der Beginn der Kommunikation geschafft.
- Es wird ein Klebe- oder Malbild erstellt und der Therapeut fragt vor jedem Kleben oder Malen: „Soll das hier rot (blau, grün, gelb …) werden?"
- Der Therapeut drückt eigene Gefühle aus und stellt sie als Beispiel für das Kind dar: „Heute habe ich gar keine Lust, mit dem Ball zu spielen", sagt der Therapeut und wendet sich vom Ball ab; oder: „Ich bin ärgerlich, dass mein Bild kaputt gegangen ist."
- Der Therapeut formuliert die Gefühle des Kindes: „Hast du lange gewartet? Ich habe meinen Bus verpasst, du bist sicher wütend auf mich."
- Der Therapeut stellt Fragen: „Braucht die Puppe eine Jacke?"
- Der Therapeut gibt einfache Aufträge an das Kind: „Bringst du mir bitte die blaue Kiste?"
- Ausprobieren paradoxer Aufträge: „Rühre doch bitte die Suppe mit dem Hammer um."

B Semantik und Wortschatz

Die Ideen zum Erwerb von Bedeutungen gehen von den im Abschnitt „Sprachverständnis" erläuterten Grundvoraussetzungen aus, d. h. Vorhandensein des referentiellen Blickkontaktes, Verständnis für das Resultat von Handlungen und Sprache sowie das Wissen um die andere Person. Ohne diese Grundvoraussetzungen werden Übungen zum Aufbau des Wortschatzes zum bloßen Auswendiglernen bedeutungsleerer Vokabeln.

Zum Erwerb und zur Ausdifferenzierung von Bedeutungen, Wörtern und Fragen gibt es verschiedene theoretische Ansätze. Wir beziehen uns auf den „Begriffsorientierten Ansatz" nach Szagun.[43] Danach sind Wörter Stellvertreter für das gesamte begriffliche Wissen, das mit dem Wort verbunden ist.

Neue Begriffe werden in der aktiven Auseinandersetzung mit der Umwelt und den subjektiven psychischen Zuständen und nicht nur auf Grund ihrer semantischen Merkmale erworben und gespeichert. Dabei versteht Szagun unter Umwelt alle dinglichen, sozialen, kulturellen und sprachlichen Einflüsse und fasst unter die psychischen Zustände Gefühle, Bewertungen und Willenszustände. Besonders für jüngere Kinder besteht ein enger Zusammenhang zwischen äußerer Handlung und innerem Erleben.

In der Auseinandersetzung, dem Erleben dieser beiden Bereiche werden Begriffe aufgebaut, neu bewertet, erweitert und beständig verändert. Ein Satz kann durch die Satzstellung noch einmal die Bedeutung eines Wortes verändern. Ebenso haben Mimik, Gestik und Stimmgebung sowie die Situation, in der gesprochen wird, eine bedeutungsgebende bzw. bedeutungsverändernde Funktion.

Neben den semantischen Merkmalen spielen funktionale, lokative und emotionale Kriterien zur Benennung und Ordnung der Objekte im Wortschatz eine wichtige Rolle. Etwa im Alter von 11 Jahren ist ein Begriff so ausgebildet, wie er im Erwachsenenbereich verstanden und eingesetzt wird, wobei natürlich immer individuelle Eindrücke auf Grund der Lebenssituation und der persönlichen Erfahrungen bleiben. Die erlernten Begriffe werden in systematischer Weise (semantisch, syntaktisch, morphologisch und phonologisch)[44] gespeichert und miteinander verbunden, dies erleichtert vor allem im Bereich des Abstrakten die Speicherung von Informationen.

Die Auseinandersetzung mit den Begriffen dauert ein Leben lang. Zwischen dem zweiten und dritten (erstes Fragealter) sowie im fünften Lebensjahr (zweites Fragealter) durchläuft das Kind Phasen großer Wortschatzentwicklung, in denen es seinen Wortschatz sprunghaft erweitert. Dem sprunghaften Anstieg des aktiven Wortschatzes nach der 50-Wort-Marke liegen drei Erfahrungen zugrunde:[45]

1. die Erfahrung, dass Dinge Namen haben,
2. die Erfahrung, dass Ereignisse in benennbare Komponenten zerlegt werden können,
3. die Erfahrung, dass Dinge klassifiziert werden können.

Dannenbauer beschreibt folgende Kategorien, in denen durch formale und inhaltliche Beziehungen miteinander vernetzte Wörter erworben und gespeichert werden:[46]

Nomen: Inklusion: Obst, Apfel. Gleichordnung: Apfel, Birne, Pfirsich. Teil-Ganzes: Finger, Hand, Arm.
Verben: Art des Vorgangs: rennen, schlendern, marschieren.
Adjektive: Gegensätze: nass – trocken. Ähnlichkeiten: feucht, klamm, nass.

Es ist günstig, diese Beziehungen im Spiel immer wieder anzusprechen und zu festigen, denn ein wiederholter Abruf steigert zugleich die Speicherintensität und Abrufsicherheit.

Wörter können unabhängig von ihrer semantischen Struktur auf Grund des Kontextes miteinander verbunden sein. Diese Verbindung, die mit dem vorhandenen Weltwissen hergestellt wird, wird als „Frame" oder „Script" bezeichnet:[47]

1. *Frame:* statisch organisierte Wissensbestände (Wissen um die Zusammenhänge zwischen Personen und Gebäuden etc.): Kindergarten – Rutsche, Kirmes – Losverkäufer, Bauernhof – Tiere und Bauer;
2. *Script:* prozessual organisierte Wissensbestände (Wissen um bestimmte Abläufe): Ablauf eines Einkaufs (Einkaufszettel schreiben, Geld und Tasche suchen, mit dem Auto/Bus losfahren, die Waren aussuchen, zur Kasse gehen, bezahlen, einpacken, nach Hause fahren, die Ware verstauen), eines Zirkusbesuches etc.

Bei der Förderung der Semantik und des Wortschatzaufbaus kann man sich diese Verbindung zu Nutze machen, indem man in bestimmten Bereichen arbeitet. In diesem Kapitel haben wir daher Ideen zum Erwerb von Bedeutungen in der Form des multiplen Ansprechens der oben genannten Bereiche zusammengestellt (siehe Themensammlung S. 86ff). Wichtig ist es, Themen zu wählen, die das Kind emotional ansprechen, dann ist die Möglichkeit der Speicherung und des wiederholten Abrufs am höchsten. Neben der therapeutischen Situation spielt hierfür das Erleben in der häuslichen Umgebung eine große Rolle.

Ziel ist nicht, die Begriffe durch Auswendiglernen und Abfragen wie Vokabeln zu lernen, sondern das Lernen und Speichern von erlebten und gehörten Begriffen als Lernprinzip zu erarbeiten. In der Therapie kann das Tempo des regulären Wortschatzerwerbs nicht in vollem Umfang erreicht, sondern nur das Prinzip des Neulernens, Speicherns und Abrufens angestoßen werden, so dass das Kind durch diesen Anstoß selbst beständig aktiv seinen Wortschatz aufbaut und verändert. Es bieten sich hier Wortfamilien (z. B. arbeiten), sachbestimmte Wortfelder (z. B. Begriffe um das Geld, Warenhandel) oder semantische Felder (z. B. Verben der Fortbewegung) an.[48]

Nur häufig angewandte und emotional gefestigte Begriffe sowie wirklich verstandene Prinzipien gehen in das Alltagswissen des Kindes über.

FÜR ELTERN

Das Einbeziehen der Eltern ist in diesem Bereich der Arbeit sehr wichtig, auch sie müssen die oben angesprochenen Prinzipien verstehen, um die therapeutische Arbeit im häuslichen Umfeld unterstützen zu können. In der Therapie erarbeitete Themen können zu Hause weiter vertieft werden. Manche Aktionen, z. B. ein Besuch im Kaufhaus, im Zoo, im Schwimmbad, auf dem Bahnhof einschließlich der Zugfahrt sind im Therapierahmen nicht möglich, sondern können nur mit den Eltern durchgeführt werden.

ZIELE

- ➤ Wortschatzerweiterung durch das Erleben und Erlernen neuer Begriffe
- ➤ Wortschatzdifferenzierung durch Erweiterung der Bedeutung bereits bekannter Begriffe
- ➤ Wortschatzstrukturierung durch das Erfahren von Zusammenhängen zwischen Begriffen
- ➤ Beziehungen herstellen zwischen Begriffen, Sachverhalten, neuen und bereits bekannten Begriffen/Vorerfahrungen des Kindes

HINWEIS

Die Bereiche Semantik und Grammatik sind nicht immer eindeutig trennbar, denn lexikalisches Lernen ist von doppelter Bedeutung für die Entwicklung der Grammatik. Das Lernen eines neuen Begriffs schließt eigentlich immer auch dessen morphologische Merkmale ein, mit einem Nomen wird auch sein Genus gelernt (die Hose/der Schal), mit einem Verb seine grammatischen Markierungen (z.B. ich suche/du suchst).

VORGEHEN

Der Therapeut wählt einen bestimmten Wortschatzbereich aus, den er mit dem Kind im Spiel erarbeiten und festigen will, und legt dabei Material und Spielvorgang in etwa fest. Das System von Frame und Script findet hier Anwendung, indem der Therapeut sowohl die beteiligten Personen, Gegenstände und Zusammenhänge beachtet als auch den üblichen Ablauf berücksichtigt bzw. nachempfindet und mit dem Kind nachspielt. Das Kind hat im Spiel selbstverständlich die Möglichkeit, eigene Ideen einzubringen.

Durch den Einsatz von Modellierungstechniken (s. Kapitel VI, S. 165), Alternativfragen oder korrektives Feedback sowie festgelegte Spielregeln werden die Spielsituationen strukturiert und die Anwendung der Begriffe sichergestellt. Häufiges Wiederholen der Begriffe ist ebenfalls durch festgelegte Spielregeln (Notwendigkeit des Sprechens und des Einsatzes bestimmter Wörter) gegeben:

- Konkrete Fragen an das Kind, wie das Spiel weitergehen soll, z. B: Wohin fährt der Trecker, in die Scheune oder auf das Feld? Es eignen sich viele W-Fragen (Wer, Was, Wann, Wohin, Womit). Fragen nach kausalen Zusammenhängen erfordern eine komplexere Antwort und sind daher hier nicht gemeint.
- Anweisungen, die Therapeut und Kind abwechselnd geben: „Der Zug auf Gleis 3 darf jetzt losfahren.“, „Das Auto hat freie Fahrt, die Schranken bleiben jetzt auf.“, „Die Kinder (Puppen) können zum Essen kommen.“
- Der Ablauf des Spiels wird durch Anweisung und Fragen geregelt: „Wer teilt aus/wer fängt an/wer hat gewonnen/wer möchte noch einmal spielen?“[49]
- Kind und Therapeut strukturieren durch Fragen und Antworten die Handlung, Sprache ist also nicht nur handlungsbegleitend.

Natürlich lassen sich Begriffe für Konkretes leichter vermitteln als für Abstraktes, dies ist jedoch weniger abhängig vom Material und der Spielsituation. Nach und nach können immer mehr abstrakte Materialien benutzt und variabel eingesetzt werden und das konkrete Material z. T. ersetzen, bis das Kind so viel Vorstellungen über die Dinge und Zusammenhänge erworben hat, dass es viele Spielwelten auch aus diesem Material erstellen und fehlendes Material durch die eigene Phantasie ersetzen kann.

Dann hat das Kind auch die Fähigkeit erworben, von Erklärungen zu lernen, also durch Sprache Neues zu verstehen, ohne den zuvor dringend notwendigen Erlebnisrahmen zu haben. Dies gilt gleichermaßen für abstrakte und konkrete Dinge und Zusammenhänge.

1 Erarbeitung einzelner Begriffe

a) Farben

HINWEIS

Zunächst nur eine Farbe erarbeiten; günstig ist es, mit der Farbe zu beginnen, die das Kind schon kennt, gut leiden mag und daher oft benutzt, z. B. beim Malen. Weitere Farben erst dann dazunehmen, wenn die eine Farbe sicher beherrscht wird. Als Hilfe können die Farben zunächst Realgegenständen zugeordnet werden, so ergibt sich z. B: gelb – wie die Sonne, rot – wie die Blume, grün – wie die Wiese, blau – wie das Wasser.

Spielvorschläge

- Zuordnen bunter Farbsteine oder Einzelgegenstände zu einfarbigen Kisten, Tüchern, Reifen oder gleichfarbigen Klötzen.
- Aus einem bunten Kasten mit Bausteinen alle Steine einer Farbe heraussuchen lassen, dabei die Farbe auch benennen.
- Aus Prospekten/Katalogen alle Dinge einer Farbe herausschneiden und aufkleben.
- „Tante-Emma-Laden“, hier können nur Dinge in einer bestimmten Farbe gekauft oder verkauft werden. Das Kind hat als Hilfe einen Gegenstand in der abgesprochenen Farbe zur Verfügung, später soll es auch ohne diese Hilfe entscheiden können, ob die verlangten Dinge gekauft/verkauft werden können.
- Eine Farben-Mappe anlegen (gut in der Anfangsphase der Farbspiele): In der roten Mappe werden nur rote Bilder, Zettel und Ausschnitte aufbewahrt.
- Zuerst werden Dinge in einer Farbe zusammengesucht, dann hält sich einer die Augen zu und der andere mogelt einen Gegenstand in falscher Farbe dazwischen, der jeweils andere muss herausfinden, welcher Gegenstand nicht passt – Rollenwechsel.

- „Farbensalat“: Verschiedene Gegenstände werden aufgemalt und mit einer falschen Farbe ausgemalt, abwechselnd raten, welche Dinge falsch sind und wie sie richtig aussehen müssen.
- Farbwürfelspiele, Farbbilderbücher, s. „Zusammenstellung von Büchern und Spielen“, S. 177ff.

b) Formen

HINWEIS

Zunächst nur eine Form erarbeiten, später erst dann weitere Formen dazunehmen, wenn die eine Form sicher erkannt wird.

Spielvorschläge

- „Logische Blöcke“,[50] mit diesem Material erst nur die Grundformen vergleichen, ohne Berücksichtigung der Farbe und Größe.
- Formbox.
- Aus Pappe die Grundformen groß ausschneiden und um sie herumlaufen, dabei darauf achten, dass wirkliche Geraden, Bögen und Ecken gelaufen werden. Hilfe: An jeder Ecke stoppen.
- Formen aus festem Material ausschneiden und fühlen lassen, daraus können Tastspiele entstehen, die mit verbundenen Augen durchgeführt werden: Memory, Lotto, Domino.
  Steigerung: Form und Material sind zu erkennen und zu sortieren.
- Bunte Formen aufkleben und daraus gemeinsam Menschen, Tiere oder Gegenstände malen.
- Ein Formenbuch herstellen, dazu die Grundformen auf ein Blatt malen oder kleben und auf den folgenden Seiten nur Gegenstände gleicher Form malen oder kleben.
- Eine Geschichte erzählen, z. B. „Das kleine Quadrat“, dem alles Mögliche passiert und das dadurch seine Form immer wieder ändert. Aus dem kleinen Quadrat wird in der Geschichte ein Schrank, ein Dreieck, eine Schokolade, ein Drachen etc.
- Würfelspiele, bei denen Formen berücksichtigt werden, oft werden hier jedoch Formen und Farben verlangt, z. T. müssen die Spielregeln verändert werden, s. „Zusammenstellung von Büchern und Spielen“, S. 177ff.
- Reifen mit einer großen Form darin nehmen und die Gegenstände entsprechend zusortieren.
- Aus bunten Tüchern, Kisten oder Reifen Märkte gestalten, in denen nur die Gegenstände entsprechender Formen gekauft/verkauft werden.
- Mit einem Würfel, auf dem individuell nur wenige Formen zu sehen sind, würfeln und entsprechend ein Bild/Gegenstand in der gewürfelten Form ausmalen bzw. nehmen.

c) Größen

Anfangs nur zwischen groß und klein unterscheiden, erst später verschiedene Zwischengrößen einführen und unterscheiden.

Spielvorschläge

- Ein kleines Männchen und ein großes aufmalen und Dinge in passender Größe dazukleben.
- Realgegenstände und Puppenhausteile miteinander vergleichen.
- Einen Turm aus immer größer werdenden Klötzen bauen.
- Große und kleine Formen vergleichen, „Logische Blöcke" bilden.[50]
- Stapeltürme nach Größe sortieren.
- Zwergen- und Riesenland bauen. Einer hält die Augen geschlossen, der andere vertauscht etwas zwischen den beiden Ländern, der Erste muss es dann herausfinden – Rollenwechsel.

d) Mengen

HINWEIS

Ein Vorschulkind muss nur die Menge erkennen und zählen können, die seinem Lebensalter entspricht. Im unmittelbaren Vorschulalter sollte ein Kind die Zahl Fünf simultan erfassen können. Bei Würfelspielen empfiehlt es sich, zunächst mit einem Dreier-Würfel zu spielen, um den Einstieg in das Zählen der Punkte zu erleichtern. Später kann jeder Würfel durch Aufkleben anderer Zahlfelder so verändert werden, dass die zu übende Zahl die höchste auf dem Würfel vorkommende ist. Eine andere Möglichkeit ist es, das Würfeln durch Ziehen von Karten, auf denen Punkte aufgemalt sind, zu ersetzen.

Spielvorschläge

- Beim Zählen gemeinsam vorwärtsgehen, um dem Kind die Gleichzeitigkeit von Zahlbegriff und Bewegung zu verdeutlichen.
- Gleichzeitig mit dem Zählen Gegenstände von einem Platz zum anderen legen, z. B. Koffer packen.
- Kim-Spiele: Es liegen z. B. drei Gegenstände auf dem Tisch, die das Kind sich merken soll, diese Gegenstände werden dann verdeckt oder weggenommen, das Kind soll die Gegenstände erraten oder aus einer Auswahl von vorliegenden Gegenständen oder Bildkarten wieder zusammenstellen.
- Einen Weg mit einem Ziel am Ende aus Teppichfliesen oder Zeitungen legen, damit das Kind zunächst die Schritte macht, die es später mit der Setzfigur geht. Dabei auf die Gleichzeitigkeit von Gehen und Zählen achten.
- Würfelspiele, dabei auf die Gleichzeitigkeit von Setzen und Zählen achten, s. „Zusammenstellung von Büchern und Spielen", S. 177ff.

- Je nach gewürfelter Zahl dürfen entsprechend viele Gegenstände aus einer Sammlung herausgenommen werden, mit diesen Gegenständen kann anschließend ein Puppenhaus, ein Zoo oder anderes eingerichtet werden.
- Entsprechend der gewürfelten Zahl dürfen Gegenstände in einen Reifen oder Kasten gelegt werden.

e) Materialien

Spielvorschläge

- Wühlkiste, aus der verschiedene Gegenstände herausgeholt und betrachtet oder untersucht werden können.
- Sortieren nach Material.
- Materialbuch mit verschiedenen kleinen „Proben", die mit hart/weich/kratzig beurteilt oder bestimmten anderen Gegenständen zugeordnet werden können: weich wie eine Katze, hart wie ein Stein, kratzig wie eine Bürste.
- Ausprobieren: Was kann was (schwimmen, fliegen, malen)? Oder: Was kann ich damit tun?
- Fühldomino

f) Beschreibung verschiedener Gegenstände

Als Hilfe zur komplexen Beschreibung einzelner Gegenstände eignet sich ein großes Bild, auf dem mögliche Eigenschaften in verschiedenen Feldern dargestellt sind. Bei der Beschreibung wird dem Gegenstand aus jedem Feld eine Eigenschaft zugeordnet. Diese Hilfe ist auch gut in Ratespielen einsetzbar.

Farbe: Verschiedenfarbige Blätter aufkleben/Flächen anmalen.
Form: Die Grundformen aufkleben/aufmalen.
Größe: Ein kleines und großes Haus aufkleben oder -malen.
Menge: Mehrere kleine Punkte aufkleben oder -malen.
Material: Verschiedene Materialien aufkleben.

2 Wortschatzerweiterung

a) Realisierungsmöglichkeiten

Es bieten sich die nachfolgend aufgeführten Möglichkeiten, um mit dem Kind bestimmte Wortschatzbereiche zu erarbeiten:

- Direkter Umgang mit der Situation (ein Besuch im Zoo, auf dem Bauernhof, im Kaufhaus) – kann oft nur an die Eltern weitergegeben werden.

- Nachspielen der Situation mit konkretem Material (z. B. Bausteine, Decken, Holztiere, Kissen, Kisten, Klebstoff, Knete, Lego, Papier, Playmobil, Puppen, Spielfiguren, Verkleidungsmöglichkeiten).
- Betrachten von Bilderbüchern/Situationsbildern zum Thema, s. „Zusammenstellung von Büchern und Spielen“, S. 177ff.
- Eigenes Herstellen von Material (Obst, Tiere, Gebäude) aus Knete, Pappe, Papier.
- Malen der Gegenstände, Situationen und Zusammenhänge.
- Erstellen einer Sammelmappe, in der wichtige Bilder/Texte festgehalten werden.
- Gegenstände, geordnet nach bestimmten Merkmalen (Vorkommen, Eigenschaften, Einsatzmöglichkeiten), z. B. Tiere, geordnet nach: Vierbeiner, Lebensräume, Vögel, nicht sichtbare Eigenschaften (kann Lasten tragen), Fortbewegungsarten. Dabei können gut ähnliche Begriffe voneinander unterschieden werden.
- Einsetzen von buntem, abstraktem Material, z. B. kann ein Pappkarton eine Scheune, ein Schiff, ein Kleiderschrank und vieles mehr sein.
- Erzählen von Bildgeschichten.
- Nacherzählen von Geschichten ohne Bildunterstützung.
- Freies Erfinden des Endes einer Geschichte.
- Fragen/Ratespiele zum Thema (Was ist grün, ist ein Tier, lebt am Wasser und ...), dieses Spiel kann als Wettspiel gestaltet werden, bei dem jeder Punkte für richtig erratene Begriffe sammelt.
- Beschreiben von Gegenständen, Handlungen und Handlungsfolgen.
- Gespräch über die Situationen, die gemeinsam erlebt wurden. Diese Gespräche können auch in Form eines Tagebuches festgehalten oder wie eine Radioreportage spannend gestaltet werden.

b) Themensammlung

Die zu treffende Wortauswahl richtet sich nach der Phonetik, dem Alter, der Worthäufigkeit, den Lebensumständen und den Interessen des Kindes. Es werden jeweils benutzbare Materialien, Möglichkeiten für Handlungsinhalte und Gespräche sowie eine Auswahl von Substantiven, Verben und Adjektiven in alphabetischer Reihenfolge aufgeführt.

- ***Arzt/Krankenhaus***

Material
Arztkoffer, Decke, Kissen, Papier und Stifte, Schere, Spritze aus Krankenhausbedarf, Teddys und Puppen als Patienten, Verbände.

Handlungen/Gespräch
Alltagsgespräche, Anweisungen geben, begrüßen, Beschwerden formulieren, erklären, fragen, wo es weh tut, Medikamente verordnen, trösten, untersuchen, verabschieden.

Substantive
Arzt, Bett, Erkältung, Fieber, Husten, Krankenhaus, Krankheit, Medizin, Narkose, Operation, Patient, Pflaster, Salbe, Schmerz, Schnupfen, Spritze, Verband, Wunde, Thermometer, Stethoskop.

Verben
abhören, beruhigen, besuchen, Blutdruck messen, eincremen, Fieber messen, frieren, heilen, husten, in den Hals schauen, jammern, klopfen, leiden, Medizin nehmen, Puls fühlen, Rezepte ausstellen, schwitzen, sich erholen, spritzen, telefonieren, trösten, verbinden, verschreiben, verwöhnen, weinen.

Adjektive
ängstlich, blass, gesund, kalt, krank, müde, fröhlich, schmerzhaft, schwach, traurig.

- ***Bahnhof***

Material
Bäume, Brücke, Eisenbahn, Haus als Bahnhofsgebäude, Häuser, Kelle, Material zum Aufladen, Mütze, Schienen, Schranke, Spielfiguren.

Handlungen/Gespräch
abladen, aufladen, Fahrgäste begrüßen, Fahrkarten verkaufen, Fragen nach der Uhrzeit/nach Zügen, Gespräch unter den Mitreisenden, jemanden ausrufen, Kommandos geben, Landschaft aufbauen, nach dem Reiseziel fragen, Schienen mit dazugehöriger Landschaft aufbauen, telefonieren.

Substantive
Anhänger, Bahnhof, Fahrkarten, Geld, Gepäck, Gleis, Kelle, Koffer, Ladung, Lok, Mütze, Schaffner, Schlange, Schranke, Signal, Waggon, Zeit, Zug, Zugrestaurant.

Verben
anhalten, aussteigen, beladen, einsteigen, Fahrkarten kontrollieren, Kelle hochheben, laufen, losfahren, pfeifen, quietschen, rennen, Türen schließen, transportieren.

Adjektive
beladen, eilig, gültig, langsam, langweilig, schnell, ungeduldig, windig.

- ***Bauernhof***

Material
Bäume, Fahrzeuge, Gebäude, Menschen, Stroh, Tiere, Zäune.

Handlungen/Gespräch
Ernte einbringen, Feld bearbeiten, Tierarzt kommt, Tiere bekommen Junge, Tiere auf die Weide bringen, in die entsprechenden Ställe verteilen (semantisches Prinzip: alle kleinen, großen, geflügelten ...), versorgen, scheuchen, Trecker fahren, zum Markt fahren.

Substantive
Acker, Bauer, Ernte, Feld, Futter, Gemüse, Getreide, Haustiere, Heu, Kartoffeln, Milch, Mist, Obst, Regen, Rüben, Scheune, Silo, Stall, Stroh, Traktor, Weide, Wind, Zaun.

Verben
ausmisten, beißen, Eier suchen, ernten, füttern, mähen, mästen, melken, pflügen, reparieren, säen, scheuchen, schlafen, Trecker fahren, verkaufen, wecken.

Adjektive
bissig, dunkel, eckig, groß, kalt, klein, langsam, nass, oval, rund, schnell, weich.

- ***Baustelle***

Material
Bausteine, Baustellenfahrzeuge, Blinklichter, Handschuhe, Helm, Sand, Spielfiguren, Verkehrsschilder.

Handlungen/Gespräch
Baustelle absichern, Gerüst aus Klötzen aufbauen, im Sand eine Fläche für ein Haus frei legen, Steine mit dem Bagger transportieren.

Substantive
Architekt, Bagger, Balken, Bauarbeiter, Bauleiter, Baustelle, Beton, Betonmischmaschine, Dachdecker, Dachstuhl, Dachziegel, Eimer, Frühstückspause, Fundament, Gerüst, Hammer, Handschuhe, Hausbau, Helm, Kelle, Kies, Kran, Leiter, Lot, Mauer, Maurer, Mörtel, Richtfest, Richtkranz, Säge, Sand, Schaufel, Schubkarre, Thermoskanne, Wasserwaage, Zement, Zimmermann, Zollstock.

Verben
absperren, aufladen, aufpassen, aufstellen, ausheben, ausmessen, baggern, betonieren, bauen, feiern, graben, heben, hochziehen, sägen, schaufeln.

Adjektive
gefährlich, gerade, groß, hoch, klein, lehmig, leicht, nützlich, schwer, tief.

- ***Einkaufen***

Material
Einkaufszettel, Kasse, Material, um einen Kaufladen zu bauen, Portemonnaie mit Geld, Tasche, Waage, Waren.

Handlungen/Gespräch
Beschwerde wegen defekter Verpackung o. Ä., Bestellung aufgeben, Fragen zu verschiedenen Waren stellen, Geld vergessen haben – was kann man tun? Informationen zu einzelnen Lebensmitteln geben bzw. erfragen, Obst/Gemüse aus Knete herstellen, Obst/Gemüse sortieren, Preise erfragen, Preisschilder erstellen, Tüten basteln aus Papier, Waren einsortieren, Waren suchen.

Substantive
Einkaufswagen, Flasche, Geld, Gemüse, Getränke, Gewürze, Kasse, Konserven, Korb, Kunde, Lebensmittel, Messeinheiten, Obst, Pfand, Preis, Putzmittel, Rechnung, Schachtel, Schaufenster, Selbstbedienung, Sonderangebot, Stand, Tasche, Teigwaren, Tüte, Verkäufer, Waage.

Verben
anbieten, bekommen, bestellen, bezahlen, ein- und auspacken, einkaufen, falten, fegen, kassieren, liefern, messen, packen, probieren, putzen, Regale einräumen, sortieren, teilen, verfaulen, verkaufen, verpacken, verschimmeln, wiegen.

Adjektive
ausverkauft, bestellt, faul, frisch, günstig, leicht, lecker, preiswert, schwer, teuer, viel, wenig.

- ***Essen/Kochen***

Material
Besteck, Geschirr, Kuchenform, Lebensmittel, Nudelholz, Pfannen, Pfannenwender, Puppenherd, Töpfe, Rührlöffel.

Handlungen/Gespräch
abmessen, abwiegen, Brot schmieren, kneten, Obst/Gemüse schneiden, Plätzchen ausstechen/verzieren, Rezept lesen, Schürze anziehen, spülen, Teig rühren, Zutaten zusammenstellen.

Substantive
Becher, Butter, Ei, Eis, Essig, Fleisch, Gabel, Glas, Herd, Hitze, Kartoffeln, Kuchen, Kuchenform, Löffel, Mahlzeit, Mehl, Messer, Milch, Nachtisch, Nudeln, Öl, Pfanne, Pfeffer, Pudding, Reis, Rezept, Saft, Salat, Salz, Sauce, Schüssel, Tasse, Teller, Tisch, Topf, Wasser, Zucker.

Verben
aufpassen, backen, braten, essen, gießen, kneten, kochen, lesen, putzen, rühren, schälen, schneiden, sitzen, zubereiten.

Adjektive
fett, frisch, gar, gefroren, heiß, kalt, knackig, lecker, mager, roh, sauer, scharf, süß.

- ***Familie/Haus/Wohnung***

Material
Bauklötze, Decken, Handpuppen, Klebstoff, Kissen, Kuscheltiere, Papier, Puppen, Puppenstube mit Einrichtungsgegenständen, Stifte, Stoff.

Handlungen/Gespräch
Aufräumen, Besuch erwarten und vorbereiten, Familie spielt zusammen, Geburtstag feiern, Möbel aus kleinen Kisten basteln oder ausschneiden und aufkleben.

Substantive
Bruder, Cousin, Ehefrau, Ehemann, Eltern, Enkel, Familienfeier, Geschwister, Großmutter, Großvater, Mutter, Neffe, Nichte, Onkel, Paten, Schwester, Schwiegersohn, Schwiegertochter, Sohn, Tante, Tochter, Trennung, Vater, Verwandtschaft, Vorfahren.

Verben
abstammen, aufräumen, begrüßen, feiern, sich freuen, frühstücken, gratulieren, heiraten, ins Bett bringen, kochen, lesen, putzen, schimpfen, spielen, streiten, suchen, verabreden, verabschieden, verloben, waschen, wecken.

Adjektive
ähnlich, ärgerlich, aufgeräumt, durcheinander, freundlich, fürsorglich, groß, klein, kuschelig, lieb, nett, niedlich, ruhig, sauber, traurig, turbulent, verwandt.

- ***Ein Fest feiern***

Material
Geschenkpapier, Geschirr, kleine Schachteln, Konfetti, Luftschlangen, Musik, Musikinstrumente, Papier, Puppen, Stifte.

Handlungen/Gespräch
Dekoration aussuchen, Einladungen schreiben, Essen/Trinken überlegen, Fest vorbereiten, Musik aussuchen, Servietten falten, Spiele ausdenken, Stühle zählen, Tisch decken, Tischkarten gestalten.

Substantive
Begrüßung, Dekoration, Freunde, Gäste, Gastgeber, Girlande, Idee, Konfetti, Lampion, Los, Luftballon, Luftschlange, Musik, Preis, Schatzsuche, Spiel, Tanz, Tombola, Überraschung, Vorführung, Wettspiel.

Verben
basteln, besuchen, einladen, essen, kleben, lachen, raten, sich unterhalten, sich verabschieden, singen, spielen, suchen, tanzen, trinken, zaubern.

Adjektive
ausgelassen, durcheinander, freundlich, fröhlich, gespannt, laut, lustig, müde, satt, vergnügt.

- ***Flughafen***

Material
Fahrkarten, Flugzeuge, Gebäude, Klötze zum Bauen, Koffer oder Kisten zum Verladen, selbstgemachte Papierflieger, Spielfiguren.

Handlungen/Gespräch
Der Fluglotse funkt, welches Flugzeug fliegen darf: das kleine blaue oder das große gelbe; die Passagiere müssen ihre Koffer abgeben oder wieder abholen, die Passagiere sollen zur Anmeldung kommen. Flugzeuge und Lotsen auf dem Rollfeld bewegen, Passagiere zu den Flugzeugen bringen, Koffer stapeln.

Substantive
Abfertigungsschalter, Auskunft, Fahrkarten, Fluglotse, Flugzeug, Gepäck, Gepäckband, Hangar, Koffer, Kofferschild, Passagier, Rollfeld, Rolltreppe, Tankwagen, Tasche, Treppe, Wartehalle, Zoll.

Verben
abgeben, abholen, einladen, einpacken, einsteigen, fliegen, landen, lotsen, rollen, starten, suchen, tanken, tragen, verlieren, warten, waschen.

Adjektive
eng, groß, klein, langsam, laut, leise, schnell, schwer, überfüllt, unhandlich, viel, vorsichtig, wenige.

- ***Fortbewegung/Verkehr***

Material
Autos, Ballon, Bau- und Stecksysteme, Bus, Eisenbahn, Flugzeuge, Lego/Duplo, Motorrad, Papier, Pappe, Schiffe, Straßenbahn.

Handlungen/Gespräch
Bewegungen ausprobieren, Bewegungsarten vergleichen, Siegerehrung, Tempo der Fahrzeuge vergleichen, wer kann Personen befördern?, wer kann Lasten transportieren?, Wettbewerb, Wettfahrt.

Substantive
Ampel, Auto, Autohändler, Ballon, Boot, Bus, Dampfer, Dreirad, Düsenflugzeug, Fahrbahn, Fähre, Fahrrad, Floß, Gehweg, Geschwindigkeit, Hubschrauber, Kreuzung, Kutsche, Lkw, Luftschiff, Motorrad, Pferd, Polizist, Rakete, Reparaturen, Roller, Segelflugzeug, Segelschiff, Stau, Straße, Straßenbahn, Tankstelle, Unfall, Verbot, Verkehrszeichen, Vorfahrt, Waschanlage, Werkstatt, Zebrastreifen, Zug.

Verben
abbiegen, anfahren, anhalten, anlegen, aufpassen, aufpumpen, balancieren, beachten, beschleunigen, bezahlen, bremsen, fahren, fliegen, gleiten, halten, hupen, hüpfen, kriechen, landen, laufen, lenken, parken, rasen, rasten, reiten, rennen, rollen, schleichen, schweben, segeln, springen, starten, tanken, transportieren, treten, überholen, überqueren, waschen.

Adjektive
alt, aufgeregt, beladen, fremd, groß, klein, langsam, laut, leer, leichtsinnig, leise, links, neu, rechts, riesig, rücksichtsvoll, schmutzig, schnell, stark, überladen, voll, vorsichtig.

- ***Garten***

Material
Erde, Gießkanne, Harke, Samen, Schaufel, Wasser.

Handlungen/Gespräch
Blume pflanzen, Blumen pflücken, an Blumen riechen, Gartenspaziergang, Kresse säen, Unkraut jäten.

Substantive
Ameise, Amsel, Apfel, Aster, Birne, Blatt, Blume, Blumentopf, Blüte, Bohne, Duft, Dünger, Erdbeeren, Erde, Fliege, Frucht, Glashaus, Hase, Kirsche, Kompost, Kräuter, Obstbaum, Pflanze, Pflaume, Radieschen, Rechen, Regenwurm, Rose, Salat, Samen, Schlauch, Schnecken, Spaten, Spatz, Stängel, Stiel, Tomaten, Tulpe, Wühlmaus, Wurzel.

Verben
abschneiden, blicken, blühen, düngen, ernten, festdrücken, festklopfen, fliegen, fressen, gießen, glänzen, harken, keimen, mähen, pflanzen, säen, sprießen, umgraben, wachsen.

Adjektive
braun, duftend, dunkel, feucht, fleißig, glänzend, klein, lecker, nass, trocken, reif, unreif.

- ***Hafen mit Schiffen***

Material
Autos, blaue Tücher für das Wasser, Container, Fische, Kran, Ladematerial, Lastwagen, Netz, Schiffe verschiedener Größe, Spielfiguren.

Handlungen/Gespräch
Ankommen; Befehle geben, um Schiffe zu be- oder entladen; der Lotse zeigt dem Schiff den Weg; Kommandos geben: Leinen los/Netze einziehen; Marktschreier; Schiffen fahren lassen; sich verabschieden; Waren verladen.

Substantive
Anker, Barkasse, Dampfer, Dock, Fisch, Hafen, Kai, Kapitän, Kutter, Lotse, Matrose, Schiff, Schleuse, Signal, Ware, Wellen, Werft, Wind.

Verben
ablegen, anlegen, ankern, beladen, fahren, Kommandos geben, reparieren, schaukeln, schwimmen, verkaufen, verladen.

Adjektive
glitschig, langsam, laut, leer, mutig, nass, ruhig, schnell, stürmisch, trocken, überladen, voll, windig.

- ***Kleidung***

Handlungen/Gespräch
Größen der Kleidungsstücke vergleichen, Kleidung nach Jahreszeiten auswählen, Knopf annähen, Puppe an- und ausziehen, sich selbst verkleiden.

Substantive
Badeanzug, Badehose, Bluse, Gürtel, Handschuh, Hemd, Hose, Hut, Jacke, Kleid, Knöpfe, Mantel, Mode, Mütze, Pullover, Regenmantel, Reißverschluss, Rock, Sandale, Schal, Schirm, Schuh, Socke, Stiefel, Strumpf, Sweatshirt, T-Shirt, Turnhose, Turnschuh, Umhang.

Verben
annähen, aufmachen, sich an- und ausziehen, durchschlüpfen, zuknöpfen, zuknoten, zumachen.

Adjektive
abgerissen, alt, bequem, chic, elegant, eng, festlich, gestreift, groß, kariert, klein, kompliziert, locker, modisch, neu, schnell, sportlich, weit.

- ***Körper***

Handlungen/Gespräch
Körperteile benennen, Puppen baden/anziehen, Umrisse auf eine Tapete malen.

Substantive
Arm, Auge, Augenbrauen, Bauch, Bein, Brust, Bürste, Ellbogen, Finger, Föhn, Fuß, Gesicht, Glied, Haare, Hals, Hand, Knie, Kopf, Lippen, Locken, Mund, Nägel, Nase, Ohr, Po, Rücken, Schere, Schulter, Schwamm, Wimpern, Zahn, Zahnbürste, Zehe.

Verben
abtrocknen, atmen, baden, bürsten, duften, duschen, fühlen, frieren, hören, kämmen, plantschen, riechen, rubbeln, schlucken, schmecken, schwitzen, sehen, tropfen, waschen.

Adjektive
feucht, groß, kalt, klein, lang, lockig, nass, rau, sauber, schmutzig, trocken, verletzt, warm.

- ***Post***

Material
Band zum Schnüren, Briefmarken, Klebstoffe, Päckchen, Pakete, Papier, Spielfiguren, Stempel, Stempelkissen, Stifte, Waage.

Handlungen/Gespräch
Adressen suchen/aufschreiben, Briefe austragen, Briefe falten, Briefe schreiben, Briefmarken basteln/aufkleben, Pakete packen/wiegen, Post stempeln.

Substantive
Absender, Adresse, Anruf, Antwort, Auskunft, Brief, Briefkasten, Briefmarke, Eilbrief, Empfänger, Frage, Gebühr, Luftpost, Nachricht, Päckchen, Paket, Postamt, Postkarte, Postleitzahl, Schalter, Stempel, Telefon, Telefonzelle, Telegramm.

Verben
abstempeln, aufgeben, aufkleben, austragen, einwerfen, empfangen, packen, schicken, schreiben, schnüren, senden, sortieren, telefonieren, verbinden, verteilen, wählen.

Adjektive
eilig, groß, klebrig, klein, leicht, pünktlich, schwer, spät, sperrig, wertvoll, zerbrechlich, zerbrochen, zerknickt.

- ***Am Meer***

Material
Muscheln, Sand, Sandspielzeug, Spielzeugfische, Spielfiguren.

Handlungen/Gespräch
Fische angeln, Klebebild mit Sand herstellen, Strand selbst gestalten, Strandbild malen, Urlaubserzählungen, Wettspiel am Strand kommentieren.

Substantive
Angel, Boje, Brandung, Bucht, Düne, Fangnetz, Fels, Fische, Fischer, Fischerboot, Flossen, Gezeiten, Gischt, Hafen, Hai, Insel, Kaimauer, Krebs, Küste, Leuchtturm, Möwe, Muschel, Qualle, Salzwasser, Sand, Sandburg, Schnorchel, Seestern, Stein, Strand, Tang, Wal, Welle, Wind.

Verben
bauen, buddeln, hupen, kreischen, laufen, nass spritzen, pfeifen, rauschen, rieseln, schwimmen, segeln, spielen, spritzen, suchen, surfen, tauchen.

Adjektive
kalt, nass, salzig, sandig, stachelig, trocken, warm, windig.

- ***Schule***

Material
Bilder, Bücher, Formen, Hefte, Kreide, Schultasche, Stifte, Tafel, Würfel, Zettel.

Handlungen/Gespräch
Schule spielen; einer erklärt etwas, stellt Fragen, gibt kleine Aufgaben, der andere hört und schaut zu – Rollenwechsel.

Substantive
Anspitzer, Bleistift, Brille, Buntstift, Fehler, Ferien, Filzstift, Füller, Heft, Klasse, Klassenzimmer, Lehrer, Lexikon, Lineal, Malstift, Mappe, Papier, Pause, Pinsel, Radiergummi, Schreibtisch, Schüler, Schultasche, Schultüte, Schulweg, Tafel, Tinte.

Verben
antworten, aufpassen, ausprobieren, basteln, erklären, fragen, kleben, lernen, lesen, malen, nachsehen, rechnen, schneiden, schreiben, singen, sitzen, spielen, turnen, üben, wiederholen.

Adjektive
bunt, fleißig, interessant, laut, neugierig, ruhig, still, unruhig, vergesslich.

- ***Spielplatz***

Material
Bänke, Bausteine, Murmeln, Sand, Sandspielzeug, Spielfiguren, Spielplatzelemente.

Handlungen/Gespräch
Burgen bauen, Kinder spielen auf dem Spielplatz, was spielen wir als Nächstes?, wer ist der Schnellste?, Wettklettern, Wettlauf.

Substantive
Ball, Bank, Dreirad, Eimer, Fahrrad, Klettergerüst, Reifen, Roller, Sandform, Sandkasten, Schaufel, Schaukel, Sprung, Turm, Wippe, Wurf.

Verben
balancieren, sich balgen, bauen, hopsen, hüpfen, kämpfen, kicken, klettern, kriechen, laufen, raufen, rennen, rutschen, schaukeln, schwingen, spielen, springen, streiten, toben, turnen, warten, werfen, wippen.

Adjektive
gefährlich, geschickt, hoch, leichtsinnig, mutig, schnell, übermütig, ungeschickt, vorsichtig.

- ***Wald***

Material
Blätter, Naturmaterialien.

Handlungen/Gespräch
Bäume und Büsche des Waldes aussuchen/malen oder aufkleben, Förster spielen, Kassette mit Geräuschen und Vogelstimmen hören, Tiere des Waldes auf ein Bild kleben.

Substantive
Ameise, Ast, Bau, Baum, Baumkrone, Buche, Bucheckern, Busch, Eiche, Eichelhäher, Eicheln, Eichhörnchen, Farn, Fichte, Fink, Fuchs, Hochsitz, Igel, Kastanie, Kauz, Kiefer, Laub, Meise, Moos, Nest, Pilz, Reh, Rinde, Specht, Stamm, Tanne, Unterholz, Wildschwein, Zapfen, Zweig.

Verben
äsen, huschen, klopfen, knacken, knistern, laufen, lauschen, rascheln, springen, suchen, zwitschern.

Adjektive
dunkel, feucht, früh, gestreift, kalt, klein, nebelig, scheu, tief, verwinkelt.

- ***Wasser***

Material
Muscheln, Papierschiffchen, Sand, Steine, verschiedene Gegenstände, Tinte, Wasser.

Handlungen/Gespräch
Schiffe schwimmen lassen; ausprobieren, was schwimmt/was untergeht; Wasser blau färben, waschen mit Wasser, Wasser trinken.

Substantive
Bach, Brunnen, Ente, Fluss, Forelle, Frosch, Hecht, Hochwasser, Karpfen, Kröte, Laich, Libelle, Meer, Moor, Quelle, Regen, Schilf, Schwan, See, Seerose, Strom, Sturmflut, Teich, Tropfen, Wasserfall, Wasserleitung, Welle.

Verben
bewässern, fließen, glitzern, plätschern, rauschen, säubern, spritzen, strömen, trinken, tröpfeln, versickern, waschen.

Adjektive
flach, glatt, klar, sauber, schaumig, schmutzig, tief, wellig, windig.

- ***Wohnen/Umzug***

Material
Band, Besteck, Gabelstapler, Geschirr, Kisten, Klebstoff, Koffer, Klötze, Lastwagen, Puppenstube mit Inhalt, Puppenwäsche, Spielfiguren.

Handlungen/Gespräch
Puppenhaus einrichten, Puppenhausgegenstände in kleine Kisten verpacken, Indianerzelt basteln, Kisten in den Umzugswagen laden, Möbel aus kleinen Kisten basteln, Umzugswagen aus einem Schuhkarton basteln.

Substantive
Bad, Balkon, Besteck, Bett, Burg, Einrichtung, Fenster, Flur, Garderobe, Gardine, Geschirr, Haus, Hochhaus, Höhle, Hütte, Iglu, Keller, Kinderzimmer, Kleidung, Kof-

fer, Küche, Miete, Möbel, Regal, Reihenhaus, Schlafzimmer, Schrank, Sofa, Speicher, Stockwerk, Stuhl, Teppich, Terrasse, Tisch, Treppe, Treppenhaus, Wohnung, Wohnzimmer, Zelt.

Verben
aufräumen, ausräumen, einräumen, einrichten, leben, mieten, tragen, schleppen, schmücken, umziehen, vermieten, wohnen.

Adjektive
aufgeräumt, gemütlich, geräumig, geschützt, praktisch, warm, wohnlich.

- ***Zirkus***

Handlungen/Gespräch
Eintrittskarten basteln/verkaufen/kontrollieren, Plakate malen, Schausteller ansagen, Zirkusvorstellung gemeinsam darstellen.

Substantive
Akrobaten, Applaus, Beleuchtung, Clown, Elefant, Hochseil, Käfig, Kapelle, Löwen, Manege, Musik, Pause, Pferde, Seiltanz, Spannung, Tiger, Tribüne, Trick, Trommelwirbel, Turner, Zauberer, Zuschauer.

Verben
balancieren, klatschen, lachen, laufen, musizieren, reiten, trommeln, turnen, sich verbeugen, warten, zaubern, zuschauen.

Adjektive
gefährlich, laut, mutig, schnell, sensationell, spannend.

- ***Zoo/Tiere zuordnen***

Material
Bausteine, Gebäude, Lego/Duplosteine, Spielfiguren, Zäune, Zootiere.

Handlungen/Gespräch
Futter für die Tiere verteilen, Gehege aufbauen/einrichten/säubern, Tierarzt kommt; welche Tiere passen zusammen?

Substantive
Besucher, Freigehege, Futter, Gehege, Käfig, Spielplatz, Stroh, Tiere, Tierarzt, Tierpfleger, Wassergraben, Zaun.

Verben
anschauen, beschützen, besuchen, festhalten, fliegen, füttern, laufen, säubern, spielen, streicheln, versorgen.

Adjektive
gefährlich, groß, hart, klein, kuschelig, langsam, laut, leise, lieb, schnell, stachelig, stinkend, treu, weich.

IV Körperspannung und Haltung

Die Wahrnehmung der Umwelt und die Reaktion auf Reize der Umwelt ist ein Prozess, bei dem sich das Kind aktiv mit der Umgebung auseinandersetzt. Es gestaltet seine Handlungsweise bzw. später auch seine sprachlichen Reaktionen als Antwort auf die Umwelt.

Um solche komplexen Handlungen im sprachlichen und nichtsprachlichen Bereich auszuführen, muss das Kind zunächst die Reize seiner Umwelt erleben, d.h. diese wahrnehmen, zuordnen und ihre Herkunft und Bedeutung verstehen.

Wahrnehmung ist ein Vorgang, der alle Sinnesmodalitäten umfasst und alle Eindrücke zu einem Gesamtbild integriert.

1 Körperwahrnehmung

ZIELE

- Körperbewusstsein wecken
- Verbesserung der Eigenwahrnehmung bzgl. Körperspannung und -haltung

HINWEIS

Eventuelle körperliche Beeinträchtigungen des Kindes berücksichtigen.

Spielvorschläge

- Detektiv: Sich einander gegenüber sitzen und den anderen genau betrachten. Dann darf jeder etwas an sich verändern und der andere rät und beschreibt, was sich verändert hat.[51]
- Nachahmen von Körperstellungen: Sich wie eine Schaufensterpuppe in einer bestimmten Position hinstellen, der andere versucht, die gleiche Position einzunehmen.[52]
- Eistanz: Sich zu Musik bewegen, wenn die Musik aufhört, ganz plötzlich so stehen bleiben, als sei man versteinert.[53]
- Körperkonturen umzeichnen: Sich auf eine Tapete legen, der andere umfährt den Körper mit einem Stift. Später Körperteile benennen und ausmalen.
- Roboter: Die abgehackten Bewegungen eines Roboters nachahmen. Abwechselnd verzaubert einer den anderen in einen Roboter und nach einer Weile wieder zurück. Unterschiede wahrnehmen und beschreiben.[54]

2 Entspannungsübungen

ZIELE

- Ausgleich von Körperspannungen
- Verbesserung der Körperwahrnehmung

Spielvorschläge

- Sich nach oben strecken mit der Vorstellung, wie eine Blume zu wachsen – ganz klein werden wie die Blüten, die sich am Abend schließen.
- Sich wie im Sturm bewegen – dann legt sich der Wind; ruhig, leise und müde werden.
- Wir sind dicke Bälle, die langsam Luft verlieren. Ist alle Luft entwichen, liegen wir schlaff am Boden.
- Jeweils einer liegt auf dem Bauch, der andere malt einfache Bilder auf seinen Rücken; der auf dem Bauch Liegende soll raten, was gemalt wurde.[55]
- Das Kind liegt auf dem Bauch, der andere stellt sich vor, dass auf dem Rücken viel Sand liegt, aus dem er ein Gelände formt.
- Mit Igelbällen über den Rücken rollen.
- Das Kind liegt auf dem Bauch, der Therapeut „fegt“ mit flachen Händen auf dem Rücken des Kindes von der Mitte aus Blätter zu den Seiten.
- Einer liegt auf dem Bauch, der andere verteilt Bierdeckel auf dem ganzen Körper, die möglichst alle so liegen bleiben sollen. Nachdem bis 5 gezählt wurde, darf der Liegende langsam anfangen, Arme und Beine zu bewegen, so dass einige Bierdeckel herunterfallen. Dann sich immer mehr bewegen, zum Schluss aufstehen.

3 Gesamtkörperliche Lockerung

ZIELE

- Verbesserung der Eigenwahrnehmung
- Verbesserung der Beweglichkeit des gesamten Körpers

Spielvorschläge

- Marionette: Wir tanzen wie Marionetten durch den Raum. In der Vorstellung, dass plötzlich die Fäden durchgeschnitten werden, fallen wir zu Boden und bleiben ruhig liegen.[56]
- Sich wie ein Gummiband anspannen, nach oben und zur Seite dehnen, dann ganz locker werden.[57]

- Tanzen zu Musik wie aus Gummi/wie ein Flummi hüpfen.
- Gähnen/Strecken/Dehnen: Sich wie eine Katze strecken/einen Buckel machen.
- Auf dem Gymnastikball sitzen und leicht federn. Dabei mit beiden Händen nach rechts und links vorgestellte Bonbons verteilen.

4 Spannungsaufbau

ZIELE

- Regulierung von Haltung und Spannung
- Verbesserung der Körperwahrnehmung

a) Körperspannung

- Balancieren über ein Seil, das am Boden liegt.
- Storchengang: Vorsichtig über Teppichfliesen/Zeitung gehen, dabei die Knie anheben und den Fuß mit den Zehenspitzen zuerst absetzen, um die Hexe/den Zauberer nicht zu wecken.
- Wachsen wie ein Riese: Sich zunächst ganz klein machen wie ein Zwerg und auf dem Boden hocken. In der Vorstellung, in einen Riesen verwandelt zu werden, dann nach oben wachsen, groß werden und sich weit nach oben strecken.[58]
- Rollenspiel: Das Kind dirigiert einen Geiger. Der Geiger beginnt erst sein Spiel, wenn der Dirigent in voller Größe konzentriert da steht und den Taktstock hebt – Rollenwechsel.[59]
- Wir spielen, dass wir in Afrika wohnen und unsere Lasten auf dem Kopf tragen. Mit langsamen Schritten gehen wir sehr aufrecht durch den Urwald. Später versuchen wir, ein kleines Kissen/Reissäckchen auf dem Kopf zu tragen, ohne dass es herunter fällt.[60]
- Sich einander gegenüber setzen, die Handgelenke umfassen, sich wie bei einer Eisenbahn vor- und zurückbewegen.
- „Fechterstellung“: Füße in seitlicher Schrittstellung, dann mit der Fußspitze des gestreckten Beines einen Gegenstand über den Boden schieben oder mit den Fingerspitzen der gestreckten Hand etwas über den Tisch schieben.[61]

b) Aufbau der Zwerchfellspannung mit gesamtkörperlicher Unterstützung

- Ball prellen/Pfeile werfen.
- Zehenspitzengang (gehen wie die Riesen).

- Kreide zwischen den Zehen halten und an der Wand im Liegen/im Sitzen malen.
- Mit den Zehenspitzen Bilder im Sand/auf dem Boden malen.
- Kleine Bälle/Klötze mit den Zehen greifen und weitergeben oder Gegenstände mit den Zehen greifen und aufheben (Tücher, Watte).
- Im Schneidersitz sitzen und sich nach vorne beugen (Ballspiele, Würfelspiele).
- Kissenboxen (impulshafte Bewegung nach vorne).

c) Aktivierung des Gaumensegels

Alle Stoßbewegungen vom Körper weg heben das Gaumensegel, alle Bewegungen, bei denen man etwas zu sich hin zieht, senken das Gaumensegel.

Spielvorschläge

- Auf den Fersen/Fußrändern laufen
- Fersenabdrücke in Knete/Sand drücken
- Tisch vor sich her durchs Zimmer schieben
- Ball prellen
- Mit der Faust/mit dem Handballen stempeln
- Mit dem Daumen drucken/Knete platt drücken/Bilder aufkleben

d) Feinspannung

Besonders bei hypotoner Spannung im orofazialen Bereich ist es wichtig, auf gezielten Aufbau der Feinspannung zu achten, um die gesamtkörperliche Spannung und somit auch die Spannung im Mundbereich zu beeinflussen.

Spielvorschläge

- Pinzettengriff, z. B. mit einer Wäscheklammer die Karten greifen[62]
- Watte/Wollfäden zupfen, aufkleben und mit den Fingerspitzen festkleben
- Steckspiele
- Kleine Perlen auffädeln
- Ein Gummi mit Daumen und Zeigefinger greifen, dann schießen
- Knetkugeln drücken mit Fingerspitzen oder Daumen
- Kleben mit den Fingerspitzen
- Flohspiel: Steine wegschnipsen
- Reißzwecken in Kork drücken
- Drucken mit den Fingerspitzen
- Fingerfarbe an den Daumen malen, dann mit allen Fingerspitzen nacheinander gegen den Daumen drücken und die Farbe drucken

5 Körperhaltung

ZIELE

- Regulierung von Haltung und Spannung
- Verbesserung der Körperwahrnehmung
- Voraussetzung für gute Zwerchfelltätigkeit schaffen

HINWEIS

Es eignen sich der Gymnastikball oder der Hocker für Spiele am Tisch; das Kind sollte mit seinen Füßen immer Bodenkontakt haben. Für Spiele auf dem Boden bietet sich der Fersensitz an, der von einigen Kindern auch gern auf einem Stuhl eingenommen wird, um an einem großen Tisch zu sitzen. Der Fersensitz sollte jedoch nicht für längere Zeit eingenommen werden (ungünstige Position der Füße). Weiterhin bieten sich der Schneidersitz und der Sitz mit lang gestreckten Beinen an. Die Kinder sollten nicht zwischen ihren Fersen auf dem Boden sitzen, da diese Haltung ungünstig für die Knie- und Hüftgelenke ist.

a) Bewusstmachen der Sitzhaltung

Wichtig ist das Wahrnehmen der Sitzhöcker und des Bodenkontaktes, um einen guten Kontakt zur Unterlage zu haben. Nur so kann eine Aufrichtung erfolgen.

Spielvorschläge

- Im Sitzen mit einem Fuß über einen Igelball rollen, der andere Fuß bleibt dabei fest auf dem Boden stehen. Dann den Fuß auf dem Boden absetzen und beschreiben, was sich verändert hat, evtl. beide Füße miteinander vergleichen.
- Einen oder beide Füße für eine Weile auf Reissäckchen stellen, dann wieder auf dem Boden absetzen und beschreiben, was sich verändert hat.
- Auf einer harten Unterlage (Hocker, Stuhl, Bank) mit dem Po hin und her wackeln, um die Sitzhöcker zu spüren.
- Sitzen wie ein Stuhl: Wir stellen uns vor, wir hätten die Form eines Stuhls, d. h. die Sitzhöcker sind die hinteren Stuhlbeine, unsere Beine die vorderen Stuhlbeine.
- Aufrichtung des Oberkörpers mit der Vorstellung, ein Faden zieht am Kopf nach oben (Marionette), trotzdem fest auf der Unterlage sitzen bleiben (Sitzhöcker spüren).

b) Stehen

Wichtig ist auch hier ein guter Bodenkontakt und Lockerheit besonders in den Fuß- und Kniegelenken. Darauf achten, dass bei der Aufrichtung der Schultergürtel locker bleibt.

Spielvorschläge

- Im Stehen mit einem Fuß über einen Igelball rollen, der andere Fuß bleibt fest auf dem Boden stehen. Dann den Fuß absetzen und wahrnehmen, was sich verändert hat, evtl. beide Füße miteinander vergleichen.
- Kind und Therapeut stehen locker und pendeln langsam nach rechts/links, vor und zurück in der Vorstellung, dass sie ein leichter Wind bewegt.
- Oberkörper beugen und nach unten auspendeln lassen, dann langsam wieder aufrichten (Knie bleiben locker), zum Schluss Schultergürtel, Hals und Kopf aufrichten.
- Aufrichtung des Kopfes mit der Vorstellung, dass ein Pinsel am Kopf nach oben zeigt, mit dem wir die Decke anmalen.

V Artikulation

Das Erarbeiten und Festigen der Laute sollte spielerisch gestaltet werden. Manchen Kindern gelingt die Lautanbahnung und -festigung über Imitation, andere benötigen bewusste Aufmerksamkeitshinlenkung auf die neu zu erlernenden Laute. Korrekturen und sprachliche Anforderungen sollten in den Spielablauf eingebunden und individuell angepasst sein.

Aufbau des Kapitels:

1. Allgemeine Spiele für die Silben- und Wortebene, die sich für alle Laute einsetzen lassen.
2. Einzellaute. Darunter finden sich Symbole, lautunterstützende Bewegungen, Anbahnungsmethoden, Spielvorschläge für den isolierten Laut bzw. für Silben und Spielvorschläge für die Satzebene.

Die Einteilung der Laute erfolgte hier nach den Artikulationszonen, sie stellt nicht die Reihenfolge dar, in der die Laute erarbeitet werden sollten. Diese richtet sich nach dem sprachlichen Entwicklungsstand des Kindes. Weiteres Wortmaterial zur Variation der angebotenen Spiele und Übungen findet sich im Anhang.

Tabelle 1: Einteilung der Konsonanten in Artikulationszonen

Artikulationszone	1 Lippen, obere Schneidezähne		2 Alveolen, vorderer Gaumen, Zungenspitze		3 Gaumen, Zungenrücken	
Stimmgebung	mit	ohne	mit	ohne	mit	ohne
Explosivlaute	b	p	d	t	g	k
Reibelaute	w	f	s sch	ss ch 2	j	ch 1
Nasallaute	m		n		ng	
Zitterlaut					r	
Lateralengelaut			l			

Das /h/ als Öffnungskonsonant ist keiner der drei Artikulationszonen zuzuordnen. Die Laute /z/ und /x/ finden sich hinter Laut /s/. Die Laute wurden entsprechend der hochdeutschen Aussprache zugeordnet; regionale Unterschiede der Aussprache wurden hier nicht berücksichtigt (z. B. CH 1, CH 2, R).

FÜR ELTERN

Der Therapeut sollte individuell entscheiden, ob er dem Kind und den Eltern bekanntes Übungsmaterial mit nach Hause gibt. Den Eltern sollte dann das Spielvorgehen erklärt werden. Wichtig ist, dass die isolierte Lautbildung so weit gesichert ist, dass sich keine anderen Fehlbildungen einschleifen. – Es bietet sich Bildmaterial an, das zu Hause fertiggestellt werden kann.

ZIELE

➤ Lautreine Artikulation der Laute in allen Wortpositionen und Lautverbindungen
➤ Übernahme der Laute in die Spontansprache

HINWEIS

Je nach Schwierigkeiten des Kindes sind vorbereitende bzw. begleitende Übungen zur Lippen- und Zungenbeweglichkeit, zur Luftstromlenkung sowie zur auditiven Differenzierung durchzuführen.

Um die Aufmerksamkeit des Kindes nicht zu sehr durch den Spielinhalt abzulenken, eignen sich in der Anfangsphase der Laut- und Silbenfestigung besonders einfache, wiederkehrende Bewegungen bzw. wenig komplexe Spiele. Die Anbahnung der Laute kann über Imitation oder Anbahnungsmethoden erfolgen. Die Verbindung von Konsonant und Vokal gelingt zunächst leichter, wenn der Vokal mit einem /h/ an den Konsonanten angebunden wird (z. B. /f-h-a/, /F-h-ahne/).

Es ist wichtig, auf Haltung und Sitz des Kindes während der Spiele zu achten, um eine gute Körper- und Zwerchfellspannung zu erreichen (s. Kapitel IV, S. 98ff).

1 Allgemeine Spiele für die Silben- und Wortebene

a) Spiele für die Laut- und Silbenebene

Die Artikulation des betreffenden Lautes/der Silbe soll jeweils gleichzeitig mit der Bewegung/Aktion, z. B. Setzen der Spielfigur beim Würfelspiel, erfolgen. Beim Inlaut setzt die Bewegung erst bei dem bestimmten Laut ein.

Sonderregeln können gemeinsam festgelegt werden:

⇛ Nur wer das Vorrücken der Spielfigur auch wirklich mit einem Laut/einer Silbe begleitet, darf weitergehen.
⇛ Nur wer richtig artikuliert, darf weitergehen/Puzzleteil behalten o. Ä.
⇛ Wer einen Fehler hört, darf klingeln.

- Würfelspiele: Als Regelspiel spielen, jedoch jedes Mal das Setzen der Spielfigur mit einem Laut/einer Silbe begleiten.
  Variation: Statt der dazugehörigen Spielfiguren können auch Zwerge oder Tiere eingesetzt werden.
- Packesel, Stapelmännchen oder Froschhüpfen: Jede Bewegung mit einem Laut/einer Silbe begleiten.
- Puzzleteile/Lottokarten aus einem Beutel ziehen, dabei das Herausziehen jedes Mal mit einem Laut/einer Silbe begleiten.
- Königsspiel: Einen Spielplan mit bunten Feldern einsetzen. Oben wohnt der König (Spielfigur), die aufpasst, dass alle Spieler, die den Weg benutzen, keine Fehler machen. Mit dem Farbwürfel würfeln, jedes Setzen mit einem Laut/einer Silbe begleiten. (Bildvorlage s. Arbeitsheft S. 39)

Besonders für Frikative

- Malen: Eine Sonne, die nur als Kreis auf ein Papier/eine Tafel gemalt wird, bekommt mit jedem Laut/jeder Silbe Strahlen gemalt.
  Variation: Mit einem Zahlenwürfel erwürfeln, wie viele Strahlen jeweils dazugemalt werden dürfen.
  Variation: Mit dem Stift einen Regenbogen/eine Rutsche entlang fahren/Wellen malen.
- Fäden ziehen: Aus einer Dose hängen Wollfäden heraus. Diese im Pinzettengriff greifen, dabei den Ziellaut artikulieren, bis der Faden zu Ende ist. Der Vokal folgt am Ende der Bewegung.
- Ball zurollen: Sich einen Ball zurollen, phonieren, solange der Ball rollt. Der Vokal folgt, wenn der Ball beim Gegenüber angekommen ist.
- Bunte Papierblumen im Raum verteilen. Abwechselnd mit dem Farbwürfel würfeln. Vogel/Schmetterling oder Käfer fliegen zur jeweils passenden Blume.
- Lok (Ziellaut) und Wagen (Vokale) werden miteinander verbunden, im Rollenspiel oder nur auf dem Papier.
- Auf einem Blatt einen großen Kreis und an die Seiten mehrere kleine Rechtecke malen. Der Kreis ist die Straße, auf der Stift oder Finger als Autos entlang fahren. Die Bewegung wird jeweils mit einem Frikativ begleitet. Zwischendurch fährt jedes „Auto" zu einem Parkplatz (Rechtecke, die nach einem Vokal benannt sind). Indem das Auto auf dem Parkplatz hält, wird an den Frikativ ein Vokal angehängt (z. B. fff-a).

Besonders für Plosive

- Sich einen Ball zuprellen/in einen Reifen prellen, die Bewegung mit einer Silbe begleiten.

- Stempeln: mit Fingerfarbe mit den Fingern ein Bild (z. B. Pilz, Papagei, Kamel) bedrucken. (Bildvorlagen s. Arbeitsheft)
- Mit einem Korken drucken: Eine Raupe oder eine vorgemalte Perlenkette mit einem Korken bedrucken.
- Mit dem Daumen Reißzwecken in eine Korkplatte/Styropor drücken.
- Knetkugeln mit den Fingern oder dem Handballen platt drücken.
- Watte mit dem Daumen festkleben.
- Pfeile werfen.

b) Spiele für die Wortebene

Passend für jeden Laut werden jeweils Bildkarten/Gegenstände eingesetzt. Die Karten können offen oder verdeckt liegen. – Die meisten Wortübungen lassen sich auch als Satzübungen gestalten.

Sonderregeln können gemeinsam festgelegt werden:

⇛ Nur wer das betreffende Wort richtig artikuliert, darf das Bild behalten/eine Handlung ausführen oder weitersetzen.

⇛ Nur wer richtig artikuliert, darf weitergehen o.Ä.
⇛ Wer einen Fehler hört, darf klingeln.
⇛ Wer richtig artikuliert hat, ist noch mal dran.

- Memory: Alle Karten werden gemischt und verdeckt auf dem Tisch/Boden verteilt. Jeder darf jeweils zwei Karten umdrehen und diese benennen. Gleiche Bildpaare dürfen behalten werden, der Spieler ist noch mal dran.
  Variation: Klatschmemory – zwei Karten werden aufgedeckt, wenn sie nicht zusammen passen, wird nur eine von ihnen wieder umgedreht. Dreht nun ein Spieler ein Bild um, das bereits einmal offen liegt, versucht jeder, so schnell wie möglich auf die passende Karte/in die Hände zu klatschen.
- Lotto: Jeder Spieler hat eine große Karte mit mehreren Bildern vor sich, die dazu passenden Karten werden verdeckt auf dem Tisch/Boden verteilt. Abwechselnd werden Karten aufgedeckt und benannt und den großen Bildkarten zugeordnet.
  Variation: Nur die eigene Karte wird behalten, die andere wird umgedreht zurückgelegt.
- Flaschendrehen: Bildkarten offen oder verdeckt in einen Kreis legen. Eine Flasche oder einen Kegel in die Mitte des Kreises legen, diese dort drehen. Das Bild, auf das die Flasche zeigt, benennen.
  Variation: Das Bild, auf das die Flasche zeigt, darf weggenommen werden, wenn es richtig benannt wurde.

- Angelspiel: Bildkarten werden mit Büroklammern versehen und in ein Pappbecken geworfen. Das Bild auf der Karte, die geangelt wurde, wird benannt und darf behalten werden, wenn es richtig benannt wurde.
  Variation: als Lottospiel.
- Flohspiel: umgedrehte Bildkarten mit Plättchen treffen, umdrehen und benennen. Nur die Bilder, die richtig benannt wurden, dürfen behalten werden.
  Variation: Watte auf Bilder pusten, diese umdrehen und benennen.
- Froschhüpfen: Frösche auf Bildkarten hüpfen lassen, die umgedreht auf dem Tisch liegen. Die Karte, auf der der Frosch gelandet ist, wird umgedreht und benannt.
- Bilder würfeln: Bildkarten umgedreht auf dem Tisch/Boden verteilen. Auf der Rückseite können Farb- oder Mengenpunkte kleben. Es wird mit dem Farb-/Zahlenwürfel gewürfelt, die jeweilige Karte wird umgedreht, benannt und darf dann behalten werden.
  Variation: Farbige Spielsteine auf die Karten legen, dann abwürfeln, oder vor jeweils einen Kartenstapel eine bestimmte Farbe legen.
- Kim-Spiel: Bilder/Gegenstände werden offen auf den Tisch/Boden gelegt. Ein Spielpartner entfernt dann ein oder mehrere Bilder/Gegenstände, ohne dass der andere es sieht. Der Spielpartner rät, was fehlt.
  Variation: Bilder/Gegenstände in eine bestimmte Reihenfolge legen, diese Reihenfolge dann vertauschen.
- Regelspiele mit vereinbarten Sonderregeln: Auf bestimmten Feldern wird eine Karte gezogen und benannt.
  Variation: Bei vorher verabredeten Zahlen (z. B. 2, 4, 6) jeweils eine Karte ziehen und benennen). Bei jüngeren Kindern empfiehlt es sich, ein Vergleichsbild zu haben, damit das Kind jeweils das Bild mit seiner gewürfelten Zahl vergleichen kann.
- Roulette: Auf einer Holzscheibe sind Felder (evtl. farbig) eingeteilt, ein drehbarer Zeiger befindet sich in der Mitte. Jetzt werden Bilder/Gegenstände im Kreis um die Scheibe gelegt. Je nachdem, wohin der Zeiger zeigt, wird Bild/Gegenstand benannt.
- Raten: Abwechselnd ein Bild/einen Gegenstand beschreiben und den anderen raten lassen, was es ist. Bilder/Gegenstände sollten offen auf dem Tisch/Boden liegen.
  Variation: „Ich sehe was, was du nicht siehst."
- Suchspiel: Abwechselnd einige Bilder/Gegenstände verstecken und dem anderen den Auftrag geben, was er suchen soll.
- Slalom-Lauf: Bildkarten auf dem Boden verteilen, das Kind läuft um die Karten herum (evtl. zu Musik). Bei einem verabredeten Zeichen (Musik geht aus, Trommelschlag, Klatschen) stellt es sich auf ein Bild und benennt es.
- Tastsack: Gegenstände finden und benennen lassen. Gegenstand darf behalten werden, wenn er richtig benannt wurde.

2 Laute der ersten Artikulationszone

a) Der Laut B

Symbol: Seifenblase, die zerplatzt

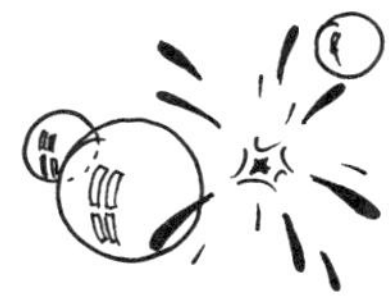

HINWEIS

Wichtig sind Übungen zur Sensibilisierung und Kräftigung der Lippenmuskulatur (s. Kapitel I, S. 16ff).

Spielvorschläge zum Auslaut finden sich aufgrund der Auslautverhärtung unter /p/.

BEWEGUNG

Unterstützende Bewegungen mit den Händen/Armen erfolgen immer nach vorne in Brusthöhe vor dem Körper. Die Artikulation erfolgt, nach Spannungsaufbau, gleichzeitig mit dem Lösen der Spannung.

ANBAHNUNG

- Ein /w/ sprechen, dann die Lippen schließen, den Luftstrom stauen, dann die Lippen auf /b/ vorsichtig sprengen.
- Ein /m/ summen, sich dann die Nase zuhalten, den Luftstrom nicht anhalten, dann die Lippen vorsichtig auf /b/ sprengen.
- Finger an die geschlossenen Lippen legen, der Luftstrom wird durch Lippen und Finger gestaut. Den Verschluss auf /b/ sprengen, dabei sollten die Wangen nicht aufgeblasen werden.

LAUT ISOLIERT/SILBEN (s. auch S. 105f)

- Einen kleinen Ball mit der Hand umschließen und unter Wasser drücken und beim Loslassen /b/ artikulieren.
- Einen Luftballon zwischen den Händen in Brusthöhe halten und dem Gegenüber auf /b/ oder auf Silben wie /bi/, /bu/ … überreichen.
- In der Vorstellung, eine Seifenblase auf der flachen Hand (in Brusthöhe) zu überreichen, die Bewegung mit /bo/, /bi/, /ba/ … begleiten.
- Zaubern: Etwas aus der Zauberkiste holen und dem anderen mit einer ausladenden Handbewegung präsentieren auf /obo/, /ubu/ …

WORTEBENE (AN-/INLAUT)

(s. Zusammenstellung der Spiele auf S. 107f und Wortlisten im Anhang)

SATZEBENE/ANLAUT

- Mein **B**all ist rot … – Auf einem Papier/einer Tafel Kreise malen. Abwechselnd mit einem Farbwürfel würfeln und die Kreise als Bälle in der entsprechenden Farbe ausmalen.

- Auf dem **B**aum sitzt ein Vogel./Auf dem **B**aum wächst … – Einen Baum malen, dessen Äste gefüllt werden können mit Tieren oder Obst. Die Gegenstände können ausgeschnitten und aufgeklebt oder gestempelt werden. (Bildvorlage s. Arbeitsheft S. 12)
  Variation: Bäume nach Jahreszeiten gestalten: Auf dem Baum liegt Schnee. – Der Baum ist kahl.
  Variation: Welche Tiere haben ein Nest im Baum? Der Rabe wohnt im Baum.
- Wer hat einen **B**art? – Auf einem Situationsbild/in einem Bilderbuch/einer Zeitschrift möglichst viele Männer mit Bärten suchen.
- Im **B**oot sind jetzt … Das **B**oot legt ab. – Aus einem blauen Tuch/Filz einen Fluss bauen. In einem Boot werden verschiedene Dinge über den Fluss transportiert.
  Variation: Gemeinsam ein Boot malen, dann verschiedene Sachen in das Boot malen oder ausschneiden und kleben.
- Was macht der **B**är? – Gemeinsam ein Bilderbuch ansehen und dazu erzählen (z. B. „Paddington in der Badewanne“ von M. Bond oder „Wie lebt der kleine Bär?“ von H. Maas, C. Rohrbach).
  Variation: Der Bär lädt ein, er schmückt seine Höhle, deckt den Tisch, sammelt Honig … . als Spielhandlung gestalten.

SATZEBENE/INLAUT

- Der Ra**b**e hat … mitgenommen. – Eine Handpuppe fliegt zu verschiedenen Gegenständen und nimmt diese mit.
- Ich zau**b**ere … her**b**ei. – Aus Knete einfache Figuren formen.
  Variation: Gegenstände/Bilder aus einem Hut zaubern.
- Die Kra**bb**e mag gern/nicht gern: Eine Krabbe auf ein Blatt malen, verschiedene Dinge ausschneiden und um sie herum kleben/legen.
- Der Stuhl steht o**b**en/ne**b**en/ü**b**er … – Gemeinsam ein Puppenhaus einrichten.
  Variation: Ein Haus malen und Dinge in das Haus malen, kleben oder stempeln.
- Im Ne**b**el sehe ich kein … – Aus Teppichfliesen/Zeitung einen Weg legen. Sich abwechselnd Dinge ausdenken, die man nicht/kaum sehen kann, wenn es nebelig ist. Nach jedem Satz darf man einen Schritt weiter gehen.

KONSONANTENVERBINDUNGEN

BL-Anlaut

- **Bl**ubb: Mehrere Fische sind auf ein Blatt gemalt. Abwechselnd würfeln und immer einem Fisch so viele Luftblasen malen, wie gewürfelt wurde, jedes Malen eines Kreises mit /blubb/ begleiten. (Bildvorlage s. Arbeitsheft S. 17)
- Eine **Bl**ume für mein Beet – Regelspiele einsetzen, z. B. „Wundergarten“, „Vier erste Spiele“.
  Variation: Blumen aus buntem Papier falten und aufkleben.
- Was ist **bl**au? – Auf einem Situationsbild/in einem Bilderbuch möglichst viele Dinge suchen, die blau sind.

Variation: Verschiedene Gegenstände aus einem Beutel ziehen und beschreiben.
Variation: alle Farbwürfelspiele (s. „Zusammenstellung von Büchern und Spielen", S. 177f).

- Ich male … **Bl**ätter. – Einen Baum malen, dem die Blätter fehlen. Abwechselnd würfeln und so viele Blätter an den Baum malen/stempeln, wie Punkte gewürfelt wurden. (Bildvorlage s. Arbeitsheft S. 12)
  Variation: Blätter aus buntem Papier reißen und in den Baum kleben.
  Variation: Farbige Spielsteine auf dem Baum verteilen, dann mit dem Farb- und Zahlenwürfel würfeln und so viele Blätter pflücken, wie gewürfelt wurden: Ich reiße … rote **Bl**ätter ab.

BR-Anlaut

- **Br**umm: Lautbegleitetes Spiel auf dem Verkehrsteppich mit Autos/Motorrädern.
- Eine **Br**ezel für … – Brezeln bunt malen, ausschneiden und verteilen.
- Ich backe **Br**ot/**Br**ötchen/**Br**ezeln. – Gemeinsam aus Knete Brote, Brötchen, Brezeln formen und diese in den Ofen schieben.
- Dieser **Br**ief ist für … – Briefe falten und mit gebastelten Briefmarken bekleben.
- Was ist **br**aun? – Auf einem Situationsbild/in einem Bilderbuch möglichst viele Dinge suchen, die braun sind.
  Variation: Verschiedene Tiere aus einem Beutel ziehen und beschreiben.
- Wer **br**aucht ein/eine …? – In eine Tasche/Kiste verschiedene Gegenstände packen, die für verschiedene Tätigkeiten gebraucht werden (Kochen/Backen, Anziehen, Handwerker). Abwechselnd etwas herausziehen und zuordnen.
  Variation: Berufe-Puzzle.
- **Br**itta kauft … – Bilder aus Prospekten ausschneiden und aufkleben.
  Variation: Bilderbücher betrachten.
  Variation: Sich einen Ball zurollen, jeweils mit einem Satz begleiten.
- Wer hat eine **Br**ille auf? – Auf einem Situationsbild/in einem Bilderbuch/einer Zeitschrift möglichst viele Leute suchen, die eine Brille tragen.
- Über die **Br**ücke fährt/geht … – Gemeinsames Spiel auf dem Verkehrsteppich oder mit der Eisenbahn.

BR-Inlaut

- A**br**a Kada**br**a – Mit Fingerfarbe Punkte drucken/mit einer Kerze Wachspunkte tropfen. Aus den Punkten Phantasiegestalten zaubern.
- Bei den Ze**br**as gibt es … – Gehege bauen, Tiere einstellen, Tätigkeiten sprachlich begleiten.
- Was ist hell**br**aun/dunkel**br**aun? – Auf einem Situationsbild/in einem Bilderbuch möglichst viele Dinge suchen, die hell-/dunkelbraun sind.
  Variation: Verschiedene Tiere aus einem Beutel ziehen und beschreiben.
- Wer hat eine Sonnen**br**ille auf? – Auf einem Situationsbild/in einem Bilderbuch/einer Zeitschrift möglichst viele Leute suchen, die eine Sonnenbrille tragen.

b) Der Laut P

Symbol: Luftballon zum Platzen bringen

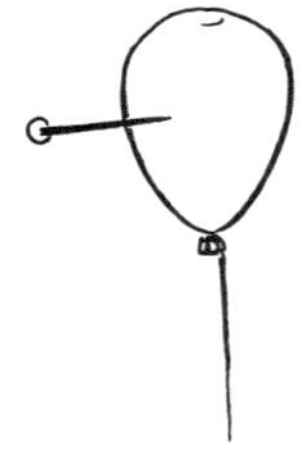

HINWEIS

Wichtig ist eine gute Atemstütze bzw. die Aktivierung des Zwerchfells durch Druck- oder Stoßbewegungen, weiterhin sind vorbereitende und begleitende Übungen zur Sensibilisierung und Kräftigung der Lippenmuskulatur durchzuführen, da mehr Spannung nötig ist als bei /b/ (s. Kapitel I, S. 16ff).

BEWEGUNG

Bewegung nach vorn in Brustkorb-/Schulterhöhe: z. B. einen Ball mit einer Hand greifen, mit dem Arm nach hinten ausholen (Spannungsaufbau), dabei einatmen, dann den Ball mit Kraft auf /p/ gegen eine Wand werfen; Pfeile werfen (Lösen der Spannung mit gleichzeitiger Artikulation).

ANBAHNUNG

- Finger an die geschlossenen Lippen legen, dann auf /p/ wegpusten.
- Lippen schließen, mit der Vorstellung, weiter zu pusten, die Luft stauen, dann die Lippen auf /p/ platzen lassen.
- Pusten, dabei die Lippen schließen und sofort auf /p/ wieder platzen lassen.

Tipps zur Anbahnung
- Verdeutlichen des Luftstroms: Dicht vor dem Spiegel ein /p/ sprechen, der Spiegel beschlägt.
- Eine Kerze mit /p/ flackern lassen.

LAUT ISOLIERT/SILBEN (s. auch S. 105f)

- Pusten auf /p/: Tischtennisbälle, Federn, Wattebällchen über den Tisch oder von der Hand pusten.
  Variation: Wattebällchen von der Hand pusten und damit ein Bild gestalten (z. B. Schaf/Schneemann). Die Umrandung vormalen, mit Klebstoff einstreichen, Watte darauf pusten und mit dem Daumen auf /p/ festdrücken.
- Einen Ball mit der Hand umschließen und unter Wasser halten, auf /p/ loslassen, so dass er nach oben kommt.
- /pa/, /po/ – Dosenwerfen mit einem Softball.
- /ping/, /pong/ oder /sip/, /sop/ – einen Luftballon mit der flachen Hand zum Partner schießen (ähnlich wie beim Tischtennis).
- /hepp/, /hopp/ … – Kleine Bälle oder Reissäckchen an die Wand/auf ein bestimmtes Ziel werfen.

- /Tip-tap/ – Würfelspiel mit Zwergen. (Bildvorlage s. Arbeitsheft S. 39)
- /Stopp/ – Einen Lkw beladen, er fährt bis zur Schranke/Fähre/zum Zoll und wird dort jedes Mal auf /stopp/ angehalten.
- /Stopp/ – Stapelmännchen als Regelspiel spielen: Jedes Mal, wenn der andere gewackelt hat, /stopp/ rufen.
- /Hopp/ – Sobald der andere /hopp/ ruft, über kleine Gegenstände oder ein Seil springen.

WORTEBENE (AN-/AUS-/INLAUT)

(s. Zusammenstellung der Spiele auf S. 107f und Wortlisten im Anhang)

SATZEBENE/ANLAUT

- Im **P**ark gibt es … – Gemeinsam einen Park gestalten. Ein Stück grüner Stoff dient als Parklandschaft, Spielfiguren o. Ä. darauf verteilen.
  Variation: einen Park malen, Bilder ausschneiden und aufkleben.
  Variation: Gegenstände aus einem Beutel ziehen: Das gehört/gehört nicht in den Park.
- Für Mama **p**acke ich … in das **P**aket. – Ein Paket ein- oder auspacken.
- Das **p**asst … **p**asst nicht – Memory/Lotto/Puzzle als Regelspiel spielen.
- **P**apa, **P**aul, **P**eter, **P**ia, **P**etra kaufen … – Bilder ausschneiden, stempeln oder malen und zu dem sortieren, der es einkauft.
- Ich **p**acke … in meinen Koffer. – Gegenstände einpacken/sortieren nach Urlaubsart (Winter/Strand) oder nach Personen.
  Variation: Bilder aus einem Prospekt ausschneiden und in einen Koffer kleben. (Bildvorlage s. Arbeitsheft S. 24)
- Wie viele **P**erlen für die Kette? – Abwechselnd mit dem Zahlenwürfel würfeln und jeweils so viele Perlen auf eine Kette fädeln, wie Punkte gewürfelt wurden.
  Variation: Eine Kette aufmalen und jeweils so viele Perlen bestempeln/bedrucken, wie Punkte gewürfelt wurden.
- Wer bekommt **P**ost? – Briefe malen, Umschläge falten und kleben und Streichholzschachteln einpacken. Puppen oder Stofftiere im Raum verteilen und die Post/die Pakete austragen.
- Im Regal steht ein **P**aket … – Ein Regal aufmalen, Pakete aus Prospekten ausschneiden und aufkleben.
- Dieser Käfer hat … **P**unkte. – Abwechselnd mit dem Zahlenwürfel würfeln und auf je einen Käfer so viele Punkte stempeln, wie gewürfelt wurden.

SATZEBENE/INLAUT

- Die Rau**p**e frisst … – Eine Raupe aus Pappe herstellen, als Mund ein Loch schneiden, in das Bilder gesteckt werden können.
  Variation: Bilderbuch „Die kleine Raupe Nimmersatt“ gemeinsam erzählen.

- Eine Feder für den **Pap**agei. – Umrisse eines Papageis malen. Abwechselnd mit einem Farbwürfel würfeln und Federn in der entsprechenden Farbe auflegen. Zum Schluss des Spiels alle Federn wegpusten. (Bildvorlage s. Arbeitsheft S. 25)
- Was macht der Ham**p**elmann? – Einen Hampelmann basteln oder sich wie ein Hampelmann bewegen.
- Der Fisch bekommt eine … Schu**pp**e. – Abwechselnd mit dem Farbwürfel würfeln und dem Fisch eine Schuppe in der entsprechenden Farbe anmalen. (Bildvorlage s. Arbeitsheft S. 17)

SATZEBENE/AUSLAUT

- Wer/Was hat sich im Lau**b** versteckt? – Papier reißen und als Laub aufkleben. Oder als Kim-Spiel, d. h. Bilder/Gegenstände werden offen auf den Tisch/Boden gelegt. Ein Spielpartner entfernt dann ein oder mehrere Bilder/Gegenstände, ohne dass der andere es sieht. Der Spielpartner rät, was fehlt.
- Was hat der Die**b** mitgenommen? – Mehrere Gegenstände auf dem Boden verteilen, einer schließt die Augen, der andere nimmt mit einer Handpuppe ein Teil weg.[63]
- Ich lege ein … in den Kor**b**. – Gemeinsam überlegen, was wir im Wald finden (Blätter, Tannenzapfen, Pilze …); oder Einkaufen spielen. Diese Dinge in einen Korb malen.

KONSONANTENVERBINDUNGEN

Konsonantenverbindungen /SP/ unter Laut S, /SP/ und /SPR/ unter Laut SCH.

PF-Anlaut

- Der **Pf**eil hat … getroffen. – Abwechselnd Pfeile auf eine Tafel/Zielscheibe oder Bilder werfen.
- Was macht das **Pf**erd? – Aus Teppichfliesen/Zeitung einen Weg legen. Sich abwechselnd Dinge ausdenken, die ein Pferd machen kann (laufen, trinken, galoppieren etc.). Nach jedem Satz darf man einen Schritt weiter gehen.
- Der **Pf**au bekommt eine … Feder. – Abwechselnd mit dem Farbwürfel würfeln und jeweils eine Feder entsprechend buntmalen. (Bildvorlage s. Arbeitsheft S. 26)

PF-Inlaut

- Ich hänge einen A**pf**el an. Ich nehme mir … Ä**pf**el. – Regelspiel einsetzen, z. B. Äpfelchen-Spiel.
- Was hörst du: klo**pf**en oder stam**pf**en? – Abwechselnd ein Geräusch machen, der andere rät, was er gehört hat.
- Es regnet und die Tro**pf**en fallen auf … – Kleine Steine auf Bilder rieseln lassen, Tropfen drucken oder Klebepunkte verwenden.

PF-Auslaut

- Was ist im To**pf**? – Kleine Töpfe mit verschiedenen Materialien füllen (Erbsen, Nudeln, Reis, Sand ...). Je einen Topf schütteln und raten, was drin ist.
- Der Clown bekommt einen ... Kno**pf**. – Verschiedene Knöpfe (klein, groß, glänzend etc.) auf einen Clown legen/kleben. (Bildvorlage s. Arbeitsheft S. 13)
- hü**pf** – Frosch-Hüpfen z. B. mit dem Flohspiel oder Frösche aus Papier falten.

PFL-Anlaut

- Ich **pfl**ücke ... – Regelspiele einsetzen, z. B. Obstgarten, Äpfelchen-Spiel. Variation: Schlaraffenland, d. h. an eine Leine Bilder mit Wäscheklammern aufhängen, diese abwechselnd pflücken.
- Ich **pfl**anze ... – Mit den Pflanzen aus dem Bilderbuch „Mein Spielbuch. Im Garten“ hantieren.

PL-Anlaut

- **Pl**atsch – Angelspiel aufbauen und die Fische ins Wasser werfen.
- **Pl**umps – Freies Spiel mit Spielfiguren und Spielplatz. Die Figuren klettern und springen auf /plumps/ herunter.
- Was ist unter der **Pl**ane? – Als Kim-Spiel spielen, d. h. Bilder/Gegenstände werden offen auf den Tisch/Boden gelegt. Ein Spielpartner legt dann ein oder mehrere Bilder/Gegenstände unter die Plane, ohne dass der andere es sieht. Der Spielpartner rät, was fehlt.

PR-Anlaut

- Ein **Pr**inz hat ... – Eine Figur aufmalen, verschiedene Dinge ausschneiden und aufkleben oder aufmalen, die ein Prinz haben kann.
- **Pr**obier mal, ob du das kannst. – Abwechselnd macht einer dem anderen ein Kunststück/einen Zaubertrick vor, der andere versucht, diesen nachzumachen.
- Ich **pr**esse ... platt. – Verschiedene Figuren aus Knete formen, diese anschließend platt drücken.

c) Der Laut W

Symbol: Staubsauger

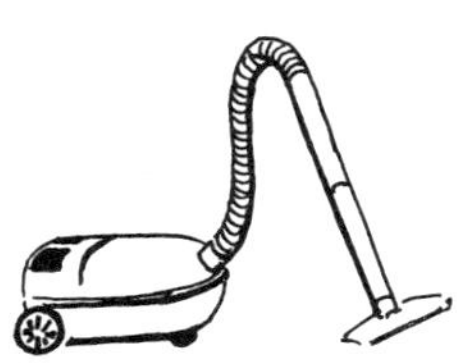

HINWEIS

Gute Zwerchfellspannung erforderlich, daher auf guten Sitz/gute Haltung und Spannung achten. – Spielvorschläge zum Auslaut finden sich aufgrund der Auslautverhärtung unter /F/. – Bei Silben im Anlaut eignen sich die Vokale o, u besonders zu Beginn (Wo, Wu).

BEWEGUNG

Sich nach vorne oder oben strecken.

ANBAHNUNG

Ein /u/ sprechen, dann mit dem Zeigefinger die Unterlippe leicht nach innen/oben schieben, so dass sie die Unterkante der oberen Schneidezähne berührt.

LAUT ISOLIERT/SILBEN (s. auch S. 105f)

- Einen Tisch in Bauchhöhe gegen Widerstand auf /w/ von sich wegschieben.
- Sich auf /w/ eine schwere Kiste über den Tisch zuschieben.
- Auf dem Stuhl sitzen, mit dem Fuß auf einen Ball treten, dabei /w/ artikulieren.
- Spuken: Sich gemeinsam im Fersensitz unter einer Decke ducken, die Decke auf /w/ anheben, sich dabei strecken, dann wieder klein machen.
- Hände mit Fingerfarbe anmalen, dann auf /w/ ein Blatt an der Wand/Tür bedrucken.
- Wupp/wumm: Sich einen Ball zurollen oder -prellen.
- Wupp: Auf /w/ mit dem gestreckten Zeigefinger Muggelsteine über den Tisch schieben bis zum Rand, dort auf /-upp/ in eine Kiste stoßen.
- Angelspiel mit Schuhen und Fischen spielen, die Schuhe jeweils auf /weg/ zurück ins Becken werfen.
- Pfeile werfen auf /wupp/, /weg/.
- Mit /owo/, /uwu/ abwechselnd den anderen mit einem Zauberstab in ein Tier verzaubern: /owo/, /uwu/, du bist jetzt eine Katze …
- Geisterjagd: Mit weiten Armbewegungen durchs Zimmer schweben und dabei /uwu/, /owo/ rufen.

WORTEBENE (AN-/INLAUT)

(s. Zusammenstellung der Spiele auf S. 107f und Wortlisten im Anhang)

SATZEBENE/ANLAUT

- **W**o ist das …? – In Bilderbüchern, in denen Einzelteile extra abgebildet sind, abwechselnd Dinge suchen lassen.
- Das kann **w**eg! – Müll sortieren und auf /weg/ in eine Kiste/Tonne werfen.
- Ich **w**ill … treffen. – Abwechselnd Schaumstoffbälle an eine Tafel werfen, auf die verschiedene Bilder gemalt sind.
- **W**as ist das? – Sich einen Gegenstand im Zimmer aussuchen, diesen beschreiben, der andere rät, was gemeint ist.
- **W**o **w**ohnen die Tiere? – Gemeinsam ein Puzzle zusammensetzen und beschreiben.
- **W**elche Tiere leben im **W**ald? – Tiere an eine Filzwand (z. B. Schubi) kleben.
- Der … hat **W**urzeln. – Bäume und Büsche bekommen Wurzeln aus Wolle angeklebt. (Bildvorlage s. Arbeitsheft S. 12)

- **W**er **w**ohnt **w**o? – Gemeinsam Bilderbuch ansehen und beschreiben, z. B. „Unsere große Stadt" von A. Mitgutsch.
- Ich **w**asche die Hose … – Puppenwäsche waschen und aufhängen.
- In unserer **W**ohnung gibt es … – Gemeinsam ein Puppenhaus einrichten.
- **W**as schwimmt im **W**asser? – In einem Beutel sind verschiedene Gegenstände gesammelt, die schwimmen/nicht schwimmen können. Abwechselnd einen Gegenstand ziehen und ins Wasser werfen. (Es eignen sich: Nagel, Klammer, Stein, Korken, Holz, Plastikente, Plastikfische, Geldstück, Plastikball, Boot, Löffel, Becher, Tasse …)
- Ich **w**ünsche mir … – Bilder aus einem Katalog/Prospekt ausschneiden und einen Wunschzettel kleben.
- Auf der **W**eide steht … – Gemeinsames Spiel mit dem Bauernhof. Die Tiere auf die Weide/in den Stall stellen.
  Variation: Tiere ausschneiden und aufkleben. (Bildvorlagen s. Arbeitsheft S. 34)
- Ist das **w**eich oder hart? – Tastdomino spielen und beschreiben, was man fühlt.

SATZEBENE/INLAUT

- Was macht der Lö**w**e? – Der Löwe im Zirkus zeigt verschiedene Kunststücke. Er springt durch den Reifen, er steht auf zwei Beinen etc.
- Die Mö**w**e sieht … – Bilderbücher vom Meer gemeinsam betrachten und dazu erzählen, was die Möwe alles sieht.
- Was darf in die Bade**w**anne? – Verschiedene Spielsachen sortieren und dabei entscheiden, welches davon in die Badewanne darf.

KONSONANTENVERBINDUNGEN

Konsonantenverbindungen /ZW/ unter Laut Z, /SCHW/ unter Laut SCH.

d) Der Laut F

Symbol: Sprühdose

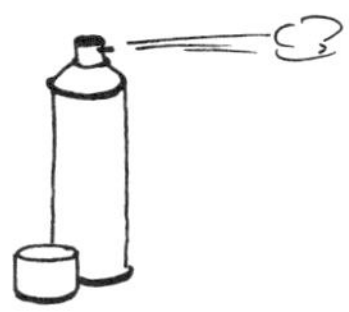

HINWEIS

Wichtig sind vorbereitende bzw. unterstützende Übungen zur Luftstromlenkung (s. Kap. I, S. 16ff). – Es ist eine gute Zwerchfellspannung erforderlich, daher auf Haltung und Spannung achten (s. Kap. IV, S. 98ff).

BEWEGUNG

Fingerspitze des Zeigefingers auf die Daumenkuppe aufsetzen, dann mit leichtem Druck wegschnalzen, auch mit den anderen Fingern möglich.[64]

ANBAHNUNG

Ein /u/ flüstern, dann mit dem Zeigefinger die Unterlippe leicht nach innen/oben schieben, so dass die Unterkante die oberen Schneidezähne berührt.

LAUT ISOLIERT/SILBEN (s. auch S. 105f)

- Muggelsteine auf /f/ über den Tisch schnipsen, versuchen, ein Ziel zu treffen.
- Auf /f/ „Sprühlinien" einer Sprühdose nachziehen.
- Auf /f/ Fahne bunt malen.
- Wattebällchen auf /f/ von der Hand pusten.
- Vogel aufmalen und auf /f/ Federn darauf pusten und festkleben (Bildvorlage s. Arbeitsheft S. 37).
- Konfetti-Bilder: Umrisse von Gegenständen auf ein Blatt zeichnen, mit Klebstoff einstreichen, dann Konfetti auf /f/ von der Hand auf diese Flächen pusten (Bildvorlagen s. Arbeitsheft).
- Ein Flugzeug aus Papier falten und auf /fi/, /fa/ … starten lassen.
- /Fang/ – Sich kleine Bälle oder Reissäckchen zuwerfen.
- Kleine und große Gespenster spuken: /hufu/, /hifi/.
- Eine Kerze flackern lassen auf /oo-f/, /uu-f/ …

WORTEBENE (AN-/AUS-/INLAUT)

(s. Zusammenstellung der Spiele auf S. 107f und Wortlisten im Anhang)

SATZEBENE/ANLAUT

- Wo ist … **v**ersteckt? – In Bilderbüchern abwechselnd Dinge suchen lassen (Such-Bilderbücher, z. B. „Einkaufen mit Mama" von K. Steffens).
- **F**ühl mal die … – Im Tastsack nach Aufforderung abwechselnd bestimmte Gegenstände suchen lassen (z. B. Bürste, Waschlappen, Stofftier …).
  Variation: Ich finde … – Einen Gegenstand im Beutel in die Hand nehmen und diesen erraten.
- Welche **F**arbe hast/brauchst du? – Es eignen sich alle Farbwürfelspiele.
  Variation: Abwechselnd mit dem Farbwürfel würfeln, Bildvorlagen (z. B. Mandalas) entsprechend ausmalen.
- **F**ür dich, **f**ür mich, **f**ür wen? – Lottospiel oder zwei Puzzles einsetzen, die Teile werden jeweils aus einem Krabbelsack gezogen.
- Was **f**ehlt? – Kim-Spiel: Bilder/Gegenstände offen auf den Tisch/Boden legen. Abwechselnd entfernt ein Spielpartner ein oder mehrere Bilder/Gegenstände, der andere rät, was fehlt.
- Ich **f**ahre mit … – Fahrzeuge aufhängen (Filzwand) oder ausschneiden und aufkleben.
  Variation: Aus Bausteinen/Duplo verschiedene Gebäude auf dem Verkehrsteppich bauen, um dorthin zu fahren, Handlungen sprachlich begleiten.

- Such das **F**oto von dem Mann mit der Brille und den lockigen Haaren. – Fotos von Gesichtern aus einer Zeitschrift ausschneiden, auf dem Tisch verteilen und als Ratespiel spielen.
  Variation: Fotos zu Puzzleteilen zerschneiden und wieder zusammensetzen.
- Ich **f**ange die … – Aus dem Zoo sind Tiere ausgerissen. Sie werden auf ein vorbereitetes Blatt gestempelt, die Gehege sind vorgezeichnet oder werden gemeinsam gemalt/geklebt.
- Das ist **F**utter **f**ür … – Freies Spiel mit den Tieren aus dem Zoo, alle Tiere werden gefüttert; Handlungen sprachlich begleiten.
- Welches Tier hat **F**ell/**F**edern? – Ein Bilderbuch, z. B. „Dickes Fell und bunte Federn" gemeinsam betrachten.
  Variation: Jeweils auf die Tiere mit Fell/Federn farbige Steine legen.
- Was hat der Trecker **v**erloren? Was **f**inden wir wieder? – Ein Trecker verliert verschiedene Dinge von seinem Anhänger. (Bildvorlage s. Arbeitsheft S. 36)
- Ein … **V**ogel. – Abwechselnd mit einem Farbwürfel würfeln und die Vögel in der entsprechenden Farbe ausmalen.
- Ein … **F**isch **f**ür mich. – Angelspiel.
- Das ist richtig/**f**alsch. – Abwechselnd ein Situationsbild/eine Bildgeschichte beschreiben, dabei absichtlich Fehler einbauen, der andere kommentiert mit richtig/falsch.
  Variation: Phantasiesätze ausdenken, z. B. Autos haben sieben Räder.
- **V**ier Mal oder **F**ünf Mal – Abwechselnd Aufträge geben, vier- oder fünfmal etwas zu tun, z. B. hüpfen, klatschen, hinsetzen und aufstehen, Ball fangen etc.
- Ein … **F**enster für dieses Haus. – Die Umrisse eines Hauses aufmalen. Quadrate und Rechtecke aus verschiedenfarbigem Papier ausschneiden. Abwechselnd mit dem Farbwürfel würfeln und jeweils ein Fenster in der entsprechenden Farbe auf ein Haus kleben. (Bildvorlage s. Arbeitsheft S. 19)

SATZEBENE/INLAUT

- Ich packe ein … in den Ko**ff**er. – In einen Koffer Gegenstände einpacken, ein Bild malen /kleben. (Bildvorlage s. Arbeitsheft S. 24)
  Variation: Regelspiel „Koffer packen".
- Dieser Kä**f**er hat … Punkte. – Regelspiel (Glückskäfer-Domino) einsetzen.
  Variation: Mit Fingerfarbe auf einen Käfer vier/fünf Punkte drucken.
- Was steckt der Nikolaus in den Stie**f**el? – Gegenstände in den Stiefel malen oder Bilder ausschneiden und aufkleben.
- Ich kau**f**e … – Gemeinsam ein Puzzle zusammensetzen, Handlung sprachlich begleiten.
- Ele**f**anten/A**ff**en/Gira**ff**en haben … – Sich einen Ball zurollen. Immer der, der den Ball rollt, beschreibt ein Tier (z. B. Elefanten haben Rüssel, Affen turnen gern auf Bäumen etc.)

- Der **Aff**e besucht … – Im Zoo ist der Affe ausgerissen und läuft zu den anderen Tieren.
  Variation: Im Käfig sitzt …
- Wo schla**f**en …? – Puzzle zusammensetzen, dabei erzählen, wo die Tiere schlafen. Es können auch absichtlich Fehler eingebaut werden (z. B. Der Vogel schläft in einer Kiste etc.).
- Ich schiebe ein … in den O**f**en. – Wir formen gemeinsam aus Knete Brote, Brötchen, Brezeln etc. und schieben diese in den Ofen.
- Der Drachen bekommt eine … Schlei**f**e. – Papier reißen und auf den Schwanz des Drachen aufkleben/bunte Plättchen auflegen/Schleifen aufmalen. (Bildvorlage s. Arbeitsheft S. 16)
- Das Kleid/der Pullover hat einen … Strei**f**en. – Die Umrisse eines Kleides/Pullovers malen. Abwechselnd mit dem Farbwürfel würfeln und dem Kleid/Pullover jeweils einen Streifen in der Farbe malen, die man gewürfelt hat. (Bildvorlagen s. Arbeitsheft S. 23)

SATZEBENE/AUSLAUT

- Auf dem Bauernho**f** lebt … – Freies Spiel mit dem Bauernhof, Tieren, Geräten und Fahrzeugen. Handlungen sprachlich begleiten.
- Im Dor**f** gibt es … – Gemeinsam ein Bilderbuch betrachten und beschreiben (z. B. „Bei uns im Dorf" von A. Mitgutsch).
- Das Scha**f** frisst … – Ein Schaf aus Pappe herstellen, als Mund ein Loch schneiden, in das Bilder gesteckt werden können.
- Ich lade … auf das Schi**ff**. – Ein Schiff aus Papier falten, mit kleinen Steinen beladen und schwimmen lassen.
- Ein Brie**f** für … – Briefe falten und mit gebastelten Briefmarken bekleben.

KONSONANTENVERBINDUNGEN

Konsonantenverbindungen /PF/ und /PFL/ unter Laut P.

FL-Anlaut

- **Fl**atsch – Kleine Spielsteine vom Tisch schnipsen.
- Auf dem **Fl**ugplatz … – Gemeinsames Spiel mit dem Flugplatz, z. B. Koffer auf das Fließband packen, Flugzeuge rollen in den Hangar oder auf das Flugfeld, der Fluglotse funkt etc.
- Der **Fl**oh hüpft zur … – Abwechselnd mit dem Farbwürfel würfeln, die Flöhe auf die Pappkreise in der gewürfelten Farbe hüpfen lassen (Flohspiel).
- Die **Fl**asche zeigt auf … – Flaschendrehen.
- Was kann **fl**iegen? – Gemeinsam ein Puzzle (z. B. „Was fliegt") zusammensetzen und dazu erzählen.

- **Fl**ieg zum Land der Kreise/Vierecke und bring mir … mit. – Aus Seilen auf dem Boden Kreise legen. In jeden Kreis kommen ein Symbol (Kreis/Viereck) und Bildkarten. Abwechselnd Aufträge geben, die der andere ausführt.
- Die Hexe bekommt einen … **Fl**icken. – Abwechselnd mit dem Farbwürfel würfeln und einer Hexe einen Flicken in der gewürfelten Farbe auf das Kleid malen. (Bildvorlage s. Arbeitsheft S. 20)
  Variation: Flicken aus Papier mit einer Zackenschere ausschneiden und aufkleben.
- Auf dem **Fl**oß liegen … Das **Fl**oß legt ab. – Aus einem blauen Tuch/Filz einen Fluss bauen. Auf einem Floß werden verschiedene Dinge über den Fluss transportiert.
  Variation: Gemeinsam ein Floß malen, dann verschiedene Sachen darauf malen oder ausschneiden und aufkleben.
- Der Vogel **fl**iegt zu … – Einen Vogel aus Pappe ausschneiden, oben einen Schlitz einschneiden, in den ein als Ziehharmonika gefaltetes Blatt gesteckt wird. Der Vogel fliegt zu verschiedenen Gegenständen, die im Raum verteilt sind.

FR-Anlaut

- Der … **fr**isst … – Tiere in Gruppen zusammenstellen und Futter verteilen (z. B. Glanzpapier verschiedener Farbe in kleine Stücke zerreißen/zu kleinen Kugeln rollen, Getreidekörner etc.).
- Brauchen wir … zum **Fr**ühstück? – Handpuppen wollen gemeinsam den Tisch decken und suchen in einer Kiste, was sie zum Frühstück brauchen. In der Kiste liegen auch andere Dinge (z. B. Werkzeug, Kleidung etc.).
- Im **Fr**ühling gibt es … – Ein Bilderbuch gemeinsam betrachten.
- Was ziehe ich an, wenn ich **fr**iere? – Aus Teppichfliesen/Zeitungen einen Weg legen. Sich abwechselnd Dinge ausdenken, die man anziehen kann, wenn man friert. Nach jedem Satz darf man einen Schritt weiter gehen.
- Die **Fr**au hat … – Gemeinsam aus einem Katalog verschiedene Gegenstände ausschneiden und aufkleben.
- Willst du mein **Fr**eund sein? – Gemeinsam ein Bilderbuch betrachten und erzählen (z. B. „Die kleine Maus sucht einen Freund“ von E. Carle)

e) Der Laut M

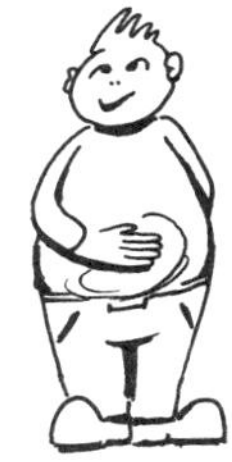

Symbol: Etwas schmeckt besonders gut!

HINWEIS

Wichtig sind vorbereitende Übungen zur Sensibilisierung und Stärkung der Lippenmuskulatur (s. Kap. I, S. 16f).

BEWEGUNG

Einander gegenüber sitzen, die Handflächen aneinander legen und abwechselnd leichten Druck nach vorn ausüben.

Besonders für den Auslaut: Druck der Handflächen nach unten.

ANBAHNUNG

Ein /a/ phonieren, dabei die Lippen aufeinanderlegen, Stimmgebung hält an.

LAUT ISOLIERT/SILBEN (s. auch S. 105f)

- Einander gegenüber sitzen, sich einen Ball zurollen, das Rollen des Balles auf /m/ begleiten.
- Bären (zwei Stofftiere) unterhalten sich durch Brummen auf /m/ mit unterschiedlicher Intonation und Länge.
- Auf /a-m/, /u-m/ mit den Händen auf den Tisch drucken.

WORTEBENE (AN-/AUS-/INLAUT)

(s. Zusammenstellung der Spiele auf S. 107f und Wortlisten im Anhang)

SATZEBENE/ANLAUT

- Wo ist die **M**aus? – Eine Maus im Zimmer verstecken und suchen lassen.
- Welche Farbe hat der **M**aler benutzt? – Abwechselnd mit dem Farbwürfel würfeln und auf den Kittel des Malers einen Klecks in der entsprechenden Farbe malen.
- Was sehen wir am **M**eer? – Gemeinsam ein Bilderbuch betrachten. Farbige Steine auf die Bilder legen, dazu erzählen.

SATZEBENE/INLAUT

- Was ist im Ei**m**er? – Drei Gegenstände aussuchen und unter ein Tuch legen. Jeweils einen Gegenstand in den Eimer legen, ohne dass der andere es sieht, den Eimer schütteln und raten lassen, was drin ist.
- Was machst du, wenn du bei der O**m**a bist? – Bilderbuch erzählen (z. B. „Bei Oma und Opa“ von M. Scharff-Kniemeyer, A. Stohner).
- Ich neh**m**e … mit. – Wir wollen verreisen und packen gemeinsam unseren Koffer.

SATZEBENE/AUSLAUT

- Was kann ich machen, wenn es war**m**/kalt ist? – Aus Teppichfliesen einen Weg legen. Sich abwechselnd Dinge ausdenken, die man tun kann, wenn es warm ist (schwimmen, draußen spielen etc.). Nach jedem Satz darf man einen Schritt weiter gehen.
- Ein … Stein für den Tur**m**. – Abwechselnd mit dem Farbwürfel würfeln und Steine in der entsprechenden Farbe zu einem Turm zusammenbauen.

- Auf dem Bau**m** sitzt ..../Auf dem Bau**m** wächst ... – Einen Baum malen, dessen Äste mit Tieren oder Obst bestückt werden können. Die Gegenstände können ausgeschnitten und aufgeklebt oder gestempelt werden. (Bildvorlage s. Arbeitsheft S. 12)
  Variation: Bäume nach Jahreszeiten gestalten – Auf dem Baum liegt Schnee. – Der Baum ist kahl.
  Variation: Welche Tiere haben ein Nest im Baum? Der Rabe wohnt im Baum.

KONSONANTENVERBINDUNGEN

Konsonantenverbindungen /SCHM/ unter Laut SCH.

3 Laute der zweiten Artikulationszone

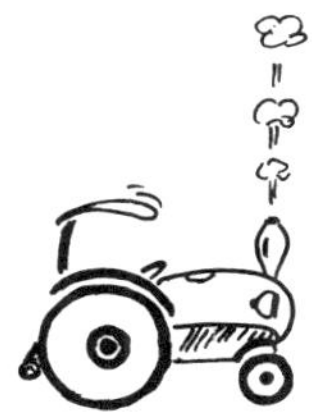

a) Der Laut D

Symbol: Treckermotor d-d-d-d

HINWEIS

Wichtig sind vorbereitende mundmotorische Übungen vor allem für die Zungenspitze sowie Übungen zur auditiven Differenzierung.

Spielvorschläge zum Auslaut finden sich aufgrund der Auslautverhärtung unter /t/.

BEWEGUNG

Druck der Finger- oder Fußspitzen an einen Gegenstand oder vorsichtiger, geführter Druck der Fingerspitzen nach oben. Wichtig ist der Aufbau von Feinspannung, z. B. durch Pinzettengriff.

ANBAHNUNG

Ein /n/ bilden, sich kurz die Nase zuhalten, den Luftstrom jedoch nicht anhalten. Den Verschluss auf /d/ lösen.

LAUT ISOLIERT/SILBEN (s. auch S. 105f)

- Die Schlange bekommt ein Muster: Aus Knete eine Schlange rollen, mit den Fingern auf /d/ Vertiefungen eindrücken.
- Wo ist ...? /Da/ mit dem gestreckten Zeigefinger etwas berühren.
- Drucken auf /d/ auf ein Bild, das an der Wand hängt (z. B. Regentropfen).

WORTEBENE (AN-/ INLAUT)

(s. Zusammenstellung der Spiele auf S. 107f und Wortlisten im Anhang)

SATZEBENE/ANLAUT

- In **d**er **D**ose ist … – Jeweils eine Dose schütteln und raten, was drin ist. Als Hilfe liegen Bildkarten oder Gegenstände/Beispiele auf dem Tisch.
  Variation: Als Kim-Spiel, das Kind soll raten, welche der Gegenstände auf dem Tisch jetzt fehlen und in die Dose gepackt wurden.
- **D**as **D**ach bekommt … Ziegel. – Auf einem Dach die Dachziegel anmalen: Mit dem Farb- und Zahlenwürfel würfeln, entsprechend der gewürfelten Zahl und Farbe dann die Ziegel anmalen. (Bildvorlagen s. Arbeitsheft S. 14, 19)
- **D**er **D**ino bekommt eine Zacke. – Einen Dinosaurier aus Pappe ausschneiden. Er bekommt Zacken, indem Wäscheklammern aufgesteckt werden.[65] (Bildvorlage s. Arbeitsheft S. 15)
  Variation: kleine Dreiecke ausschneiden und als Zacken aufkleben.
- Im **D**orf gibt es … – Gemeinsam ein Bilderbuch ansehen (z. B. „Bei uns im Dorf" von A. Mitgutsch). Spielsteine auf verschiedene Bilder verteilen. Abwechselnd würfeln, die Steine wegnehmen und erzählen, was im Dorf zu sehen ist.

SATZEBENE/INLAUT

- Was hängt am Fa**d**en? – Karten auf dem Boden verteilen und diese angeln.
- Auf der Wei**d**e steht … – Gemeinsames Spiel mit dem Bauernhof. Die Tiere auf die Weide/in den Stall stellen.
  Variation: Tiere ausschneiden und aufkleben/stempeln.
- Eine … Fe**d**er für diesen Vogel. – Abwechselnd mit dem Farbwürfel würfeln. Je nach gewürfelter Farbe Federn auf verschiedene Vögel verteilen.
- In meinem La**d**en gibt es … – Gemeinsam einen Kaufladen einrichten, Handlung sprachlich begleiten.
  Variation: Puzzle „Kaufladen".
- Fin**d**est du … ? – Abwechselnd Dinge auf einem Situationsbild oder im Bilderbuch suchen (z. B. „Sachen suchen" von E. Scherbarth).
- Welche Tiere leben unter der Er**d**e? – Gemeinsam ein Bilderbuch betrachten und erzählen (z. B. „Licht an. Tiere unter der Erde" von M. Delafosse).

KONSONANTENVERBINDUNGEN

DR-Anlaut

- **Dr**ei Mal oder Ein Mal – Abwechselnd Aufträge geben, drei- oder einmal etwas zu tun, z. B. hüpfen, klatschen, hinsetzen und aufstehen, Ball fangen etc.
- Der **Dr**achen bekommt eine … Schleife. – Papier reißen und auf den Schwanz des Drachen aufkleben/bunte Plättchen auflegen/Schleifen aufmalen. (Bildvorlage s. Arbeitsheft S. 16)

- Du bist **dr**an. – Es eignen sich alle Regelspiele.
- Flieg zum Land der Kreise/**Dr**eiecke und bring mir … mit. – Aus Seilen auf dem Boden Kreise legen. In jeden Kreis kommen ein Symbol (Kreis/Dreieck) und Bildkarten. Abwechselnd Aufträge geben, die der andere ausführt.
- Was gibt es **dr**in/**dr**außen? – Aus Teppichfliesen/Zeitungen einen Weg legen. Sich abwechselnd Dinge ausdenken, die drin/draußen zu finden sind. Nach jedem Satz darf man einen Schritt weiter gehen.
- Oben**dr**auf – Stapelmännchen, Packesel als Regelspiel spielen, jeden Zug sprachlich begleiten.
- Ich **dr**ucke … – Gemeinsam ein Stempelbild erstellen.
- Im Land der **Dr**eiecke sind alle … **dr**eieckig. – Gemeinsam ein Bild gestalten, Anregungen gibt das Buch „Lisas Reise“ von P. Maar.

b) Der Laut T

Symbol: Tropfender Wasserhahn

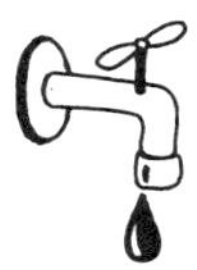

HINWEIS

Wichtig sind vorbereitende mundmotorische Übungen vor allem für die Zungenspitze sowie Übungen zur auditiven Differenzierung. – Auf gute Haltung und Körperspannung achten (s. Kap. IV, S. 98ff).

BEWEGUNG

Zur Anbahnung eignen sich Bewegungen mit Impuls nach vorn/oben, z. B. Finger- oder Fußspitzen drücken an einen Gegenstand oder Fingerspitzen drücken nach oben. Wichtig ist der Aufbau von Feinspannung, z. B. durch Pinzettengriff.

ANBAHNUNG

Ein /n/ bilden, sich die Nase zuhalten, dabei den Luftstrom nicht anhalten. Den Verschluss auf /t/ lösen.

Tipp zur Anbahnung
Bewusstmachen des Artikulationspunktes durch Antippen mit einem Spatel oder Eisstift.

LAUT ISOLIERT/SILBEN (s. auch S. 105f)

- Igel: Aus Knete eine Kugel formen, auf /t/ Zahnstocher in die Kugel drücken, so dass sie wie Stacheln eines Igels aussehen (die Zahnstocher mit dem Pinzettengriff anfassen).
- Jeder tippt immer wieder einen Luftballon auf /t/ mit einem Finger an, um ihn möglichst lange in der Luft zu halten.[66]
- Seifenblasen auf /t/ mit dem Finger anstoßen, so dass sie zerplatzen.

- Kleine Schaumstoffbälle mit gestrecktem Arm auf /t/ in einen hochgehaltenen Papierkorb oder Reifen werfen.
- Im „Storchengang“ über eine Reihe von Fröschen oder Pfützen (blaues Papier) steigen, jedes Mal zuerst die Zehenspitzen aufsetzen, dabei /t/ artikulieren.
- Einen Klotz mit der Fußspitze auf /t/ durch einen Parcours schieben (Fechterstellung).
- Im Zirkus: Auf Zehenspitzen auf einem Seil, das auf dem Boden liegt, balancieren, jeden Schritt mit /t/ begleiten.
- Vögel füttern: Auf einem Blatt sind Vögel gemalt, die gefüttert werden sollen. Abwechselnd wird gewürfelt, wie viele Körner der Vogel fressen darf. Die gewürfelte Anzahl wird mit einem Filzstift/Wachsmalstift auf /t/ gedruckt.
- Buntpapierschnipsel auf /t/ mit der Fingerspitze zu Bildern aufkleben.
- Daumen in Fingerfarbe tauchen, die anderen Finger der Reihe nach damit berühren, dann die Finger auf /t/ über das Papier laufen lassen.
- Verkehr/Unfall: Gemeinsames Spiel auf dem Verkehrsteppich – Autos hupen auf /tut/, Polizei und Feuerwehr auf /tatü-tata/.
- Setzsteine im Pinzettengriff weitersetzen auf /ti/, /ta/, es eignen sich alle Farb-Würfelspiele. (Bildvorlage s. Arbeitsheft S. 39)
- Der kleine Indianer lernt vom Großen die Indianersprache: /ta-te, ta-ta/. Einer spricht einen Rhythmus vor, der andere imitiert, jede Silbe auf einer Trommel begleiten.

WORTEBENE (AN-/AUS-/INLAUT)

(s. Zusammenstellung der Spiele auf S. 107f und Wortlisten im Anhang)

SATZEBENE/ANLAUT

- Was ist in der **T**asche? – Gemeinsam eine Tasche auspacken, in der Spielgegenstände oder Bildkarten sind.
  Variation: Ich packe meine Tasche …
- Mein **T**ier hat Flügel, lange Beine … – als Ratespiel spielen.
- Was ist unter dem **T**isch? – Kim-Spiel, d. h. einer nimmt einen Gegenstand vom Tisch und hält ihn unter den Tisch, der andere rät, was es ist.
- Ich male ein … an die **T**afel. – Gemeinsam ein Bild an der Tafel gestalten.
- Ein … Stein für den **T**urm. – Abwechselnd mit dem Farbwürfel würfeln und Steine in der entsprechenden Farbe zu einem Turm zusammenbauen.
- Das kommt in die **T**onne. – Wir räumen auf und stecken alle Spielsachen in eine Tonne.
- **T**or! – Tore abstecken und versuchen, einen Softball in das Tor des Gegners zu werfen/schießen.
- Was ist im **T**opf? – Kleine Töpfe mit verschiedenen Materialien füllen (Erbsen, Nudeln, Reis, Sand …). Je einen Topf schütteln und raten, was drin ist.

SATZEBENE/INLAUT

- Was ist im Beu**t**el? – Gemeinsam einen Beutel auspacken, in dem Spielgegenstände oder Bildkarten sind.
- Lo**tt**a kann …, kannst du das auch? – Abwechselnd Bewegungen ausdenken und vormachen, der andere probiert, diese nachzumachen (z. B. auf einem Bein hüpfen, rückwärts balancieren, ein Gedicht aufsagen etc.).
- Das ro**t**e Au**t**o fährt zur … – Gemeinsames Spiel auf dem Verkehrsteppich, Handlungen sprachlich begleiten.
- Ich packe in die Tü**t**e. – Einkaufen spielen und alle Waren einpacken.
- Worauf kann man kle**tt**ern? – Aus Teppichfliesen/Zeitung einen Weg legen. Sich abwechselnd Dinge ausdenken, auf die man klettern/nicht klettern kann. Nach jedem richtigen Satz darf man einen Schritt weiter gehen.
- Wie viele Perlen für die Ke**tt**e? – Abwechselnd mit dem Zahlenwürfel würfeln und jeweils so viele Perlen auf eine Kette fädeln, wie Punkte gewürfelt wurden. Variation: Eine Kette aufmalen und jeweils so viele Perlen bestempeln/drucken, wie Punkte gewürfelt wurden.
- Diese No**t**e male ich … – Noten aufmalen, abwechselnd mit dem Farbwürfel würfeln und immer eine Note in der gewürfelten Farbe ausmalen.

SATZEBENE/AUSLAUT

- Wer ha**t** einen Bar**t**/einen Hu**t**? – In einem Bilderbuch/einer Zeitschrift möglichst viele Männer suchen, die einen Bart/Hut haben.
- Der Baum ha**t** ein Bla**tt**. – Einen Baum ohne Blätter malen, dann mit Fingerfarbe Blätter an die Äste stempeln. (Bildvorlage s. Arbeitsheft S. 12)
- Das Klei**d** ha**t** einen … Streifen. – Die Umrisse eines Kleides malen. Abwechselnd mit dem Farbwürfel würfeln und dem Kleid jeweils einen Streifen in der Farbe malen, die man gewürfelt hat. (Bildvorlage s. Arbeitsheft S. 23)
- Was ist aus Gol**d**? – Aus Goldfolie verschiedene Dinge falten oder ausschneiden.
- Ich sehe ein … in der Sta**dt**. – Gemeinsam ein Bilderbuch betrachten (z. B. „Unsere große Stadt" von A. Mitgutsch).
- War das leise oder lau**t**? – Abwechselnd ein Geräusch machen/ein Klanginstrument spielen, der andere beschreibt mit laut/leise.
- Ich lade … auf das Boo**t**. Das Boo**t** legt ab. – Aus einem blauen Tuch/Filz einen Fluss bauen. Auf einem Boot werden verschiedene Dinge über den Fluss transportiert.
  Variation: Gemeinsam ein Boot malen, dann verschiedene Sachen darauf malen oder ausschneiden und aufkleben.
- Ich male … auf das Zel**t**. – Als Vorlage ein Indianerzelt malen, einzelne Muster beginnen, abwechselnd die begonnenen Muster weiter zeichnen. Beschreiben, was auf das Zelt gemalt wird. (Bildvorlage s. Arbeitsheft S. 21)

- Ist das weich oder har**t**? – Tastdomino spielen und beschreiben, was man fühlt.
- Im Urwal**d** finde ich … – Auf einem Suchbild/Bilderbuch vom Urwald verschiedene Dinge benennen, mit Farbsteinen belegen.

KONSONANTENVERBINDUNGEN

Konsonantenverbindungen /ST/-In- und Auslaut unter Laut S, /ST/-Anlaut und /STR/ unter Laut SCH.

TR-Anlaut

- Ich **tr**effe jetzt ein … – Bilder auf eine Tafel malen, dann mit einem Schaumstoffball auf die Bilder zielen.
- Ich **tr**inke aus … – In einen Schrank verschiedene Gegenstände malen, aus denen man trinken kann. (Bildvorlage s. Arbeitsheft S. 32)
- **Tr**i-**tr**a-**tr**alala, der Kasper kommt. – Theaterspiel mit Handpuppen, Rollen tauschen.
- Der **Tr**ecker **tr**ansportiert … – Ein Trecker mit Anhänger lädt Sachen auf und bringt diese an einen anderen Ort.
  Variation: Bilder ausschneiden und aufkleben. (Bildvorlage s. Arbeitsheft S. 36)
- **Tr**ip-**tr**ap: Es eignen sich alle Würfelspiele, Zwerge als Setzsteine auf /trip-trap/ weitersetzen. (Bildvorlage s. Arbeitsheft S. 39)
- Aus diesem **Tr**opfen wird … – Mit einer Kerze Punkte auf ein Blatt tropfen. Aus den Tropfen Phantasiegestalten malen.
- Ich höre die **Tr**ommel/**Tr**iangel. – Einer schließt die Augen, der andere spielt entweder auf der Trommel oder auf der Triangel und fragt: „Was hörst Du?"
- Ich **tr**age … zur Scheune/aufs Feld. – Einer ist der Esel, der sich im Vierfüßlerstand vom Bauern etwas auf den Rücken legen lässt, das er dann wegtragen soll.[67]
- Ich **tr**effe … – Einen Ball zu verschiedenen Gegenständen rollen.

c) Der Laut S

HINWEIS

Wichtig sind vorbereitende Übungen zur Luftstromlenkung und zur Beweglichkeit und Sensibilisierung vor allem der Zungenspitze (s. Kap. I, S. 16ff). Zahnwechsel beachten. – Vorbereitende und begleitende Übungen zur auditiven Differenzierung sind besonders wichtig (s. Kap. II, S. 39ff). – Immer wieder Lockerungsübungen einschieben, da sich die Kinder im Mundbereich leicht zu sehr anspannen (s. Kap. IV, S. 98ff).

BEWEGUNG

Armbewegung waagerecht zur Seite unterstützt Zungenbreite und „Lachmund". Die Feinspannung (Pinzettengriff) unterstützt den Spannungsaufbau im Mundbereich. – Keine impulsiven, sondern weite, fließende Bewegungen. – Fingerspitzen- und Zehenspitzenübungen unterstützen die Spannung in der Zungenspitze und die erforderliche Zwerchfellspannung.

ANBAHNUNG

Die Entscheidung, ob ein apikales oder dorsales /s/ angebahnt wird, liegt beim Therapeuten. Wir erwähnen hier nur die aktiven Anbahnungsmethoden, mit denen wir gute Erfahrungen gemacht haben.

- F-S-Methode: Ein /f/ sprechen, dabei die Unterlippe nach unten wegziehen, zunächst mit dem Zeigefinger, später aktiv ohne Hilfe.
- T-S-Methode: Zungenspitze an die Innenfläche der unteren Schneidezähne legen und ein /t/ sprechen. Bei geöffneten Zahnreihen entsteht ein Reibegeräusch, werden die Zahnreihen jetzt geschlossen, entsteht ein /s/.

Tipps zur Feinkorrektur

- /s/ in einen Strohhalm blasen bewirkt Zentrierung des Luftstroms.
- Hörbar ein- und ausatmen durch den leicht geöffneten Mund bei geöffneten Zahnreihen, dabei mit den Backenzähnen leicht auf die Zungenränder beißen. Kalte Luft verstärkt Lagegefühl der Zunge/Bewusstmachen der medialen Rinne.
- Breitziehen der Lippen („Lachmund") verschärft den Klang.

Der Laut S/stimmhaft

Symbol: Biene summt

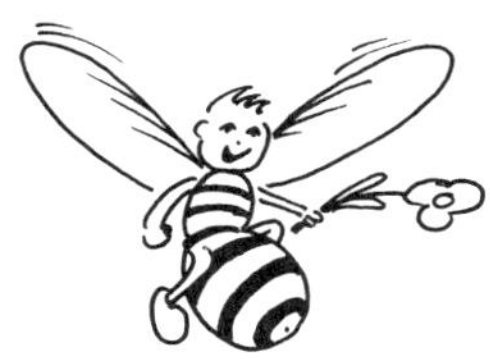

HINWEIS

Spielvorschläge zum Auslaut finden sich aufgrund der Auslautverhärtung unter /s-stimmlos/.

LAUT ISOLIERT/SILBEN (s. auch S. 105f)

- Mit einem Farbwürfel würfeln. Wir sind Bienen und fliegen zu Blumen der jeweils gewürfelten Farbe mit /s/ (Arme waagerecht ausgestreckt), später /sum/, und sammeln Honig (auf den Blumen liegen Steine, die eingesammelt werden können).
- Eine Biene fliegt zu anderen Tieren auf dem Bauernhof auf /s/, auf Pinzettengriff achten.
- Die kleine Biene lernt von der großen Biene die Bienensprache, dabei fliegen beide von Blume zu Blume, die Flügel (Arme) werden waagerecht zur Seite ausgestreckt.
- Sup-sip: Indianerpfeile zwischen Daumen und Zeigefinger halten und wegschießen.

- /so/ Ball zu Kegeln rollen.
- Sim salabim: Wir zaubern Dinge vom Tisch, der andere soll raten, was fehlt (Kim-Spiel).
- /se/, /si/, su/, /so/ – Ein Gummiband zwischen Daumen und Zeigefinger spannen, jeweils auf eine Silbe leicht nach außen dehnen.

WORTEBENE (AN- UND INLAUT)

(s. Zusammenstellung der Spiele auf S. 107f und Wortlisten im Anhang)

SATZEBENE/ANLAUT

- Ich **s**ehe/**s**uche ... – Auf einem Situationsbild/in einem Bilderbuch verschiedene Gegenstände suchen.
- Ich **s**ehe etwas, das ist ... – Gegenstände im Zimmer beschreiben, der andere rät, was gemeint ist.
- **S**uch mir mal ... – Dem anderen Aufträge geben.
- Im **S**ack ist ... – Fühlspiel, Gegenstände ertasten.
- Das **S**egelboot bekommt ein ... **S**egel. – Abwechselnd mit dem Farbwürfel würfeln und ein Segel in der entsprechenden Farbe anmalen. (Bildvorlage s. Arbeitsheft S. 33)
- Ich werfe eine ... in den **S**ee. – Wir legen aus Bausteinen/Seilen die Umrisse eines Sees und werfen verschiedene Dinge in den Kreis.
  Variation: Bilder statt Gegenstände verwenden, die mit einer Büroklammer versehen sind, so dass sie hinterher aus dem See geangelt werden können.
  Variation: Ich sehe ... am, im See. – Suchbild oder Bilderbuch beschreiben, bereits genannte Dinge mit Steinen abdecken.
  Variation: Gemeinsam ein Klebebild erstellen, indem Dinge ausgeschnitten und aufgeklebt werden. (Bildvorlage s. Arbeitsheft S. 33)
- **S**ieger! – Es eignen sich alle Wettspiele. Wer zuerst fertig ist, ruft laut: Sieger!.
- **S**im **s**alabim – hier ist ein ... – Aus Knete einfache Figuren formen oder Gegenstände/Bilder aus einem Hut zaubern.
- Was ist aus **S**ilber? – Aus Silberfolie kleine Gegenstände falten/schneiden.
- Der **S**eemann fängt Fische, er hat ... im Netz. – Ein Netz malen, verschiedene Bilder ausschneiden und auf das Netz kleben. (Bildvorlage s. Arbeitsheft S. 18)
- **S**ieben mal – Abwechselnd Aufträge geben, siebenmal etwas zu tun, z. B. hüpfen, klatschen, hinsetzen und aufstehen, Ball fangen etc.
- Die **S**ocken sind ... – Viele Socken hängen auf einer Wäscheleine. Abwechselnd mit dem Farbwürfel würfeln und immer ein Paar in der gewürfelten Farbe anmalen.
- Im **S**ommer kann ich ... – Aus Teppichfliesen/Zeitungen einen Weg legen. Sich abwechselnd Dinge ausdenken, die man im Sommer machen kann. Nach jedem Satz darf man einen Schritt weiter gehen.

SATZEBENE/INLAUT

- Was erlebt der kleine Hase im Kindergarten?/Was macht der Hase? – Gemeinsam ein Bilderbuch betrachten und erzählen (z. B. „Der kleine Hase im Kindergarten" von A. Flad)
- Was ist in der Dose? – Ratespiel: Jeweils eine Dose schütteln und raten, was drin ist. Als Hilfe liegen Bildkarten oder Gegenstände/Beispiele auf dem Tisch.
  Variation: Als Kim-Spiel, das Kind soll raten, welche der Gegenstände auf dem Tisch jetzt fehlen und in die Dose gepackt wurden.
- Auf der Wiese gibt es ... – Gemeinsames Spiel mit dem Bauernhof. Die Tiere auf die Weide/in den Stall stellen.
  Variation: Stempelbild erstellen.
- Ich mache eine Reise. Auf die Insel nehme ich ... mit. – Koffer packen oder malen/kleben. (Bildvorlage s. Arbeitsheft S. 24)
- In der Vase stehen ... – Blumen aus Papier falten. Eine Vase aufmalen und die Blumen darüber kleben. Stängel an die Blumen malen.
- War das leise oder laut? – Abwechselnd ein Geräusch machen/ein Klanginstrument spielen, der andere beschreibt mit laut/leise.
- Esel, trage mir ... nach Hause. – Einer ist der Esel, der viele Dinge vom Markt nach Hause tragen muss.
- Die Hose hat einen ... Flicken. – Abwechselnd mit dem Farbwürfel würfeln und auf eine Hose einen Flicken in der gewürfelten Farbe malen.
  Variation: Flicken aus Papier mit einer Zackenschere ausschneiden und aufkleben.
- Im Land der Riesen gibt es ... – Wir malen das Land der Riesen und Zwerge. Dort ist alles besonders klein/groß.
- Flieg ins Land der Kreise/Vierecke und bring mir ... mit. – Aus Seilen auf den Boden Kreise legen. In jeden Kreis kommen ein Symbol (Kreis/Viereck) und Bildkarten. Abwechselnd Aufträge geben, die der andere ausführt.

Der Laut S/stimmlos

Symbol: Schlange zischt

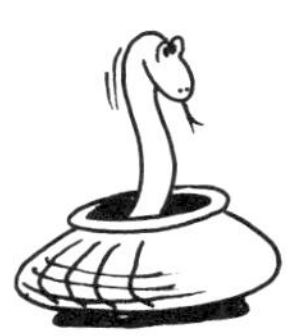

LAUT ISOLIERT/SILBEN (s. auch S. 105f)

- Schlangen malen, die Zungen werden zum Schluss gemalt. Das Malen der Zungen mit /s/ begleiten.
- Wollfäden als Schlangen kriechen auf /s/.
- Schlangen auf /s/ mit einem Muster (z. B. zick-zack) bemalen. (Bildvorlage s. Arbeitsheft S. 31)

- Watte zwischen Daumen und Zeigefinger ziehen auf /s/, dann schneien lassen.
- Kreise und Schlangenlinien auf /s/ malen.
- Aus /s/ ein Gummi spannen, auf /t/ dann wegschießen.
- Sandbild: Umrisse von Bildern auf ein Blatt zeichnen, mit Klebstoff einstreichen. Sand zwischen Daumen und Zeigefinger auf /s/ auf das Bild rieseln lassen und mit den Fingerspitzen andrücken. (Bildvorlagen s. Arbeitsheft)

WORTEBENE (AUS- UND INLAUT)

(s. Zusammenstellung der Spiele auf S. 107f und Wortlisten im Anhang)

SATZEBENE/INLAUT

- Ich **ess**e gerne … – Obst/Gemüse u. a. aus Prospekten ausschneiden und aufkleben.
- Drin oder drau**ß**en? – Aus Teppichfliesen/Zeitung einen Weg legen. Sich abwechselnd Dinge ausdenken, die drin/draußen zu finden sind. Nach jedem Satz darf man einen Schritt weiter gehen.
- Wo ist die Ta**ss**e? – Abwechselnd eine Tasse im Raum verstecken, die der andere dann suchen soll.
- Das Me**ss**er schneidet … – Dinge aufmalen, die man mit einem Messer schneiden kann.
- Was schwimmt im Wa**ss**er? – In einem Beutel sind verschiedene Gegenstände gesammelt, die im Wasser schwimmen/nicht schwimmen können. Abwechselnd einen Gegenstand ziehen und ins Wasser werfen. (Es eignen sich: Nagel, Klammer, Stein, Korken, Holz, Plastikente, Plastikfische, Geldstück, Plastikball, Boot, Löffel, Becher, Tasse …)
- Was ist in der Schü**ss**el? – Schüsseln mit verschiedenen Materialien füllen (Erbsen, Nudeln, Murmeln, Sand …). Je eine Schüssel schütteln und raten, was drin ist.
- Ich gie**ß**e Wa**ss**er in … – Mit einer Kanne Wasser in verschiedene Becher/Tassen gießen.
- Was erlebt der kleine Ei**s**bär? – Bilderbücher vom kleinen Eisbär betrachten und erzählen oder selber Abenteuer ausdenken (z. B. „Kleiner Eisbär nimm mich mit!" von H. de Beer).

SATZEBENE/AUSLAUT

- Wa**s** war da**s**? – Mit verschiedenen Klanginstrumenten Geräusche machen, der andere rät, was es war.
- Auf dem Flo**ß** liegen … – Das Flo**ß** legt ab. – Aus einem blauen Tuch/Filz einen Fluss bauen. Auf einem Floß werden verschiedene Dinge über den Fluss transportiert.
  Variation: Gemeinsam ein Floß malen, dann verschiedene Sachen auf das Floß malen oder ausschneiden und kleben.

- Wo ist die Maus? – Eine Maus verstecken, die der andere suchen soll.
- Wer fährt mit dem Bus? – Steine in die Mitte legen. Für jede Idee darf man sich einen Stein nehmen.
- Mein Fuß fühlt ein … – Einige Gegenstände auf den Boden legen und mit geschlossenen Augen mit dem Fuß spüren, was es ist (z. B. Ball, Baustein, Stock etc.).
- Im Haus ist … – Gemeinsam ein Puppenhaus einrichten, Handlungen sprachlich begleiten.
- Was ist groß/klein? – Wir malen das Land der Riesen und Zwerge. Dort ist alles besonders klein/groß.
- Das … ist nass. – Ein Regenbild (Tropfen) mit Fingerfarbe drucken.
- Welche Tiere fressen Gras? – Gemeinsames Spiel mit dem Bauernhof, Handlungen sprachlich begleiten.

KONSONANTENVERBINDUNGEN

ST-Inlaut

- Das Haus hat … Fenster. – Die Umrisse eines Hauses aufmalen. Quadrate und Rechtecke aus verschiedenfarbigem Papier ausschneiden. Abwechselnd mit dem Farbwürfel würfeln und jeweils ein Fenster in der entsprechenden Farbe auf ein Haus kleben. (Bildvorlage s. Arbeitsheft S. 19)
- In der Wüste gibt es keine … – Aus Teppichfliesen/Zeitungen einen Weg legen. Sich abwechselnd Dinge ausdenken, die drin/draußen zu finden sind. Nach jedem Satz darf man einen Schritt weiter gehen.
- Ich male ein Muster auf das Zelt. – Als Vorlage ein Indianerzelt malen, einzelne Muster beginnen, abwechselnd die begonnenen Muster weiter zeichnen. Beschreiben, was auf das Zelt gemalt wird (z. B. Kreise, Zacken etc.). (Bildvorlage s. Arbeitsheft S. 21)
- Gestern habe ich … – Sich einen Ball zurollen, jedes Mal ein Erlebnis ausdenken und erzählen.
- Aus einer Kastanie wird ein … – Etwas aus Kastanien basteln oder diese Dinge aufmalen.
- Was ist in der Kiste? – Kim-Spiel, d. h. verschiedene Gegenstände liegen auf dem Boden. Abwechselnd nimmt einer einen/mehrere Gegenstände weg und steckt sie in eine Kiste. Der andere rät, was fehlt.
- Ein Osterei bekommt ein Muster. – Eier aufmalen, auf die Eier dann verschiedene Muster malen.
  Variation: Abwechselnd mit dem Farbwürfel würfeln und die Eier entsprechend der gewürfelten Farbe anmalen.
  Variation: Bilderbuch gemeinsam betrachten und erzählen (z. B. „Hoppel und der Osterhase“ von K. Siegenthaler, M. Pfister)

ST-Auslaut

- Wo **ist** …? – Suchbild von A. Mitgutsch oder Bilderbuch.
- Der Vogel sitzt in diesem Ne**st**. – Nester aus Wollfäden auf ein Papier kleben. Vögel ausschneiden und in die Nester setzen.
  Variation: Wie viele Eier liegen im Nest? – Eier aus Papier ausschneiden und in die Nester kleben.
- Der dumme Augu**st** hat … – Ein Bild vom Clown anmalen, Knöpfe ankleben, Flicken auf die Kleidung setzen. (Bildvorlage s. Arbeitsheft S. 13)
  Variation: Der dumme August macht Kunststücke, wir machen sie nach.
- Am A**st** hängt … – Einen Baum aufmalen, daran verschiedene Dinge hängen, wie im Schlaraffenland. (Bildvorlage s. Arbeitsheft S. 12)
- Po**st** für … – Briefe malen, Umschläge falten und kleben und Streichholzschachteln einpacken. Puppen oder Stofftiere im Raum verteilen und die Post austragen. Die Handlung sprachlich begleiten.
- Das pa**sst** … pa**sst** nicht. – Memory/Lotto/Puzzle als Regelspiel spielen.

SP-Inlaut

- Was Ka**sp**er erlebt … – Freies Spiel mit Handpuppen.
  Variation: Bilderbücher von Kasper Mütze gemeinsam erzählen.

d) Der Laut Z

Symbol: Aus einem Reifen entweicht Luft

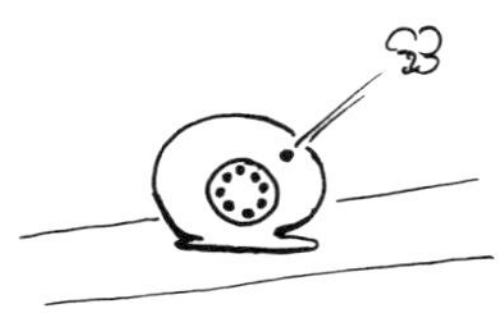

HINWEIS

Auf eine gute Haltung und Körperspannung achten (Zwerchfellspannung). – Spannungsaufbau ähnlich wie bei /t/, die korrekte Bildung des /t/ ist Voraussetzung für das /z/, da es eine Kombination von /t+s/ ist.

BEWEGUNG

Zur Anbahnung eignen sich Bewegungen mit Impuls nach vorn/oben, dabei drücken Finger- oder Fußspitzen an einen Gegenstand; so wird Feinspannung aufgebaut.

Tipp zur Anbahnung

Bewusstmachen des Artikulationspunktes durch Antippen mit einem Spatel oder Eisstift.

LAUT ISOLIERT/SILBEN (s. auch S. 105f)

- Aus Knete einen Reifen oder Kugeln formen und in diese mit einem Zahnstocher auf /t-s/ Löcher stechen, dabei den Zahnstocher gezielt mit dem Pinzettengriff anfassen.

- Einen Zahnstocher mit Pinzettengriff festhalten und aus der Dose nehmen, danach auf /z/ in eine Knetkugel stecken.
- Bunte Märchenwolle auf /z/ oder /zieh/ aus einer Tüte ziehen.
- Papierflieger falten und auf /z/ fliegen lassen.
- Buntes Papier auf /z/ in Streifen reißen, dann daraus ein Bild kleben.
- /zack/ – Pfeile oder Reissäckchen an die Wand werfen.
- Fenster auf ein Blatt malen, dafür Gardinen o. ä. ausschneiden, mit den Fingerspitzen festkleben/andrücken, dabei /zu/ artikulieren.

SATZEBENE/ANLAUT

- Im **Z**oo gibt es … – Gemeinsames Spiel mit dem Zoo, Handlung sprachlich begleiten.
  Variation: Puzzle oder Situationsbild (Bildvorlage s. Arbeitsheft S. 38)
  Variation: Bei den Zebras im Zoo gibt es … – Gehege bauen, Tiere einstellen, Tätigkeiten sprachlich begleiten.
- Ich **z**aubere … herbei. – Aus Knete einfache Figuren formen oder Gegenstände/Bilder aus einem Hut zaubern.
- Das **Z**elt hat … – Als Vorlage ein Indianerzelt malen, einzelne Muster beginnen, abwechselnd die begonnenen Muster weiter zeichnen. Beschreiben, was auf das Zelt gemalt wird. (Bildvorlage s. Arbeitsheft S. 21)
- Die **Z**iege frisst … – Eine Ziege aufmalen und ausschneiden, als Mund ein Loch schneiden, in das Bilder gesteckt werden können.
  Variation: Ziege aufmalen, Bilder ausschneiden und aufkleben.
- **Z**eig mal, ob du das auch kannst. – Wir sind im Zirkus und probieren verschiedene Kunststücke aus (z. B. auf dem Seil balancieren, auf einem Bein hüpfen, einen Ball hochwerfen und wieder auffangen etc.).
- In diesem **Z**immer steht … – Gemeinsam ein Puppenhaus einrichten, Handlungen sprachlich begleiten.
  Variation: Bilderbuch ansehen und erzählen (z. B. „Rundherum in meiner Stadt“ von A. Mitgutsch).
- Ich male … Striche auf den **Z**aun. – Einen Zaun aufmalen, den wir neu anstreichen wollen. Abwechselnd mit dem Farb- und Zahlenwürfel würfeln und so viele Striche in der gewürfelten Farbe auf den Zaun malen, wie Punkte gewürfelt wurden.

SATZEBENE/INLAUT

- Die Ka**tz**e sucht … – Bilder von Gegenständen (z. B. Käse, Milch, Maus, Wolle etc.) auf den Boden legen. Einer versteckt einen oder mehrere Gegenstände im Zimmer, die die Katze (Stofftier) dann suchen soll.
- Eine Bre**z**el für … – Brezeln buntmalen, ausschneiden und verteilen.
  Variation: Aus Knete Brezeln formen und diese in den Ofen schieben.

- Was ist auf der Kre**uz**ung passiert? – Gemeinsames Spiel auf dem Verkehrsteppich, Handlungen sprachlich begleiten (z. B. Unfall, Polizei kommt, ein Lkw hat eine Panne etc.).
- Im De**z**ember ist … – Einen Weihnachtsbaum malen, an dem Kugeln hängen. Sich abwechselnd Dinge ausdenken, die zum Dezember passen (Nikolaus, Weihnachten, Winter). Nach jedem richtigen Satz darf man eine Kugel anmalen.
- Was schwimmt im O**z**ean? – Aus Teppichfliesen/Zeitungen einen Weg legen. Sich abwechselnd Dinge ausdenken, die es im/auf dem Ozean gibt. Nach jedem Satz darf man einen Schritt weiter gehen.
  Variation: Mit Wasserfarbe ein Bild malen vom Ozean, Dinge aufmalen/aufkleben.

SATZEBENE/AUSLAUT

- War dieser Ton lang oder kur**z**? – Abwechselnd mit Klanginstrumenten Töne verschiedener Länge vorspielen, der andere beschreibt, was er gehört hat.
- Was hat der Fischer im Ne**tz**? – Ein Netz malen, verschiedene Bilder ausschneiden und auf das Netz kleben (z. B. Schuhe, Fische, Dosen etc.). (Bildvorlage s. Arbeitsheft S. 18)
- Ein … Pil**z**. – Pilze aufmalen, abwechselnd mit dem Farbwürfel würfeln und jeweils einen Pilz in der entsprechenden Farbe ausmalen.

KONSONANTENVERBINDUNGEN

ZW-Anlaut

- Am **Zw**eig hängt … – Einen Baum aufmalen, daran verschiedene Dinge hängen (aufkleben), wie im Schlaraffenland. (Bildvorlage s. Arbeitsheft S. 12)
- **Zw**ei Mal oder drei Mal – Abwechselnd Aufträge geben, zwei- oder dreimal etwas zu tun, z. B. hüpfen, klatschen, hinsetzen und aufstehen, Ball fangen etc.
- Bei den **Zw**ergen gibt es … – Wir malen das Land der Riesen und Zwerge. Dort ist alles besonders klein/groß.
- Die **Zw**illinge brauchen alles doppelt, also **zw**ei Bälle, Pullis etc. – Spielsteine in die Mitte legen. Jeder, der eine Idee hat, was die Zwillinge brauchen, nennt diese und darf sich dafür einen Stein nehmen.
- Leg den Ball **zw**ischen zwei Autos. – Abwechselnd Aufträge geben, die der andere ausführen soll (z. B. leg einen Stift zwischen zwei Stühle).

e) Der Laut X

HINWEIS

Spannungsaufbau ähnlich wie bei /k/, die korrekte Bildung des /k/ ist Voraussetzung für das /x/, da es eine Kombination von /k+s/ ist.

X-Inlaut

- Die He**x**e bekommt einen … Flicken. – Abwechselnd mit dem Farbwürfel würfeln und einer Hexe einen Flicken in der gewürfelten Farbe auf das Kleid malen. (Bildvorlage s. Arbeitsheft S. 20)
  Variation: Flicken aus Papier mit einer Zackenschere ausschneiden und aufkleben.
- Das Ta**x**i fährt zu … – Gemeinsames Spiel auf dem Verkehrsteppich, Handlungen sprachlich begleiten.
- Wir mi**x**en … – In einem Wasserglas verschiedene Wasserfarben verrühren.

X-Auslaut

- Was Feli**x** alles erlebt. – Bilderbücher vom Hasen Felix ansehen und erzählen.
- Fu**chs** – Bilderbuch betrachten und erzählen (z. B. „Ich bin der kleine Fuchs“ von de Haën)
- Kle**cks** – Mit einer Kerze Wachstropfen auf ein Papier klecksen, daraus Phantasiebilder gestalten.
- Ma**x** geht in den Zoo und sieht … – Gemeinsames Spiel/Situationsbild vom Zoo, Max besucht die verschiedenen Tiere.

f) Der Laut SCH

Symbol: Rauch aus dem Schornstein

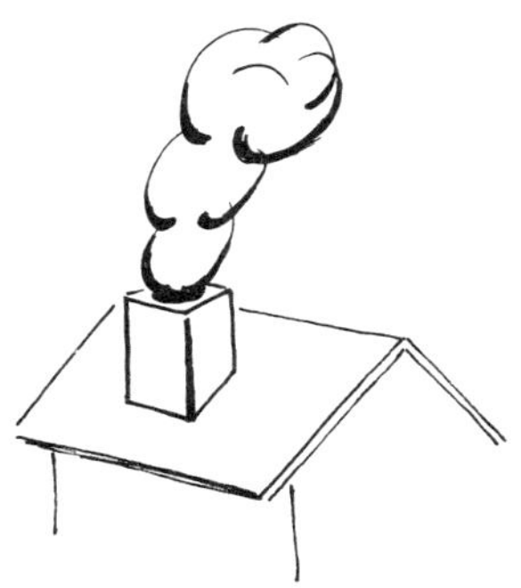

HINWEIS

Vorbereitende Übungen zur Lippenbeweglichkeit und zur Luftstromlenkung. Begleitende Übungen zur auditiven Differenzierung.

BEWEGUNG

Druck der Hand- und Fuß-Außenkanten, Bewegung nach vorn.

ANBAHNUNG

- Über /t/: Mehrmals hintereinander ein /t/ sprechen, dabei die Lippen nach vorn stülpen, ein /sch/ entsteht.
- Über /ch1/: /Ich/ flüstern, dann Lippen vorstülpen und die Zahnreihen schließen, ein /sch/ entsteht.

Tipp zur Anbahnung
Mit Zeigefinger und Daumen einen Kreis bilden, die Lippen an diese Rundung anlegen.

LAUT ISOLIERT/SILBEN (s. auch S. 105f)

- Sich als Zug aneinander hängen und auf /sch/ durch den Raum fahren. Der Vordermann drückt die Handflächen leicht aneinander, die Handaußenkanten zeigen nach unten. Der Zug kann auch durch einen Zauberwald fahren, dann die Bewegung mit Silben begleiten.[68]
- Schienen vormalen, auf /sch/ dann die Schwellen einfügen. Abwechselnd mit dem Zahlenwürfel würfeln und so viele Schwellen malen, wie Punkte gewürfelt wurden.
- Schienen für die Eisenbahn aufbauen. Jedes Anlegen einer Schiene mit /sch/ begleiten.
- Auf /sch/ Fliegen verscheuchen.
- Auf /sch/ Rauch aus Schornsteinen malen. (Bildvorlage s. Arbeitsheft S. 14)
- Einer aufgemalten Lok Dampf malen, das Malen mit /sch/ begleiten.
- Einem Fisch auf /sch/ Schuppen malen. (Bildvorlage s. Arbeitsheft S. 17) Variation: Muggelsteine auf die Schuppen legen und mit dem Farbwürfel abwürfeln. Die Steine auf /sch/ wegnehmen.
- Schieb! Fingerfarbe an die Handkanten streichen, die Handkanten (Handflächen parallel zueinander) auf ein Papier setzen und nach vorne schieben mit der Vorstellung, eine schwere Kiste wegzuschieben.
- Ball zurollen auf /schu/, /scho/ etc.
- Das Spiel „Tempo, kleine Schnecke“ als Regelspiel spielen, jeden Zug mit einer Silbe begleiten.
- Zaubern auf /schi-scha-schu/: Gegenstände/Bilder aus einem Hut zaubern.
- Ein Papierflugzeug falten und auf /sch/ fliegen lassen.
- Auf den Fuß-Außenkanten um einen Reifen laufen, jeden Schritt mit /sch/ begleiten.

WORTEBENE (AN-/AUS-/INLAUT)

(s. Zusammenstellung der Spiele auf S. 107f und Wortlisten im Anhang)

SATZEBENE/ANLAUT

- Die **Sch**uhe sind … – Im Schuhgeschäft werden Schuhe sortiert und in ein Regal geklebt/gemalt. Abwechselnd mit dem Farbwürfel würfeln und ein Paar Schuhe in der entsprechenden Farbe anmalen.
- Ich **sch**icke … einen Brief. – Briefe falten und mit gebastelten Briefmarken bekleben.
- Das **Sch**af frisst … – Ein Schaf aus Pappe herstellen, als Mund ein Loch schneiden, in das Bilder gesteckt werden können.
- Ich lade … auf das **Sch**iff. – Ein Schiff aus Papier falten, mit kleinen Steinen beladen und schwimmen lassen.
- In der **Sch**eune ist/steht … – Gemeinsames Spiel mit dem Bauernhof, Handlungen sprachlich begleiten, jeden Abend werden Geräte und Fahrzeuge zurück in die Scheune gebracht.

- Im **Sch**aufenster ist .... – Bilder aus Katalog/Prospekt ausschneiden und in ein Schaufenster kleben.
- In der **Sch**ule gibt es ... – Aus Teppichfliesen/Zeitungen einen Weg legen. Sich abwechselnd Dinge ausdenken, die es in der Schule gibt (Stühle, Tafel etc.). Nach jedem Satz darf man einen Schritt weiter gehen.
- Ich **sch**enke dir ... – Für jede Idee darf man eine Streichholzschachtel über den Tisch zum Gegenüber pusten.
- Ich **sch**icke einen Brief/ein Paket an ... – Briefe malen, Umschläge falten und kleben und Streichholzschachteln einpacken. Puppen oder Stofftiere im Raum verteilen und die Post/die Pakete austragen.
- Das ... kommt in die **Sch**ale. – Verschiedene Gegenstände mit Plastikobst mischen, dann sortieren, das Obst kommt in die Schale (z. B. Obst/Gemüse, Spielzeug, Werkzeug).
- Was ist in der **Sch**üssel? – Schüsseln mit verschiedenen Materialien füllen (Erbsen, Nudeln, Murmeln, Sand ...). Je eine Schüssel schütteln und raten, was drin ist.
- Auf dem **Sch**irm ist ... – Schirme aufmalen, diese dann bunt gestalten (z. B. stempeln, ausmalen, Muster malen, Formen aufkleben etc.).

SATZEBENE/INLAUT

- Die Fla**sch**e zeigt auf ... – Flaschendrehen.
- In der Ta**sch**e ist ... - Kim-Spiel, d. h. verschiedene Gegenstände/Bilder auf den Tisch legen. Eins/mehrere wegnehmen und in die Tasche stecken. Der andere rät, was fehlt.
- Was ist in der Ta**sch**e? – Gemeinsam eine Tasche auspacken, in der Spielgegenstände oder Bildkarten sind; oder die Dinge ertasten.
  Variation: Ich packe meine Tasche ...
- Ich wün**sch**e mir ... – Bilder aus einem Katalog/Prospekt ausschneiden und einen Wunschzettel kleben.
- Ich wa**sch**e die Hose ... – Puppenwäsche waschen und aufhängen.
- Ich habe ein Ge**sch**enk für dich, es ist ... – Eine kleine Schachtel als Geschenk verpacken. Einen Gegenstand beschreiben, hat der andere diesen erraten, wird die Schachtel über den Tisch gepustet und der andere ist an der Reihe, ein Geschenk zu beschreiben.
- Der Fi**sch**er fängt ... – In ein Netz Dinge malen/kleben, die der Fischer gefangen hat. (Bildvorlage s. Arbeitsheft S. 18)

SATZEBENE/AUSLAUT

- Was ist unter dem Ti**sch**? – Kim-Spiel, d. h. einer nimmt einen Gegenstand vom Tisch und hält ihn unter den Tisch, der andere rät, was es ist.
- Der Fi**sch** bekommt eine ... Schuppe. – Abwechselnd mit dem Farbwürfel würfeln und dem Fisch eine Schuppe in der entsprechenden Farbe anmalen. (Bildvorlage s. Arbeitsheft S. 17)

Variation: Bilderbuch gemeinsam ansehen und erzählen (z. B. „Der Regenbogenfisch“ von M. Pfister).

- Das ist richtig/fal**sch**. – Abwechselnd ein Situationsbild/eine Bildgeschichte beschreiben, dabei absichtlich Fehler einbauen, der andere kommentiert mit richtig/falsch.
  Variation: Phantasiesätze ausdenken, z. B. Autos haben sieben Räder.
- Mein Fro**sch** hüpft auf … – Frösche auf Bilder/Puzzleteile hüpfen lassen. Wurde getroffen, darf man sich das Bild/Puzzleteil nehmen.
- Was hörst du hinter dem Bu**sch**? – Einer hockt sich hinter den Tisch (Busch) und macht ein Geräusch, das der andere raten soll (z. B. trommeln, klatschen, singen etc.).

KONSONANTENVERBINDUNGEN

SCHL-Anlaut

- Die **Schl**ange bekommt … Zacken. – Schlangen aufmalen. Abwechselnd mit dem Farb- und Zahlenwürfel würfeln und einer Schlange in der gewürfelten Farbe so viele Muster malen, wie Punkte gewürfelt wurden. (Bildvorlage s. Arbeitsheft S. 31)
- Gehe einmal durchs Zimmer, dabei sollst du **schl**eichen. – Dem anderen Aufträge geben, was er tun soll (schleichen, schlafen, d. h. Kopf auf die Hände legen oder hüpfen).
- Der Drachen bekommt eine … **Schl**eife. – Papier reißen und auf den Schwanz des Drachen aufkleben/bunte Plättchen auflegen/Schleifen aufmalen. (Bildvorlage s. Arbeitsheft S. 16)
- Ich möchte durch die **Schl**euse. – Gemeinsames Spiel mit Hafen/Schleuse, Handlungen sprachlich begleiten (bezahlen, Schleusenwärter öffnet etc.).
- Im **Schl**araffenland gibt es … – Einen Baum aufmalen, dessen Äste gefüllt werden können mit allen Dingen, die es im Schlaraffenland gibt. Die Gegenstände können ausgeschnitten und aufgeklebt oder gestempelt werden. (Bildvorlage s. Arbeitsheft S. 12)

SCHM-Anlaut

- Her mit dem **Schm**uck! – Rollenspiel mit Handpuppen und einer Schatzkiste.
  Variation: einfachen Schmuck auf Gold- oder Silberpapier basteln/ausschneiden.
- Der **Schm**etterling fliegt zur … Blume. – Blumen im Zimmer verteilen. Abwechselnd mit dem Farbwürfel würfeln und einen Schmetterling zu einer Blume in der entsprechenden Farbe fliegen lassen.
- Ich **schm**inke dieses Gesicht. – Gesichter aufmalen, die wir dann gemeinsam z. B. als Indianer schminken.

- Ich **schm**ücke … – Das Zimmer mit Stücken von Luftschlangen oder den Tisch mit gebastelten Blumen o. ä. schmücken.
  Variation: Einen aufgemalten Tannenbaum schmücken, indem Kugeln aufgestempelt werden.
- Wir **schm**uggeln … über den Fluss. – Aus einem blauen Tuch/Filz einen Fluss bauen. Auf einem Schiff werden verschiedene Dinge über den Fluss geschmuggelt.
  Variation: Gemeinsam ein Schiff malen, dann verschiedene Sachen darauf malen oder ausschneiden und aufkleben.
- Mir **schm**eckt … – Mit jedem Satz einen Ball zum Gegenüber rollen.

SCHN-Anlaut

- **Schn**ipp-**schn**app – Jedes Aufdecken der Karten mit /schnipp/ begleiten, sobald zwei gleiche Karten offen liegen, bekommt derjenige die Karten, der als erster /schnipp-schnapp/ gerufen hat.
- **Schn**app – Eine Handpuppe, z. B. ein Krokodil, schleicht sich an etwas heran und frisst es auf (Korken, Perlen, Bausteine).
- Die **Schn**ecke kriecht. – Regelspiel „Tempo, kleine Schnecke“ einsetzen.
- Im **Schn**ee kann man … – Gemeinsam ein Bilderbuch betrachten, Muggelsteine auf die Bilder legen und abwürfeln (z. B. „Bei uns im Dorf“ von A. Mitgutsch).
- Was ist **schn**eller? – Bildkarten (z. B. Tiere, Fahrzeuge) umgedreht auf den Boden legen. Abwechselnd immer zwei Karten umdrehen und sagen, was/wer schneller ist.
- Das Messer/die Schere **schn**eidet … – Dinge aufmalen, die man mit dem Messer/der Schere schneiden kann.

SP-Anlaut

- Die kleine **Sp**inne spinnt ihr Netz. – Das Bilderbuch „Die kleine Spinne spinnt und schweigt“ von E. Carle gemeinsam ansehen und erzählen.
- Ich **sp**üle … – Kinder-/Plastikgeschirr spülen.
- Ich **sp**iele gern mit … – Wir richten gemeinsam ein Spielwarengeschäft ein, indem wir Bilder aus einem Katalog ausschneiden und diese in einen Schrank kleben. (Bildvorlage s. Arbeitsheft S. 32)
- Ich sehe … im **Sp**iegel. – In einen Spiegel sehen und beschreiben, was man hinter sich im Spiegel sieht.

SPR-Anlaut

- Kannst du … **spr**ingen? – Abwechselnd Aufträge geben, der andere versucht, diese auszuführen (z. B. seitwärts, vorwärts, rückwärts, auf einem Bein, weit springen).
- Wie viel **Spr**ossen für die Leiter? – Abwechselnd mit dem Zahlenwürfel würfeln und einer Leiter so viele Sprossen malen, wie Punkte gewürfelt wurden.

SCHR-Anlaut

- Was ist im **Schr**ank? – Einen Schrank aufmalen, verschiedene Gegenstände ausschneiden und in den Schrank kleben. (Bildvorlage s. Arbeitsheft S. 32)
- Die **Schr**anke geht auf/zu. – Gemeinsames Spiel auf dem Verkehrsteppich/mit der Eisenbahn, Handlungen sprachlich begleiten.
- Die **Schr**auben gehören zusammen. – Gleiche Schrauben in Schachteln sortieren.

St-Anlaut

- **St**ipp-**st**app – Es eignen sich alle Würfelspiele, als Spielfiguren Zwerge einsetzen, jeden Zug mit einer Silbe begleiten. (Bildvorlage s. Arbeitsheft S. 39)
- **St**efan bekommt ein … zum Geburtstag. – Aus Teppichfliesen/Zeitungen einen Weg legen. Sich abwechselnd Dinge ausdenken, die man verschenken kann. Nach jedem Satz darf man einen Schritt weiter gehen.
- Ich male mit dem **St**ift einen … **St**ern. – Sterne aufmalen. Abwechselnd mit dem Farbwürfel würfeln und mit der Farbe malen, die gewürfelt wurde.
- Der … kommt in den **St**all. – Gemeinsames Spiel mit dem Bauernhof/Tieren. Am Abend kommen alle Tiere zurück in den Stall.
- Wo ist der **St**ein? – Ratespiel: In welcher Hand ist der Stein?
- Was **st**eckt der Nikolaus in den **St**iefel? – Gegenstände in den Stiefel malen oder Bilder ausschneiden und aufkleben.
- Ein **St**empel auf diesen Brief. – Briefe falten, mit gebastelten Briefmarken bekleben und diese dann abstempeln.

STR-Anlaut

- Die **Str**ümpfe sind … – Viele Strümpfe hängen auf einer Wäscheleine. Abwechselnd mit dem Farbwürfel würfeln und immer ein Paar in der gewürfelten Farbe anmalen.
- Das Kleid/der Pullover/die Hose hat einen … **Str**eifen. – Die Umrisse eines Kleides/Pullovers malen. Abwechselnd mit dem Farbwürfel würfeln und dem Kleid/Pullover jeweils einen Streifen in der Farbe malen, die man gewürfelt hat. (Bildvorlagen s. Arbeitsheft S. 23)
- Ein … **Str**ich für den Zaun. – Einen Zaun aufmalen, den wir neu anstreichen wollen. Abwechselnd mit dem Farb- und Zahlenwürfel würfeln und so viele Striche in der gewürfelten Farbe auf den Zaun malen, wie Punkte gewürfelt wurden.
- Auf der **Str**aße fährt/über die Straße geht … – Gemeinsames Spiel auf dem Verkehrsteppich, Handlungen sprachlich begleiten.
- Am **Str**and sehe ich … – Ein Situationsbild vom Strand ansehen, Dinge beschreiben und den anderen suchen lassen.

SCHW-Anlaut

- Was ist **schw**erer? – Bildkarten umgedreht auf den Boden legen. Abwechselnd immer zwei Karten umdrehen und sagen, was schwerer ist.
- Das ... kann **schw**immen. – In einem Beutel sind verschiedene Gegenstände gesammelt, die schwimmen/nicht schwimmen können. Abwechselnd einen Gegenstand ziehen und ins Wasser werfen. (Es eignen sich: Nagel, Klammer, Stein, Korken, Holz, Plastikente, Plastikfische, Geldstück, Plastikball, Boot, Löffel, Becher, Tasse ...)
- **Schw**upp – etwas in eine Kiste werfen.
- Das **Schw**ein frisst ... – Ein Schwein aus Pappe herstellen, als Mund ein Loch schneiden, in das Bilder gesteckt werden können.
- Was ist alles **schw**arz? – Auf einem Situationsbild/in einem Bilderbuch möglichst viele Dinge suchen, die schwarz sind.

SCHW-Inlaut

- Was macht das Meer**schw**einchen? – Das Bilderbuch „Ich bin das kleine Meerschweinchen" von A. Fechner gemeinsam ansehen und erzählen.

g) Der Laut N

HINWEIS

Voraussetzung sind eine gute Zungenbeweglichkeit und -spannung. – Auf eine gute Haltung und Spannung achten (Zwerchfellspannung). Wichtig ist ein freier Nasen- und Rachenraum.

BEWEGUNG

Einander gegenüber sitzen, die Fingerspitzen aneinanderlegen und abwechselnd leichten Druck nach vorn ausüben.

ANBAHNUNG

Zungenlage wie bei /l/, zunächst den Mund weit öffnen, dann die Zahnreihen schließen. Die Zungenspitze bleibt dabei am gleichen Punkt liegen.

Tipp zur Anbahnung
Bewusstmachen des Artikulationspunktes durch Antippen mit einem Spatel/Eisstift.

LAUT ISOLIERT/SILBEN (s. auch S. 105f)

- Ni-na-no: Gegenstände aus einem Hut zaubern.
- Im Zirkus: Auf Zehenspitzen laufen, dabei mit Kegeln oder Stäben mit Bändern Kreise in die Luft zeichnen, mit /n/ begleiten.
- Sich auf /n/ einen Ball zuprellen, dabei auf Zehenspitzen stehen.
- Nein: Abwechselnd Spaßsätze ausdenken, der andere antwortet mit ja oder nein und prellt dabei dem anderen einen Ball zu.
- Wir packen einen Koffer. Brauchen wir ...? Ja oder nein?

WORTEBENE (AN-/AUS-/INLAUT)

(s. Zusammenstellung der Spiele auf S. 107f und Wortlisten im Anhang)

SATZEBENE/ANLAUT

- Ich **n**ehme ... – Memory oder Lotto einsetzen.
- Das ... ist **n**ass. – Wir waschen Puppenkleidung und hängen sie danach auf die Leine, dabei möglichst auf Zehenspitzen stehen.
- Wer hat ein **N**est im Baum? – Einen Baum malen, in dessen Äste Nester gemalt werden. (Bildvorlage s. Arbeitsheft S. 12)
  Variation: Wie viele Eier sind im Nest? – Abwechselnd mit dem Zahlenwürfel würfeln und so viele Eier in ein Nest malen/kleben, wie Punkte gewürfelt wurden.
- Das habe ich **n**eu gekauft. – Abwechselnd etwas aus der Tasche ziehen und dem anderen zeigen, was wir neu gekauft haben.
- Leg den Teddy **n**eben die Puppe. – Abwechselnd Aufträge geben, die der andere ausführen soll (z. B.: Leg einen Stift neben den Stuhl).
- Das **N**ilpferd frisst ... – Ein Nilpferd aus Pappe herstellen, als Mund ein Loch schneiden, in das Bilder gesteckt werden können.
- Der Fischer hat ... im **N**etz. – Ein Netz malen, verschiedene Bilder ausschneiden und auf das Netz kleben (z. B. Schuhe, Fische, Dosen etc.). (Bildvorlage s. Arbeitsheft S. 18)
- Die Raupe **N**immersatt. – Bilderbuch „Die kleine Raupe Nimmersatt" von E. Carle gemeinsam ansehen und erzählen.
- Im **N**ebel sehe ich kein ... – Aus Teppichfliesen/Zeitung einen Weg legen. Sich abwechselnd Dinge ausdenken, die man nicht/kaum sehen kann, wenn es nebelig ist. Nach jedem Satz darf man einen Schritt weiter gehen.
- Diese **N**ote wird ... – Noten aufmalen. Abwechselnd mit dem Farbwürfel würfeln und immer eine Note in der gewürfelten Farbe anmalen.

SATZEBENE/INLAUT

- Eine Feder für die E**n**te ... – Die Umrisse einer Ente aufmalen. Papier in kleine Stücke reißen/schneiden und der Ente Federn aufkleben, mit den Fingerspitzen andrücken.
- Die Bie**n**e holt Ho**n**ig. – Blumen im Zimmer verteilen, bunte Steine darauf legen. Abwechselnd mit dem Farbwürfel würfeln und einen Stein in der gewürfelten Farbe einsammeln.
- Das kommt in die To**nn**e. – Wir räumen auf und stecken alle Spielsachen in eine Tonne.
- Mei**n**e oder dei**n**e Karte? – Lotto als Regelspiel einsetzen.
- Die Fah**n**e ist ... – Fahnen aufmalen. Abwechselnd mit dem Farbwürfel würfeln und eine Fahne in der Farbe anmalen, die gewürfelt wurde.

- Die Kro**n**e hat … – Eine Krone mit Punkten, ausgeschnittenen Formen etc. schmücken.

SATZEBENE/AUSLAUT

- Ist das groß oder klei**n**? – Bilder umgedreht auf den Boden legen. Immer zwei Karten umdrehen und beschreiben, was groß/klein ist.
- Wo ist der Ma**nn** mit … – Auf einem Situationsbild/Bilderbuch Personen beschreiben, die der andere dann suchen soll.
- Der Ma**nn** hat … – Gemeinsam aus einem Katalog Dinge ausschneiden und aufkleben.
- Das Schwei**n** frisst … – Ein Schwein aus Pappe herstellen, als Mund ein Loch schneiden, in das Bilder gesteckt werden können.
- Ich male … Striche auf den Zau**n**. – Einen Zaun aufmalen, den wir neu anstreichen wollen. Abwechselnd mit dem Farb- und Zahlenwürfel würfeln und so viele Striche in der gewürfelten Farbe auf den Zaun malen, wie Punkte gewürfelt wurden.
- Was ist alles brau**n** oder grü**n**? – Auf einem Situationsbild/in einem Bilderbuch möglichst viele Dinge suchen, die braun/grün sind.
  Variation: Verschiedene Dinge aus einem Beutel ziehen und beschreiben.
- Der Kra**n** hebt die … hoch. – Büroklammern an Bildkarten stecken, so dass sie mit einer Schnur mit einem Magneten gehoben werden können.

KONSONANTENVERBINDUNGEN

Konsonantenverbindungen /SCHN/ unter Laut SCH, /KN/ unter Laut K.

h) Der Laut L

Symbol: La-la-la singen

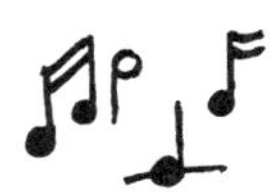

HINWEIS

Wichtig sind Übungen für die Zungenspitze.

BEWEGUNG

Rückwärts schreiten auf /l/, dabei die Knie jeweils anheben (Storch), Drehbewegungen mit den Fingern, der Hand oder den Armen.

ANBAHNUNG

Den Mund weit öffnen, Zungenspitze nach oben hinter die oberen Schneidezähne bringen, Stimmgebung.

Tipps zur Anbahnung
Bewusstmachen des Artikulationspunktes mit dem Eisstift. Oder kleinen Gummiring auf die Zungenspitze legen, diesen an den Artikulationspunkt drücken lassen.

LAUT ISOLIERT/SILBEN (s. auch S. 105f)

- Mit den Fußspitzen Kreise auf dem Boden beschreiben, Bewegung mit /l/ begleiten.
- Spiralen auf /l/ malen, daraus entstehen dann Blumen oder Lutscher.
- Zirkus: mit Keulen Kreise in der Luft beschreiben, Bewegung mit /l/ begleiten.
- Zirkus: rückwärts über ein Seil schreiten, Bewegung mit /l/ begleiten.
- Ein Lied vorsingen, dann nur die Melodie auf la-le-lo singen.
- /los/: Einen Ball wegrollen oder andere Wurfspiele.
- Eine Knetkugel auf /l/ unter der Hand rollen, dann auf /los/ von sich weg rollen.

WORTEBENE (AN-/AUS-/INLAUT)

(s. Zusammenstellung der Spiele auf S. 107f und Wortlisten im Anhang)

SATZEBENE/ANLAUT

- **L**eo der **L**öwe **l**äuft zu … – gemeinsames Spiel mit dem Zoo/Tieren.
- Was ist **l**eicht – was ist schwer? – Bildkarten mischen und auf dem Boden verteilen. Immer zwei Bilder aufdecken, beschreiben, was leichter/schwerer ist.
- In meinem **L**aden gibt es … – Gemeinsam einen Kaufladen einrichten, Handlungen sprachlich begleiten.
- War das **l**eise oder **l**aut? – Abwechselnd ein Geräusch machen/ein Klanginstrument spielen, der andere beschreibt, ob er etwas laut oder leise gehört hat.
- War dieser Ton **l**ang oder kurz? – Abwechselnd mit Klanginstrumenten Töne verschiedener Länge vorspielen, der andere beschreibt, was er gehört hat.
- Ein … **L**utscher für … – Abwechselnd mit dem Farbwürfel würfeln und einen Lutscher in der gewürfelten Farbe ausmalen.
- Wie viel Sprossen für die **L**eiter? – Abwechselnd mit dem Zahlenwürfel würfeln und einer Leiter so viele Sprossen malen, wie Punkte gewürfelt wurden.
- Wo darf ich **l**anden? – Verschiedene Gegenstände sind im Zimmer auf dem Boden verteilt. Jeweils einer fliegt mit dem Flugzeug und fragt den Kontrollturm, wo er landen darf.
- **L**otta kann …, kannst du das auch? – Abwechselnd Bewegungen ausdenken und vormachen, der andere probiert, diese nachzumachen (z. B. auf einem Bein hüpfen, rückwärts balancieren, ein Gedicht aufsagen etc.).
- Geh zum **L**and der Kreise/Vierecke und hol mir … – Aus Seilen auf den Boden Kreise legen. In jeden Kreis kommen ein Symbol (Kreis/Viereck) und Bildkarten. Abwechselnd Aufträge geben, die der andere ausführt.

SATZEBENE/INLAUT

- Diese Tu**l**pe ist b**l**au, ge**l**b … – Blumen aus Papier falten und aufkleben.
- Wer wohnt in der Höh**l**e? – Aus Decken, Kisten o. Ä. eine Höhle bauen, in die Spieltiere gestellt werden.

Variation: Alle Tiere stehen vor der Höhle, einer hat die Augen geschlossen, der andere versteckt ein Tier in der Höhle, der erste rät, welches Tier darin steht.

- Was macht der Elefant? – Bilderbuch „Ich bin der kleine Elefant“ von A. Fechner ansehen und erzählen.
- Ich spiele gerne mit ... – Wir richten gemeinsam ein Spielwarengeschäft ein, indem wir Bilder aus einem Katalog ausschneiden und diese in einen Schrank kleben. (Bildvorlage s. Arbeitsheft S. 32)
- Welche Farbe hat der Maler benutzt? – Abwechselnd mit dem Farbwürfel würfeln und auf den Kittel des Malers einen Klecks in der entsprechenden Farbe malen.
- Das ... kommt in die Schale. – Verschiedene Gegenstände mit Plastikobst/-gemüse mischen, dann sortieren, das Obst/Gemüse kommt in die Schale (z. B. Obst/Gemüse, Spielzeug, Werkzeug).
- Was ist schneller? – Bildkarten (z. B. Tiere, Fahrzeuge) umgedreht auf den Boden legen. Abwechselnd immer zwei Karten umdrehen und sagen, was/wer schneller ist.
- Ich klebe aus Wolle ein ... – Bilder aus Wollfäden herstellen.
- Eine ... Feder für die Eule. – Eine Eule aufmalen. Abwechselnd mit dem Farbwürfel würfeln und eine Feder in der entsprechenden Farbe auf die Eule legen.

SATZEBENE/AUSLAUT

- Ich verreise auf eine Insel und nehme ... mit. – Koffer packen oder malen/kleben. (Bildvorlage s. Arbeitsheft S. 24)
- Eine Brezel für ... – Brezeln buntmalen, ausschneiden und verteilen.
  Variation: Aus Knete Brezeln formen und diese in den Ofen schieben.
- Zwei Mal oder drei Mal – Abwechselnd Aufträge geben, zwei- oder dreimal etwas zu tun, z. B. hüpfen, klatschen, hinsetzen und aufstehen, Ball fangen etc.
- Im Nebel sehe ich kein ... – Aus Teppichfliesen/Zeitungen einen Weg legen. Sich abwechselnd Dinge ausdenken, die man nicht/kaum sehen kann, wenn es nebelig ist. Nach jedem Satz darf man einen Schritt weiter gehen.
- Der Ball rollt zu ... – Mit einem Ball verschiedene Gegenstände treffen.
- Am Himmel fliegt ... – Steine in die Mitte legen, für jede Idee darf man sich einen nehmen.
- Der Deckel gehört zu ... – Deckel Töpfen zuordnen.
- An der Angel hängt ... – Angelspiel.
- Was hörst du, die Trommel oder die Triangel? – Einer schließt die Augen, der andere spielt entweder auf der Trommel oder auf der Triangel, der andere sagt, was er gehört hat.

KONSONANTENVERBINDUNGEN

Konsonantenverbindungen /PL/ und /PFL/ unter Laut P, /BL/ unter Laut B, /FL/ unter Laut F, /SCHL/ unter Laut SCH, /GL/ unter Laut G, /KL/ unter Laut K.

4 Laute der dritten Artikulationszone

a) Der Laut G

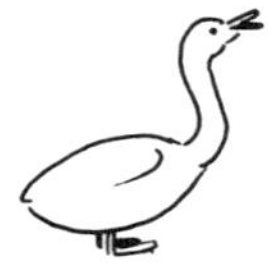

Symbol: Gänse schnattern ga-ga-ga

HINWEIS

Vorbereitende mundmotorische Übungen zur Aktivierung und Sensibilisierung der 3. Artikulationszone. – Spielvorschläge zum Auslaut finden sich aufgrund der Auslautverhärtung unter /k/.

BEWEGUNG

Die Bewegungsrichtung geht von der Körpermitte nach unten, die Spannung wird jeweils kurz gehalten. Da /g/ weniger impulshaft ist als /k/, werden die Bewegungen hier weniger impulshaft ausgeführt. Also nicht prellen, werfen, stoßen, sondern Druck ausüben mit Daumen, Handballen oder Fersen.

ANBAHNUNG

- Mit dem eigenen Finger die Zungenspitze vorn unten herunterdrücken und versuchen, ein /d/ zu sprechen. Da die Zungenspitze festgehalten wird, wölbt sich der Zungenrücken und es entsteht ein /g/.
- Mit einem Spatel die Zungenspitze des Kindes fixieren und es dann zur Artikulation eines /d/ auffordern. Zu beachten ist dabei jedoch, dass der Spatel für das Kind ein Fremdkörper im Mund ist, also behutsam und vorsichtig handeln, nie ohne das Einverständnis des Kindes!

LAUT ISOLIERT/SILBEN (s. auch S. 105f)

- Mit dem Handballen auf /g/ in einen großen Wasserball drücken.
- Fersenabdrücke auf /g/ in Sand oder Knete machen.
- Kartoffeldruck auf /g/.
- Ga-gak: Wir laufen wie Enten, Hühner oder Gänse (Fersengang) und ahmen das Gackern /ga-ga-ga/ nach.
- Gi-go-gu: Sich einander gegenüber sitzen und ein Gespräch auf Silben mit /g/ führen. Bei jeder Silbe mit der Ferse einen Ball eindrücken.

WORTEBENE (AN-/INLAUT)

(s. Zusammenstellung der Spiele auf S. 107f und Wortlisten im Anhang)

SATZEBENE/ANLAUT

- Im **G**arten sind … – Mit den Pflanzen aus dem Bilderbuch „Mein Spielbuch. Im Garten“ hantieren.
- Ich **g**ehe ein Feld vor. – Es eignen sich alle Würfelspiele. (Bildvorlage s. Arbeitsheft S. 39)

- Ich habe ein **G**eschenk für dich, es ist ... – Eine kleine Schachtel als Geschenk verpacken. Einen Gegenstand beschreiben, hat der andere diesen erraten, wird die Schachtel über den Tisch gepustet und der andere ist an der Reihe, ein Geschenk zu beschreiben.
- Ich esse **g**erne ... – Obst/Gemüse u. a. aus Prospekten ausschneiden und aufkleben.
- Bei den **G**iraffen **g**ibt es ... – Gehege bauen, Tiere einstellen, Tätigkeiten sprachlich begleiten.
- **G**ib mir ... – Bilder beschreiben, die offen daliegen. Der andere muss das richtige Bild erraten und weitergeben.
- **G**estern habe ich ... **g**emacht – Sich einen Ball zurollen, jedes Mal ein Erlebnis ausdenken und erzählen.
- Hörst du die **G**itarre, die Trommel oder die **G**eige? – Abwechselnd Musik vorspielen, der andere beschreibt, was er gehört hat.
- Ich wünsche mir ein ... zum **G**eburtstag. – Gemeinsam einen Wunschzettel malen oder kleben.
- Was ist aus **G**old? – Aus Goldfolie verschiedene Dinge falten oder ausschneiden.
- Das **g**ehört mir. – Lotto als Regelspiel spielen.
- Was ist **g**elb? – Auf einem Situationsbild/in einem Bilderbuch möglichst viele Dinge suchen und beschreiben, die gelb sind.
- Ich schicke ein **G**ummi zu ... – Ein Gummi spannen, damit verschiedene Gegenstände im Raum treffen.

SATZEBENE/INLAUT

- Der Wa**g**en holt ... – Gemeinsames Spiel mit Autos/Anhängern. Handlungen sprachlich begleiten.
- Welches Tier ist in welchem Gehe**g**e? – Ein Bild von einem Zoo erstellen, indem die Tiere in die verschiedenen Gehege gestempelt/ausgeschnitten und aufgeklebt werden. (Bildvorlage s. Arbeitsheft S. 38)
- Futter für den Vo**g**el/I**g**el/Ti**g**er. – Wir schneiden Dinge aus und sammeln für jedes Tier in einer Kiste, was es fressen kann.
- Das Se**g**elboot bekommt ein ... Se**g**el. – Abwechselnd mit dem Farbwürfel würfeln und ein Segel in der entsprechenden Farbe anmalen. (Bildvorlage s. Arbeitsheft S. 33)
- Bei den Zwer**g**en gibt es ... – Wir malen das Land der Riesen und Zwerge. Dort ist alles besonders klein/groß.
- Die Zie**g**e hat Hunger und frisst ... – Eine Ziege aufmalen und ausschneiden, als Mund ein Loch schneiden, in das Bilder gesteckt werden können.
  Variation: Ziege aufmalen, Bilder ausschneiden und aufkleben.
- Ich le**g**e eine ... Feder auf den Papa**g**ei. – Abwechslend mit dem Farbwürfel würfeln und eine Feder in der entsprechenden Farbe auf den Papagei legen. (Bildvorlage s. Arbeitsheft S. 25)

- Ich tra**g**e … zur Scheune/aufs Feld. – Einer ist der Esel, der sich im Vierfüßlerstand vom Bauern etwas auf den Rücken legen lässt, das er dann wegtragen soll.[67]
- Der Zei**g**er steht auf dem … – Regelspiele „Äpfelchen-Spiel" oder „Zwei auf einen Streich" einsetzen.

KONSONANTENVERBINDUNGEN

GL-Anlaut

- **Gl**eich/nicht **gl**eich – Memory.
- Was **gl**änzt? – Gegenstände aus Papier und Goldfolie ausschneiden. Beschreiben, wie es aussieht.

GR-Anlaut

- Welche Tiere fressen **Gr**as? – Gemeinsames Spiel mit dem Bauernhof, Handlungen sprachlich begleiten.
- Was ist **gr**ößer? – Immer zwei verschiedene Gegenstände in einen Beutel tun, fühlen und raten, was größer ist.
- Was ist alles **grün/gr**au? – Auf einem Situationsbild/in einem Bilderbuch möglichst viele Dinge suchen, die grün/grau sind.
- Was ist **gr**oß/klein? – Immer zwei Karten umdrehen und entscheiden, was größer/kleiner ist.

NG-Inlaut

- Ich bri**ng**e dir … – Rollenspiel. Einer hat für den anderen eingekauft und bringt es ihm.
  Variation: Stofftiere im Raum verteilen und ihnen die Sachen bringen. Handlung sprachlich begleiten.
- Wer hat Hu**ng**er? – Gemeinsames Spiel mit dem Bauernhof, die Tiere werden gefüttert, Handlungen sprachlich begleiten.
- Der Ju**ng**e hat … – Gemeinsam aus einem Katalog verschiedene Sachen ausschneiden und aufkleben.
- Die Schla**ng**e bekommt … Zacken. – Schlangen aufmalen. Abwechselnd mit dem Farb- und Zahlenwürfel würfeln und einer Schlange in der gewürfelten Farbe so viele Muster malen, wie Punkte gewürfelt wurden. (Bildvorlage s. Arbeitsheft S. 31)

b) Der Laut K

Symbol: Ein Specht klopft

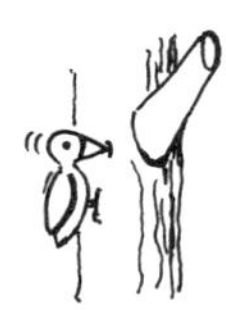

HINWEIS

Wichtig sind Zwerchfellspannung und Impulskraft.

BEWEGUNG

Kurze, kräftige Bewegungen besonders der Handballen oder Fersen, mit weichem oder hartem Impuls am Anfang, unterstützen die Lautbildung. Die Bewegungsrichtung ist von oben nach unten oder waagerecht vom Körper weg. Da die Spannung immer nur kurz und kräftig zu halten ist, mit kurzen Bewegungsimpulsen arbeiten, die wiederum ein schnelles Lösen der Spannung bewirken.

ANBAHNUNG

- Mit dem eigenen Finger die Zungenspitze vorn unten herunterdrücken und versuchen, ein /t/ zu sprechen. Da die Zungenspitze festgehalten wird, wölbt sich der Zungenrücken und es entsteht ein /k/ (T-K-Methode).
- Mit einem Spatel die Zungenspitze des Kindes fixieren und es dann zur Artikulation eines /t/ auffordern. So entsteht ein /k/. Zu beachten ist dabei jedoch, dass der Spatel für das Kind ein Fremdkörper im Mund ist, also behutsam und vorsichtig handeln, nie ohne das Einverständnis des Kindes!

Tipps zur Anbahnung
Es ist wichtig, den hinteren Teil der Zunge zu stimulieren durch
- Schnarchgeräusche.
- Den Versuch, bei geöffnetem Mund trotzdem durch die Nase zu atmen.
- Stimulation des hinteren Teils der Zunge mit dem Eisstift. Wichtig ist Akzeptanz und Vertrauen des Kindes.
- Gurgeln.

LAUT ISOLIERT/SILBEN (s. auch S. 105f)

- Auf den Fersen durch den Raum gehen, jeden Schritt mit /k/ begleiten (Vorstellung: Erde platt treten wollen).
- Auf einem Gymnastikball sitzen und sich auf /k/ mit den Fersen abdrücken.
- Ball hoch über den Kopf nehmen, dabei einatmen, dann auf /ka/, /ko/ etc. steil nach unten auf den Boden prellen.
- Mit der Faust wie mit einem Hammer Kugeln aus Knete heftig platt hauen oder mit dem Handballen zerdrücken, Bewegung mit /ka/, /ke/ etc. begleiten.
- Pfeile werfen auf /ka/ etc.
- Fersenabdrücke auf /k/ in Sand oder Knete machen.
- Weg: Ball oder Pfeil wegwerfen.
- Hau-ruck: Seilziehen.
- Zack: Ball prellen, der andere fängt ihn auf.
- Zick-zack: Sich einander gegenüber setzen, zwei Schnüre fassen und damit sägen.
- Pick: Mit einem Wachsmalstift Körner für die Hühner malen.
- Fingerfarbe auf die Handkanten malen, eine Faust machen und auf /ka/ etc. mit der Faust auf ein Blatt drucken. Aus den Druckbildern Phantasiegestalten malen.

WORTEBENE (AN-/AUS-/INLAUT)

(s. Zusammenstellung der Spiele auf S. 107f und Wortlisten im Anhang)

SATZEBENE/ANLAUT

- Ich möchte … **k**aufen./Was **k**ostet …? – Gemeinsames Spiel mit dem Kaufladen, Handlungen sprachlich begleiten.
- Die **K**atze sucht … – Bilder von Gegenständen (z. B. Käse, Milch, Maus, Wolle etc.) auf den Boden legen. Einer versteckt einen oder mehrere Gegenstände im Zimmer, die die Katze (Stofftier) dann suchen soll.
- **K**annst du das auch? – Wir sind im Zirkus und probieren verschiedene Kunststücke aus (z. B. auf dem Seil balancieren, auf einem Bein hüpfen, einen Ball hochwerfen und wieder auffangen etc.).
- War dieser Ton lang oder **k**urz? – Abwechselnd mit Klanginstrumenten Töne verschiedener Länge vorspielen, der andere beschreibt, ob der Ton lang oder kurz war.
- Der **K**önig hat … – Aus Teppichfliesen/Zeitungen einen Weg legen. Sich abwechselnd Dinge ausdenken, die ein König haben könnte. Nach jedem Satz darf man einen Schritt weiter gehen.
- Die **K**uh frisst … – Eine Kuh aus Pappe ausschneiden, als Mund ein Loch schneiden, in das Bilder gesteckt werden können.
  Variation: Dinge ausschneiden und aufkleben.
- Wie viele Perlen für die **K**ette? – Abwechselnd mit dem Zahlenwürfel würfeln und jeweils so viele Perlen auf eine Kette fädeln, wie Punkte gewürfelt wurden.
  Variation: Eine Kette aufmalen und jeweils so viele Perlen stempeln/bedrucken, wie Punkte gewürfelt wurden.
- Was ist im **K**orb/in der **K**iste? – Kim-Spiel, d. h. verschiedene Gegenstände/Bilder liegen auf dem Boden. Abwechselnd nimmt einer etwas weg und packt es in den Korb/die Kiste. Der andere rät, was fehlt.
  Variation: Einen Korb/eine Kiste auf ein großes Blatt malen, dann verschiedene Dinge aus einem Katalog ausschneiden und aufkleben.
- **K**omm her, Schaf, Ziege … – Gemeinsames Spiel mit dem Bauernhof. Alle Tiere bekommen etwas zu fressen/kommen in den Stall.
- Der **K**äfer hat … Punkte. – Regelspiel einsetzen (Glückskäfer-Domino).
  Variation: Käfer aufmalen, mit Fingerfarbe Punkte auf die Käfer drucken.
  Variation: Der Käfer fliegt zu … – Blumen im Raum verteilen, mit dem Farbwürfel würfeln und zu der Blume der entsprechenden Farbe fliegen.
- In der **K**üche brauchen wir … – Bilderbuch „Mein Spielbuch. In der Küche“ gemeinsam beschreiben.
- In den **K**offer kommt ein … – Gegenstände in einen Koffer packen/einen Koffer malen und Bilder einkleben. (Bildvorlage s. Arbeitsheft S. 24)
  Variation: Regelspiel „Kofferpacken“.

- Im **K**eller steht ... – Wir schneiden Dinge aus und kleben und malen einen Kellerraum.
- Was macht das **K**aninchen? – Ein Bilderbuch ansehen und erzählen (z. B. „Ich bin das kleine Kaninchen“ von G. Muller, G. Wiencirz).

SATZEBENE/INLAUT

- Die Schne**ck**e kriecht. – Regelspiel „Tempo, kleine Schnecke“ einsetzen.
- Ich pa**ck**e ein Pa**k**et für ... – Pakete ein- oder auspacken.
- Die So**ck**en sind ... – Viele Socken hängen auf einer Wäscheleine. Abwechselnd mit dem Farbwürfel würfeln und immer ein Paar in der gewürfelten Farbe anmalen.
- Ich schi**ck**e einen Brief/ein Pa**k**et an ... – Briefe malen, Umschläge falten und kleben und Streichholzschachteln einpacken. Puppen oder Stofftiere im Raum verteilen und die Post/die Pakete austragen.
- Der Dino bekommt eine Za**ck**e. – Einen Dinosaurier aus Pappe ausschneiden. Er bekommt Zacken, indem Wäscheklammern aufgesteckt werden.[65] (Bildvorlage s. Arbeitsheft S. 15)
  Variation: Kleine Dreiecke ausschneiden und als Zacken aufkleben.
- Der Tre**ck**er transportiert ... – Ein Trecker mit Anhänger lädt Sachen auf und bringt diese an einen anderen Ort.
  Variation: Bilder ausschneiden und aufkleben. (Bildvorlage s. Arbeitsheft S. 36)
- Die Ja**ck**e hat einen ... Fli**ck**en. – Abwechselnd mit dem Farbwürfel würfeln und auf eine Jacke einen Flicken in der gewürfelten Farbe malen.
  Variation: Flicken aus Papier mit einer Zackenschere ausschneiden und aufkleben.
- Ich ba**ck**e Brot/Kuchen ... – Gemeinsam Dinge aus Knete formen und diese in den Ofen schieben.
- Auf/unter der Brü**ck**e fährt ... – Gemeinsames Spiel auf dem Verkehrsteppich, Handlungen sprachlich begleiten.
- Ho**k**us-po**k**us – Verschiedene Dinge wegzaubern/aus dem Hut zaubern.
- Die Ra**k**ete hat ... – Eine Rakete aufmalen, verschiedene Formen ausschneiden und aufkleben (z. B. gelbe Lichter, silberne Streifen etc.). (Bildvorlage s. Arbeitsheft S. 28)

SATZEBENE/AUSLAUT

- Im Sa**ck** ist ein ... – Tastspiel.
- Im Par**k** gibt es ... – Gemeinsam einen Park gestalten. Ein Stück grüner Stoff dient als Parklandschaft, Spielfiguren o. ä. darauf verteilen.
  Variation: Einen Park malen, Bilder ausschneiden und aufkleben.
  Variation: Gegenstände aus einem Beutel ziehen: Das gehört/gehört nicht in den Park.

- Zei**g** mal, ob du das auch kannst. – Wir sind im Zirkus und probieren verschiedene Kunststücke aus (z. B. auf dem Seil balancieren, auf einem Bein hüpfen, einen Ball hochwerfen und wieder auffangen etc.).
- Im Rucksa**ck** ist … – Wir wollen wandern gehen und packen gemeinsam unseren Rucksack.

KONSONANTENVERBINDUNGEN

KL-Anlaut

- Wer hat ein **Kl**eid/eine Hose an? – Auf einem Situationsbild/in einem Bilderbuch Personen suchen, die ein Kleid/eine Hose tragen.
- Was ist groß/**kl**ein? – Wir malen das Land der Riesen und Zwerge. Dort ist alles besonders klein/groß.
- Das **Kl**eid hat einen … Streifen. – Die Umrisse eines Kleides malen. Abwechselnd mit dem Farbwürfel würfeln und dem Kleid jeweils einen Streifen in der Farbe malen, die man gewürfelt hat. (Bildvorlage s. Arbeitsheft S. 23)
- **Kl**ecks – Mit einer Kerze Wachstropfen auf ein Papier klecksen, daraus Phantasiebilder gestalten.

KN-Anlaut

- Der Clown bekommt einen … **Kn**opf. – Verschiedene Knöpfe (klein, groß, glänzend etc.) auf einen Clown legen/kleben. (Bildvorlage s. Arbeitsheft S. 13)
- Diese **Kn**öpfe gehören zusammen. – Gleiche Knöpfe zusortieren.
- Das Eichhörnchen/die Maus **kn**abbert … – Aus Teppichfliesen/Zeitung einen Weg legen. Sich abwechselnd Dinge ausdenken, die die Tiere knabbern können. Nach jedem Satz darf man einen Schritt weiter gehen.

NK-Inlaut

- Ich tri**nk**e aus … – In einen Schrank verschiedene Gegenstände malen, aus denen man trinken kann. (Bildvorlage s. Arbeitsheft S. 32)
- Die Schra**nk**e geht auf/zu. – Gemeinsames Spiel auf dem Verkehrsteppich/mit der Eisenbahn, Handlungen sprachlich begleiten.
- Ich schmi**nk**e dieses Gesicht. – Gesichter aufmalen, die wir dann gemeinsam z. B. als Indianer schminken.
- Ich sche**nk**e dir … – Für jede Idee darf man eine Streichholzschachtel über den Tisch zum anderen pusten.

NK-Auslaut

- Was ist im Schra**nk**? – Einen Schrank aufmalen, verschiedene Gegenstände ausschneiden und in den Schrank kleben. (Bildvorlage s. Arbeitsheft S. 32)

- Rate mal, was im Schra**nk** ist. – Kim-Spiel, d. h. von einigen Gegenständen, die auf dem Tisch liegen, wird eins weggenommen und in den Schrank gesteckt. Der andere rät, was es ist.
- Ich habe ein Gesche**nk** für dich, es ist … – Eine kleine Schachtel als Geschenk verpacken. Einen Gegenstand beschreiben, hat der andere diesen erraten, wird die Schachtel über den Tisch gepustet und der andere ist an der Reihe, ein Geschenk zu beschreiben.
- Auf der Ba**nk** sitzt … – Gemeinsames Spiel mit Spielfiguren und Gegenständen, die zu einem Spielplatz gehören können; Handlungen sprachlich begleiten.

KR-Anlaut

- Der **Kr**an hebt die … hoch. –Büroklammern an Bildkarten stecken, so dass sie mit einem Magneten an der Schnur gehoben werden können.
- Das **Kr**okodil bekommt eine Zacke. – Ein Krokodil aus Pappe ausschneiden. Es bekommt Zacken, indem Wäscheklammern aufgesteckt werden.[65]
  Variation: Kleine Dreiecke ausschneiden und als Zacken aufkleben.
- Im Land der **Kr**eise ist alles rund. – Ein Bild gestalten, Anregungen gibt das Buch „Lisas Reise“ von P. Maar.
- Was ist auf der **Kr**euzung passiert? – Gemeinsames Spiel auf dem Verkehrsteppich, Handlungen sprachlich begleiten (z. B. Unfall, Polizei kommt, ein Lkw hat eine Panne etc.).
- Flieg ins Land der **Kr**eise/Vierecke und bring mir … mit. – Aus Seilen auf den Boden Kreise legen. In jeden Kreis kommen ein Symbol (Kreis/Viereck) und Bildkarten. Abwechselnd Aufträge geben, die der andere ausführt.
- Kann ein … **kr**abbeln/**kr**iechen? – Abwechselnd eine Frage stellen, die der andere mit ja/nein beantwortet (z. B. Kann ein Pferd krabbeln? Kann ein Wurm kriechen?).

c) Der Laut J

HINWEIS

Es ist eine kräftige, andauernde Zwerchfellspannung notwendig, daher auf allgemeine Körperspannung achten. – Breitziehen der Lippen unterstützt Zungenbreite und Spannung der Zungenränder.

BEWEGUNG

Bewegungsrichtung auf den Körper zu, leicht nach oben geführt.

ANBAHNUNG

Über /ch 1/ mit Stimmgebung.

LAUT ISOLIERT/SILBEN (s. auch S. 105f)

- Sich gegenüber stellen und mit beiden Händen von unten ein Gymnastikband greifen. Dann abwechselnd auf /j/ oder Silben ziehen.
- Jetzt: Auf dieses Kommando werden Pfeile abgeschossen.
- Wind spielen, der auf /j/ heult und Blätter aus den geöffneten Händen bläst.

SATZEBENE/ANLAUT

- Der **J**unge hat ... – Gemeinsam aus einem Katalog verschiedene Sachen ausschneiden und aufkleben.
- Die **J**acke bekommt einen ... Flicken. – Abwechselnd mit dem Farbwürfel würfeln und einer Jacke einen Flicken in der gewürfelten Farbe malen.
  Variation: Flicken aus Papier mit einer Zackenschere ausschneiden und aufkleben.
- **J**a oder nein? – Abwechselnd Fragen stellen, sich mit jeder Frage einen Ball von unten her zuwerfen (z. B. Kannst du schwimmen? Haben Autos vier Räder?).

d) Der Laut CH 1

Symbol: Der Zauberer lacht ch-ch-ch

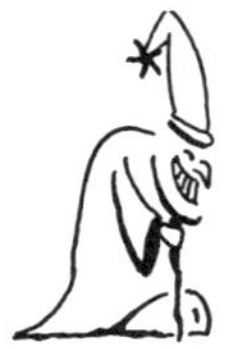

HINWEIS

Es ist eine kräftige, andauernde Zwerchfellspannung notwendig, daher auf allgemeine Körperspannung achten. – Breitziehen der Lippen unterstützt Zungenbreite und Spannung der Zungenränder.

BEWEGUNG

Bewegungsrichtung auf den Körper zu, leicht nach oben geführt.

ANBAHNUNG

Hi-hi-hi schnell hintereinander flüstern.

LAUT ISOLIERT/SILBEN (s. auch S. 105f)

- Ein Bild kleben, die einzelnen Teile jeweils mit dem Handballen auf /ch/ andrücken.
- Malen mit der flachen Hand mit kreisenden Bewegungen.
- Handpuppenspiel mit Kasper und Zauberer. Der Zauberer lacht auf /ch-ch/, wenn er den Kasper geärgert hat.

WORTEBENE (AUS-/INLAUT)
(s. Zusammenstellung der Spiele auf S. 107f und Wortlisten im Anhang)

SATZEBENE/INLAUT

- In der Kü**ch**e brauchen wir … – Bilderbuch „Mein Spielbuch. In der Küche“ gemeinsam beschreiben.
- Was macht das Kanin**ch**en? – Ein Bilderbuch ansehen und erzählen (z. B. „Ich bin das kleine Kaninchen“ von G. Muller, G. Wienerz).
- **Ich** gieße Wasser in den … Be**ch**er. – Mit einer Kanne Wasser in verschiedenfarbige Becher gießen.
- Zur Ar**ch**e Noah kommen … – Gemeinsames Spiel mit einem Schiff und Tieren, Handlungen sprachlich begleiten.
  Variation: Bilderbuch betrachten und gemeinsam erzählen.
- Das ist ri**ch**tig/falsch. – Abwechselnd ein Situationsbild/eine Bildgeschichte beschreiben, dabei absichtlich Fehler einbauen, der andere kommentiert mit richtig/falsch.
  Variation: Phantasiesätze ausdenken, z. B. Autos haben sieben Räder.
- Das Mäd**ch**en hat … – Gemeinsam aus einem Katalog verschiedene Sachen ausschneiden und aufkleben.
- Kann ein … krie**ch**en? – Abwechselnd eine Frage stellen, die der andere mit ja/nein beantwortet (z. B. Kann ein Pferd/ein Wurm kriechen?).

SATZEBENE/AUSLAUT

- Ist das wei**ch** oder hart? – Tastdomino spielen und beschreiben, was man fühlt.
- Glei**ch**/nicht glei**ch** – Memory.
- Für di**ch**/für mi**ch** – Lotto.
- **Ich** esse gerne … – Obst/Gemüse u. a. aus Prospekten ausschneiden und aufkleben.
- **Ich** habe eine … gewürfelt./**Ich** bin dran. – Würfelspiel. (Bildvorlage s. Arbeitsheft S. 39)
- **Ich** habe/brauche/suche … – Tätigkeiten im freien Spiel beschreiben.

e) Der Laut CH 2

Symbol: Drachen faucht

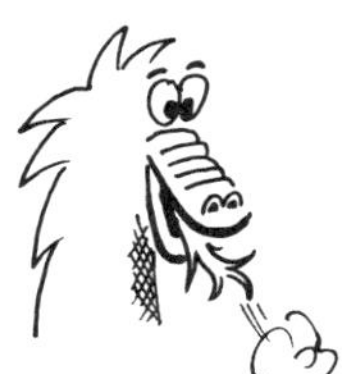

HINWEIS

Hier ist eine kräftige, lang anhaltende Zwerchfellspannung erforderlich.

BEWEGUNG

Bewegungsrichtung auf den Körper zu in Beckenhöhe oder nach unten.

ANBAHNUNG

- Über Schnarchlaut.
- Über verlängertes /K/.
- Gähnen und dabei stark aushauchen.

LAUT ISOLIERT/SILBEN (s. auch S. 105f)

- Der Löwe im Zoo ist wütend auf die Besucher und faucht ch-ch-ch, wenn sie zu nah kommen.
- Eine Katze (Handpuppe) faucht ch-ch-ch.
- Wach auf: Puppen/Tiere wecken.
- Poch-poch: Wir klopfen an.

WORTEBENE (AUS-/INLAUT)

(s. Zusammenstellung der Spiele auf S. 107f und Wortlisten im Anhang)

SATZEBENE/INLAUT

- Der Dra**ch**en bekommt eine … Schleife. – Papier reißen und auf den Schwanz des Drachen aufkleben/bunte Plättchen auflegen/Schleifen aufmalen. (Bildvorlage s. Arbeitsheft S. 16)
- A**ch**t Mal – Abwechselnd Aufträge geben, acht Mal etwas zu tun, z. B. hüpfen, klatschen, hinsetzen und aufstehen, Ball fangen etc.
- Ich brau**ch**e … – Koffer packen. (Bildvorlage s. Arbeitsheft S. 24)
- Ich brau**ch**e/su**ch**e … – Tätigkeiten im freien Spiel beschreiben.

SATZEBENE/AUSLAUT

- Kannst du au**ch** …? – Abwechselnd etwas vormachen, der andere versucht, es nachzumachen (z. B. hüpfen, Kniebeuge, auf einem Bein stehen etc.).
- Ich male Rau**ch** aus dem Schornstein. – Abwechselnd mit dem Farbwürfel würfeln und aus einem Schornstein Rauch in der entsprechenden Farbe malen. (Bildvorlage s. Arbeitsheft S. 14)
- Was ist unter dem Tu**ch**? – Ratespiel zum Fühlen oder Kim-Spiel, d. h. einen Gegenstand wegnehmen und unter ein Tuch legen. Der andere rät, was fehlt.
- Was schwimmt im Ba**ch**? – In einem Beutel sind verschiedene Gegenstände gesammelt, die schwimmen/nicht schwimmen können. Abwechselnd einen Gegenstand ziehen und ins Wasser werfen. (Es eignen sich: Nagel, Klammer, Stein, Korken, Holz, Plastikente, Plastikfische, Geldstück, Plastikball, Boot, Löffel, Becher, Tasse …)
- Auf dem Da**ch** ist ein … – Gemeinsam ein Stempelbild herstellen. (Bildvorlagen s. Arbeitsheft S. 14, 19)
- Su**ch** mir … – Abwechselnd Gegenstände im Raum verstecken, die der andere suchen soll.
  Variation: Suchbild aus einem Bilderbuch

- Der Ko**ch** braucht … – Aus Teppichfliesen/Zeitungen einen Weg legen. Sich abwechselnd Dinge ausdenken, die man zum Kochen braucht. Nach jedem Satz darf man einen Schritt weiter gehen.

f) Der Laut R

Symbol: Wecker klingelt

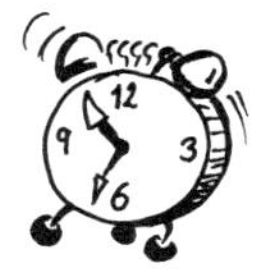

HINWEIS

Voraussetzung ist eine gute Zungen- und Gaumensegelbeweglichkeit, eine andauernde Zwerchfellspannung ist erforderlich.

BEWEGUNG

Zugbewegung von unten auf sich zu (z. B. Wollknäuel aufwickeln).

ANBAHNUNG

Wir beschreiben hier nur das Zäpfchen-R (uvulares R), nicht das Zungenspitzen-R.

- Mund weit öffnen und schnarchen (CH 2), dazu Stimmgebung.
- Ein /k/ sprechen und gurgeln.
- Gurgeln, zunächst mit, dann ohne Wasser.

LAUT ISOLIERT/SILBEN (s. auch S. 105f)

- RRRRRR der Wecker klingelt: kurz/lang/laut und leise.
- Wecker: Einem Wecker auf /r/ Striche als Zifferblatt malen.
- Kind ist selbst der Wecker und weckt die Tiere, indem es sie mit /r/ antippt.
- Boote/Stofftiere an langen Bändern zu sich ziehen, indem das Band aufgewickelt wird, Bewegung mit /r/ begleiten.
- Einen Ball auf /r/ zu Gegenständen/auf Kegel rollen.
- Seilziehen, jedes Mal, wenn man das Seil auf sich zu zieht, Bewegung mit /r/ begleiten.
- Sich einander gegenüber setzen und einen Reifen fassen, jedesmal, wenn man den Reifen auf sich zu zieht, mit /r/ begleiten.
- Sägen: Ritsch-ratsch.
- Rein: Kleine Bälle in eine Kiste zielen.
- Sich gegenüber setzen und die Handballen gegeneinander drücken. Wer ist stärker?

WORTEBENE (AN-/AUS-/INLAUT)

(s. Zusammenstellung der Spiele auf S. 107f und Wortlisten im Anhang)

SATZEBENE/ANLAUT

- Was ist alles **r**ot? – Auf einem Situationsbild/in einem Bilderbuch möglichst viele Dinge suchen, die rot sind.
- Ist das **r**ichtig oder falsch? – Abwechselnd ein Situationsbild/eine Bildgeschichte beschreiben, dabei absichtlich Fehler einbauen, der andere entscheidet, ob es richtig oder falsch ist.
  Variation: Phantasiesätze ausdenken, z.B. Puppen haben sieben Beine.
- Die **R**aupe frisst … – Eine Raupe aus Pappe herstellen, als Mund ein Loch schneiden, in das Bilder gesteckt werden können.
  Variation: Bilderbuch „Die kleine Raupe Nimmersatt" gemeinsam ansehen und erzählen.
- **R**ate mal, was das ist … – Abwechselnd Gegenstände beschreiben, der andere rät, was gemeint ist.
- Im Land der **R**iesen gibt es … – Wir malen das Land der Riesen und Zwerge. Dort ist alles besonders klein/groß.
- Ich mache eine **R**eise und packe … in meinen Koffer. – Koffer packen oder malen/kleben. (Bildvorlage s. Arbeitsheft S. 24)
- Was kann **r**ollen/nicht **r**ollen? – Für jede Idee darf man sich eine Lottokarte ziehen.
- Ist das eckig oder **r**und? – Verschiedene Gegenstände in einem Beutel fühlen und raten, ob sie eckig oder rund sind, dann herausziehen.
- Im **R**egal ist ein … – Verschiedene Gegenstände in ein aufgemaltes Regal stempeln/kleben.
- Im **R**ucksack ist … – Wir planen einen Ausflug und packen gemeinsam unseren Rucksack.
- Die **R**akete hat … – Eine Rakete aufmalen, verschiedene Formen ausschneiden und aufkleben (z.B. gelbe Lichter, silberne Streifen etc.). (Bildvorlage s. Arbeitsheft S. 28)
- Was hat **R**äder? – Einen Weg aus Teppichfliesen/Zeitungen legen. Dinge ausdenken, die Räder haben, für jede Idee darf man einen Schritt weiter gehen.
- Der **R**äuber hat … geklaut. – Spiel mit Handpuppen, sprachlich begleiten.

KONSONANTENVERBINDUNGEN

Konsonantenverbindungen
/BR/ unter Laut B,
/FR/ unter Laut F,
/DR/ unter Laut D,
/TR/ unter Laut T,
/SCHR/, /SPR/ und /STR/ unter Laut SCH,
/GR/ unter Laut G,
/KR/ unter Laut K,
/PR/ unter Laut P.

5 Der Laut H

Symbol: Hauchen

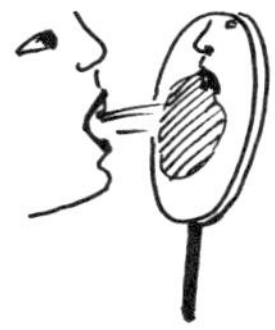

BEWEGUNG

Einen Ring seitlich vom Körper in der Hand halten. Bewegung wird tief angesetzt, mit dem Arm nach unten/hinten ausholen (einatmen), dann von unten zuwerfen. Schrittstellung, Elastizität in den Knien ist wichtig.

ANBAHNUNG

- Mit der Vorstellung, dass es draußen kalt ist, gegen ein Fenster hauchen.
- In die eigenen Hände hauchen, um sie zu wärmen; vielleicht die Hände vorher wirklich abkühlen mit Wasser oder Eis.

LAUT ISOLIERT/SILBEN

- Mit Handpuppen spielen, die am Fenster stehen und hu-hu rufen.
- Gespenster.

WORTEBENE (AN-/AUS-/INLAUT)

(s. Zusammenstellung der Spiele auf S. 107f und Wortlisten im Anhang)

SATZEBENE/ANLAUT

- Was macht der **H**ase? – Bilderbuch gemeinsam betrachten und erzählen (z. B. „Der kleine Hase im Kindergarten" von A. Flad)
- Wo ist die **H**ose …? – Abwechselnd Bilder/Gegenstände im Raum verstecken und suchen lassen (z. B. Hose, Hemd, Hut, Handschuh, Helm).
- Das **H**aus hat … Fenster/Türen. – Die Umrisse eines Hauses aufmalen. Quadrate und Rechtecke aus verschiedenfarbigem Papier ausschneiden. Abwechselnd mit dem Farbwürfel würfeln und jeweils ein Fenster/eine Tür in der entsprechenden Farbe auf ein Haus kleben. (Bildvorlage s. Arbeitsheft S. 19)
- Die **H**exe hat einen … Flicken. – Abwechselnd mit dem Farbwürfel würfeln und einer Hexe einen Flicken in der gewürfelten Farbe auf das Kleid malen. (Bildvorlage s. Arbeitsheft S. 20)
  Variation: Flicken aus Papier mit einer Zackenschere ausschneiden und aufkleben.
- **H**okus-pokus, in meinem **H**ut ist ein … – Verschiedene Dinge aus dem Hut zaubern.
- Wer hat **H**unger? – Gemeinsames Spiel mit dem Bauernhof, die Tiere werden gefüttert, Handlungen sprachlich begleiten.

SATZEBENE/INLAUT

- Eine … Feder für den U**h**u. – Einen Uhu aufmalen. Abwechselnd mit dem Farbwürfel würfeln und auf den Uhu eine Feder in der gewürfelten Farbe legen.
- Auf dem An**h**änger liegt … – Einen Trecker mit Anhänger malen, verschiedene Dinge auf den Anhänger stempeln/ausschneiden und aufkleben. (Bildvorlage s. Arbeitsheft S. 36)

VI Morphologie und Syntax

Unsere Ziele und unser Vorgehen in der Therapie beziehen sich auf das Konzept der entwicklungsproximalen Intervention nach Dannenbauer.[69] Dieses Konzept sieht vor, dass dem Kind in einem vorgeplanten und bewusst gestalteten Situations- und Interaktionsrahmen ausgewählte sprachliche Zielformen eindeutig dargeboten werden, damit es diese erkennen und aufnehmen kann. Die Auswahl der jeweiligen Therapieziele richtet sich nach dem sprachlichen Entwicklungsstand des Kindes, d. h. es wird eine grammatikalische Struktur ausgewählt, die in der nächsten Entwicklungsstufe des Kindes liegt, die Zielfestlegung für neue grammatikalische Strukturen orientiert sich am Entwicklungsprofil des Kindes.

Um den erreichten Entwicklungsstand und Abweichungen im Verlauf des Erwerbs grammatikalischer Strukturen festzulegen, ist eine genaue Analyse der Spontansprache erforderlich. Wir orientieren uns an den Phasen des Spracherwerbs, die Clahsen beschrieben hat.[70] Der frühkindliche Grammatikerwerb verläuft nicht gleichförmig und kontinuierlich. Es gibt Phasen in der Entwicklung, in denen das Kind bestimmte grammatikalische Strukturen erwirbt, die es dann einsetzt und, wenn nötig, den sprachlichen Vorbildern anpasst. Dabei hilft ihm konsequent angebotenes korrektives Feedback durch die Gesprächspartner.

ZIELE

- Erarbeiten/Erreichen altersgemäßer Strukturen sprachlicher Äußerungen
- Erweiterung der morphologischen und syntaktischen Fähigkeiten, d. h. Prinzip der Grammatik erkennen und anwenden

HINWEIS

Wichtig ist eine vorbereitende bzw. begleitende Therapie der Basisbereiche/Basisleistungen wie der auditiven Wahrnehmung, insbesondere der auditiven Merkfähigkeit für Klänge, Geräusche und Sprache (s. Kap. II, S. 39ff) und der Erweiterung des Lexikons (s. Kap. III, S. 72ff). Lexikalisches Lernen ist von doppelter Bedeutung für die Entwicklung der Grammatik. So schließt das Lernen eines neuen Begriffs eigentlich immer auch dessen morphologische Merkmale ein, z. B. wird mit einem Nomen auch sein Genus gelernt (die Birne/der Apfel), mit einem Verb seine grammatischen Markierungen (z. B. ich gehe/du gehst). Erst ein ausreichend großer Wortschatz ermöglicht die Bildung komplexerer und differenzierterer Satzstrukturen. Aus diesem Grund ist zunächst eine Erweiterung des Wortschatzes wichtig, denn nur so haben die Kinder die Möglichkeit, bei einer Menge von Wörtern das morphologische und syntaktische Prinzip zu erkennen und anzuwenden. Wenn ein Kind reduzierte, fehlerhafte oder unvollständige Satzkonstruktionen bildet, ist daher immer darauf zu achten, ob ihm ein ausreichender Wortschatz zur Verfügung steht.

Um den entwicklungsproximalen Ansatz zu realisieren, müssen spezifische Bedingungen (Spielsituation und sprachliches Handeln des Therapeuten) geschaffen werden, damit das Kind die zugrunde liegenden grammatikalischen Regeln und Prinzipien erfassen und umsetzen kann. Spielhandlungen müssen also so ausgewählt, gestaltet und strukturiert werden, dass die jeweilige sprachliche Zielform häufig und eindeutig immer wieder ins Zentrum der Aufmerksamkeit des Kindes gerückt wird und so von ihm aufgegriffen und angewandt werden kann. Dabei werden die nachfolgend beschriebenen Modellierungstechniken eingesetzt. Wichtig ist zu beachten, dass nicht konstant eine Form der Modellierungstechniken verwendet wird, sondern der Therapeut individuell und situationsangemessen auf die jeweiligen sprachlichen Äußerungen des Kindes reagiert.

Es bieten sich interaktive Rollenspiele an, bei denen die Rollen immer auch ausgetauscht werden sollten, damit das Kind angeregt wird, die Spielhandlungen selbst sprachlich zu gestalten und nicht nur vorgegebene Muster zu imitieren.

Theoretisch lassen sich die folgenden Bereiche unterscheiden:

1. Morphologischer Bereich: Subjekt-Verb-Kongruenz, Kasus-, Numerus- und Genusmarkierung.
2. Syntaktischer Bereich: Verbstellung in Haupt- und Nebensatz, Negation, Bildung subordinierter Nebensätze.

Oft mischen sich morphologische und syntaktische Elemente. Indem z. B. die Flexive der 1. und 2. Person Singular gegenübergestellt werden, bietet man auch gleichzeitig Verbzweitstellung mit Vollverben an bzw. Subjekt-Verb-Inversion bei Fragen. Wichtig für den Therapeuten ist dann festzulegen, welche Struktur seine Zielform ist, die es dann zu verstärken, konsequent anzubieten und beizubehalten gilt.

HINWEIS

Wir geben hier jeweils nur Beispiele für Äußerungen des Therapeuten, die jedoch nicht als feste Zielformen gedacht sind wie die Satzbeispiele im Kapitel Artikulation. Die Beispiele sollen das Prinzip verdeutlichen, mit dem sprachliche Zielformen angeboten werden können. Mögliche Äußerungen des Kindes lassen sich nicht in Beispielen vorwegnehmen. Der Therapeut muss individuell festlegen, welche Zielform er anbieten und vermitteln will und wie er auf sprachliche Äußerungen des Kindes reagiert.

Nach der Festigung einzelner Zielstrukturen ist es sinnvoll, diese gemeinsam im Spiel anzuwenden, um sicherzustellen, dass nicht einzelne Satzmuster gelernt wurden, sondern die morphologischen und syntaktischen Prinzipien.

Modellierungstechniken[71]

Bezeichnung	*Funktion*	*Beispiel*
Sprachliches Angebot an das Kind		
Präsentation	Gehäufte Einführung der Zielform; das Kind beobachtet.	z. B. Perfektbildung: „*Hast* du *gesehen*? Ich *habe* … *getroffen*. *Hast* du auch getroffen? Ich *habe* so …"
Parallelsprechen	Versprachlichung kindlicher Intentionen, so erfasst das Kind sprachliche Zielformen in Bezug zu seiner aktuellen Bedürfnislage.	„*Du willst* die Schienen holen. *Wollen wir* …? *Du willst* sicher auch …"
Linguistische Markierung	Situationsmerkmale, auf die das Kind gerade achtet, werden versprachlicht, um die Zielstruktur in den Fokus seiner Aufmerksamkeit zu rücken.	Genussystem/Masculinum: „*Ein* komisch*er* Teller. *Er* ist groß. Hast du auch so eine*n*? Siehst du den kleine*n* Teller? Gib *ihn* mir …"
Alternativfragen	Angebot zweier Zielstrukturen zur Beantwortung.	Dativ: „Wem soll ich das Futter nun geben? Dem Zebra oder *der* Giraffe?"
Sprachliche Reaktionen auf Äußerungen des Kindes		
Expansion	Vervollständigung kindlicher Äußerungen unter Einbau der Zielstruktur.	„Auto weg." „Ja, *das Auto fährt weg*. Es fährt zu …"
Umformung	Veränderung kindlicher Äußerungen unter Einbau der Zielstruktur.	z. B. Subjekt-Verb-Inversion: „Wir nehmen Pferde." „Gut, dann *nehmen wir* Pferde. *Nehmen wir* auch …?"
Korrektives Feedback	Wiedergabe kindlicher Äußerungen mit berichtigter Zielstruktur.	Verbzweitstellung mit Modalverben: „Der Krankenwagen nicht *kommen muss*." „Nein, der Krankenwagen *muss nicht kommen*."
Modellierte Selbstkorrektur	Fehler des Kindes bei der Zielstruktur werden vom Therapeuten übernommen und sofort selbst korrigiert.	Verbflexion 2. Pers. Sing.: „Und du *hol* Teller." „Okay, und du *hol* … nein, falsch! … und du *holst* Tassen."
Extension	Sachlogische Weiterführung der kindlichen Äußerungen unter Einbau der Zielstruktur.	Trennung von Verb und Negationswort: „Du *kannst nicht* das machen." „Nein, ich *habe* das *nicht* gelernt."

A Morphologischer Bereich

1 Subjekt-Verb-Kongruenz

a) Gegenüberstellen der Flexive der 1. und 2. Person Singular

Es eignen sich alle Spielhandlungen, die gemeinsam oder abwechselnd durchgeführt werden, indem also ICH und DU immer wieder gegenübergestellt werden können.

Spielvorschläge

- Kochen: Wir kochen gemeinsam im Spiel eine Gemüsesuppe oder bereiten einen Obstsalat zu. Als Handlungsgegenstände eignen sich Obst/Gemüse aus Plastik oder aus Knete geformte Gegenstände.
  Mögliche Äußerungen: Ich **nehme** die Kartoffel. Was **nimmst** du? Ah, du **nimmst** … Ich **brauche** noch … **Brauchst** du auch …?
- Einkaufen: Wir treffen uns beim Einkaufen und brauchen viele Dinge, weil wir Gäste erwarten.
  Mögliche Äußerungen: Ich **kaufe** … **Kaufst** du auch …? Ich **habe** keine … mehr. **Hast** du noch …? Du **kaufst** zwei …, ich **kaufe** keine …
- Kegeln: Beim Kegelwettbewerb geht es darum, die höchste Punktzahl zu erreichen.
  Mögliche Äußerungen: Ich **treffe** … Du **triffst** sicher nicht … Ich **habe** … Punkte, du **hast** sogar …
  Variationen: Pfeile werfen, Bälle weit werfen.
- Regelspiele: Es eignen sich alle Spiele, bei denen man im Wechsel an der Reihe ist.
  Mögliche Äußerungen: Ich **bin** dran … nein, du **bist** dran … du **darfst** noch mal würfeln … ich **darf** nicht …

b) Einführung der 3. Person Singular

Es eignen sich Handlungen, bei denen noch ein Dritter (z. B. Stofftier, Handpuppe etc.) ins Spiel mit einbezogen wird oder über einen Dritten berichtet wird.

Spielvorschläge

- Handpuppen-Spiel: Rollen werden verteilt, Räuber/Hexe/Zauberer spielen mit, die in der Höhle/im Zauberschloss sitzen und von uns überlistet werden müssen.
  Mögliche Äußerungen: Ich **gehe** zu …, **gehst** du mit? Der Kasper **geht** sicher auch mit … Ach so, er **traut** sich nicht, aber ich **traue** mich … **traust** du dich auch? Ich **hole** noch schnell …, dann **holst** du … und der Kasper … **holt** …

- Tisch decken: Wir decken gemeinsam den Tisch, verteilen Besteck und Geschirr, legen die Plätze fest und schmücken den Tisch. Teddy oder Puppe spielt mit. Mögliche Äußerungen: Ich **bekomme** ... Du **bekommst** ... Er/Sie **bekommt** ... Ich **sitze** hier, du ... er ... Er/Sie **kleckert** so viel, er **braucht** eine Serviette. Du **kleckerst** sicher nicht, du **brauchst** ...

c) Einführung der 1. und 3. Person Plural

Spielvorschläge, die unter a) und b) aufgeführt sind, können durch Hinzunahme von anderen Personen (Handpuppen, Stofftieren) erweitert werden.

2 Wortarten

a) Inhaltswörter

Bei Defiziten im Bereich der Inhaltswörter (Substantive, Verben, Adjektive) ist zunächst eine intensive Wortschatzerweiterung wichtig (s. Themensammlung Kap. III, S. 86ff). In ausgewählten Spielsituationen können dann die Modellierungstechniken gezielt angewendet werden, wichtig sind interaktive Spiele, z. B. Rollenspiele mit Handpuppen oder Situationsspiele mit verschiedenen Materialien. An dieser Stelle geben wir nur jeweils ein Beispiel.

Spielvorschläge

- Substantive: Gemeinsames Spiel mit dem Bauernhof.
  Mögliche Äußerungen: Die **Kuh** ist im Stall ... Findest du noch eine **Kuh**? ... noch eine kleine **Kuh** ... stell die kleine **Kuh** auch in den Stall ... wir suchen andere **Tiere** ...
- Verben: Gemeinsames Spiel auf dem Verkehrsteppich.
  Mögliche Äußerungen: Der Bus **fährt** ... hier **stehen** viele Autos ... die Kinder **hüpfen** über die Straße ... eins **hüpft** los, jetzt **hüpft** noch eins ... wir **warten** hier ...
- Prädikative Adjektive: Abwechselnd Gegenstände (z. B. Spielsachen) aus einem Beutel ziehen, ohne dass der andere diese sieht. Einer beschreibt den Gegenstand, der andere rät, was es sein kann.
  Mögliche Äußerungen: Es ist **klein** ... es ist **weich** ... es ist **groß** ... es ist **rauh** ...

b) Funktionswörter

Die Funktionswörter (z. B. Artikel, Präpositionen, Konjunktionen) sind nicht inhaltlich von Bedeutung, wichtig ist ihre grammatikalische Funktion, daher finden sich Spielvorschläge für Artikel und Präpositionen unter den folgenden Abschnitten über Genus-, Numerus- und Kasusmarkierung, für Konjunktionen unter „B Syntaktischer Bereich“.

3 Prinzip der Genusmarkierung (Artikel)

Artikel sind Träger grammatischer Merkmale (Genus, Numerus, Kasus). Zunächst genügen hier kurze Äußerungen, die nicht syntaktisch vollständig sein müssen, damit das Kind diese Merkmale erfassen kann. Bei Verwendung von Bildmaterial/ Photos sollte darauf geachtet werden, dass nur Gegenstände abgebildet sind, keine Handlungen. Verwendet das Kind zunächst indefinite Artikel, können diese im weiteren Spielverlauf durch definite Artikel ersetzt werden, die der Therapeut dann im Gespräch anbietet. – Oft lassen sich Artikel bei Spielen zur Wortschatzerweiterung im Bereich der Substantive durch gezielten Einsatz von Modellierungstechniken ebenfalls hervorheben.

Spielvorschläge

- Was ist das? Gegenstände im Tastsack finden, beschreiben, raten, was es sein könnte und schließlich benennen.[72]
  Mögliche Äußerungen: Ist es **ein** Kissen... nein, **das** Kissen ist weich, **es** ist nicht... Dann ist es **ein** Becher, nein, **der** Becher steht ja hier... ich sehe **ihn**...
- Memory/Lotto: Beim oder vor dem Umdrehen der einzelnen Bildkarten kann geraten werden, was darunter liegt.[73]
  Mögliche Äußerungen: ... hier liegt sicher **der** Baum ... und hier **der** andere Baum ... oh nein, **die** Blume...
- Bilderbücher, Fotos, Zeitschriften: Suchspiele mit Situationsbildern oder gemeinsames Betrachten von Bilderbüchern oder Fotos.[73]
  Mögliche Äußerungen: Wo ist **die** Frau? ... **die** Frau steht ... **Sie** hat ... **der** Hund läuft zu **ihr** ...
- Einkaufen: Abwechselnd kauft einer bei dem anderen ein (z. B. Spielwaren, Lebensmittel, Puppenkleidung).
  Mögliche Äußerungen: Ich möchte **die** Tomate. Dann brauche ich **einen** Apfel. ... **der** Apfel ist besonders schön ... ich packe **ihn** extra in eine Tüte ...
- Spaziergang: Auf einem großen Stück Papier gemeinsam Dinge aufkleben oder malen, die wir auf einem Spaziergang entdecken könnten (z. B. im Wald).
  Mögliche Äußerungen: Hier wächst **ein** Pilz... **er** ist schon groß... **Der** Pilz wächst fast auf dem Weg... wir kleben **ihn** hierhin...
- Zuordnen: Mehrere Reifen (oder Kreise aus Seilen) auf den Boden legen. Abwechselnd Gegenstände aus einer Kiste holen und immer die Dinge, die zusammengehören, in einen Reifen legen (z. B. Nahrungsmittel, Spielsachen, Kleidung). Der Therapeut kann absichtlich Fehler einbauen und diese sofort selbst korrigieren.
  Mögliche Äußerungen: **Das** Kleid kommt hier hin... nein, **ein** Kleid kann man nicht essen.

- Zoo/Bauernhof: Wir füttern die Tiere. Wer bekommt Heu, Körner, Bananen ...?
  Mögliche Äußerungen: **Der** Elefant bekommt ... **Das** Schwein hat viel Hunger, **es** bekommt ...
- Puppenhaus einrichten: Nach dem Umzug müssen alle Möbel und Gegenstände neu in das Haus sortiert werden.
  Mögliche Äußerungen: **Der** Stuhl kommt hierhin, **das** Bett ...

4 Prinzip der Numerusmarkierung (Substantive)

Spielvorschläge

- Einkaufen: Einer kauft beim anderen viele Dinge von einer Sorte ein, Rollenwechsel.
  Mögliche Äußerungen: Möchtest du einen **Apfel** oder viele **Äpfel** ... wie viele genau ... gut, drei **Äpfel** ...
- Wörterschlange (Ravensburger): Domino als Regelspiel spielen, dabei jeweils beschreiben, was der andere suchen soll.
  Mögliche Äußerungen: Suche **viele Mäuse** oder **ein Auto** ... habe kein Bild, auf dem **viele Mäuse** sind, nur **eine Maus** ...

5 Prinzip der Kasusmarkierung

Die ersten Zielstrukturen sollten einfache Äußerungen mit einem Objekt sein. Hier bietet sich zunächst der Einsatz von Verben an, die eine Ergänzung benötigen (z. B. haben, nehmen, legen, geben).[74] Zunächst wird im Verlauf der Entwicklung der Akkusativ erworben, daher sind Verben, die ein Dativobjekt fordern (z. B. geben, schenken) erst später in Spielsituationen einzubauen.

a) Pronomen

Um das Prinzip der Kasusmarkierung bei Pronomen hervorzuheben, eignen sich alle Spiele, bei denen etwas ausgeteilt oder getauscht wird. Da meist nur kurze Satzstrukturen notwendig sind, werden Zielform und Prinzip besonders eindeutig hervorgehoben.[75]

Spielvorschläge

- Quartett: Als Regelspiel einsetzen.
  Mögliche Äußerungen: Hast du ein/eine/einen ... gibst du es **mir** ... ich habe ... ich tausche **es/ihn/sie** ... ich gebe **dir** ...
- Lotto: Als Regelspiel einsetzen.
  Mögliche Äußerungen: Du hast ... gehört er **dir** oder **mir**? Leg **ihn/sie/es** dahin ...

b) Akkusativobjekte

Spielvorschläge

- Kochen: Wir nehmen an einem Kochwettbewerb teil und bemühen uns jeder, das leckerste Gericht zuzubereiten.
  Mögliche Äußerungen: Ich nehme **die Kartoffel.** Was nimmst du? Ah, du nimmst **den Blumenkohl.** ... Ich brauche noch **einen Löffel,** siehst du **ihn** ...?
- Rollenspiel mit der Puppe: Die Puppe wird an- und ausgezogen, weil wir spazieren gehen wollen/sie sich bekleckert hat etc.[76]
  Mögliche Äußerungen: Was hat die Puppe an? ... **eine Hose** ... sie ist zu lang ... Was brauchst du noch. **Einen Pullover** oder **die Jacke**? ... Guck mal, was meine Puppe anhat ... **eine bunte Mütze** ...
- Im Flugzeug: Jeder fliegt in einem anderen Flugzeug, wir erzählen uns über Funk, was wir sehen, damit der andere weiß, wo wir uns gerade befinden.
  Mögliche Äußerungen: Ich sehe **das Meer, den Wald** ...
- Bilder/Gegenstände treffen: Abwechselnd mit einem Softball auf Bilder/Gegenstände zielen, man bekommt einen Punkt, wenn man die Aufgabe erfüllt hat. Entweder gibt einer dem anderen einen Auftrag, oder jeder bestimmt vorher selbst sein Ziel.
  Mögliche Äußerungen: Du sollst **den Baum** treffen ... ich ziele auf **den Baum** ... habe jetzt **den Affen** getroffen, nicht **den Baum** ...
- Verstecken und Suchen: Einer gibt jeweils dem anderen den Auftrag, etwas zu suchen oder zu verstecken.
  Mögliche Äußerungen: ... such **den Ball** ... **die Maus** ... ich finde **den Ball** nicht, nur **den Teddy** ... versteck du **den Tiger** ...
- Wunschzettel: Wir gestalten (malen, schneiden, kleben) einen Wunschzettel.
  Mögliche Äußerungen: Ich wünsche mir **einen Roller,** wünschst du dir auch **den Roller** ... du wünschst dir **den Ball** ... klebe **das Auto** auf ...
- Rollenspiel mit Tieren aus dem Zoo: Die Zoobewohner streiten darum, wer etwas ganz Besonderes hat.
  Mögliche Äußerungen: Der Löwe ... ich habe **eine Mähne** ... der Tiger ... **scharfe Zähne** ...
- Reporter: Wir beschreiben den Zuhörern, was wir sehen. Als Anregung für zu beschreibende Dinge kann ein großes Bilderbuch aufgestellt werden.
  Mögliche Äußerungen: Ich sehe gerade **einen hohen Turm, einen Hund,** ...

c) Dativobjekte

- Verkehrte Welt: Wir haben Tiere zu Besuch, die alle am Tisch sitzen und bedient werden möchten.
  Mögliche Äußerungen: Wem gibst du ...? **Dem Teddy** gebe ich ... die Schokolade gebe ich **dem Hund** ...

- Zoo: Wir füttern die Tiere und müssen uns entscheiden, welches Tier welches Futter bekommt.[77]
  Mögliche Äußerungen: Wem soll ich ... geben? Die Bananen gebe ich **dem Affen** ...
- Nachrichten verschicken: Wir sind Schornsteinfeger und müssen alle benachrichtigen, wann wir zum Kamin kehren kommen.
  Mögliche Äußerungen: Ich schicke **dem Bäcker** eine Karte ... ich gehe ... und gebe **dem Fleischer** ...
- Fahren: Gemeinsames Spiel auf dem Verkehrsteppich.
  Mögliche Äußerungen: Ich fahre **mit dem Bus** ... **dem blauen Auto** ... **mit dem Roller.**

d) Attributive Adjektive

Indefinite Artikel erfordern eine starke Deklination des Adjektives, maskuline Formen am deutlichsten. Äußerungen, die sich nur semantisch voneinander unterscheiden (z. B. ein blauer Knopf, ein gelber Knopf) sind zunächst einfacher als Satzstrukturen, bei denen mehrere grammatische Prinzipien zu beachten sind (z. B. ein großes Auto, ein reifer Apfel). – Wichtig ist, Spielsituationen zu gestalten, in denen das Kind durch Einsatz von Adjektiven genau beschreiben muss, was gemeint ist, bzw. in denen der Therapeut zurückfragt und sich seinerseits semantisch festlegt.[78]

Spielvorschläge

- Gegenstände suchen: Ähnlich wie beim Kim-Spiel verstecken wir bestimmte Gegenstände, die der andere dann suchen soll.
  Mögliche Äußerungen: Das **kleine** Auto fehlt ... ein **kleines Auto** ist schon da ... Was hast du versteckt? ... Einen **großen** Ball oder ein **großes** Auto?
- Handpuppen: Hier treten verschiedene Figuren doppelt auf, so dass das Kind gefordert ist, eine bestimmte Figur zu beschreiben.
  Mögliche Äußerungen: Der **böse** Räuber, die **gute/böse** Fee, der **dumme** Seppel, die **liebe/böse** Hexe ...
- Reihen legen: Jeder bekommt eine bestimmte Anzahl farbiger Formplättchen. Einer nennt dem anderen eine Reihenfolge, wie die Plättchen zu legen sind, und legt seine genauso hin. Beide arbeiten verdeckt und vergleichen hinterher das Ergebnis.[79]
  Mögliche Äußerungen: Leg **ein rotes Dreieck** ... **einen gelben Kreis** ... **ein blaues Viereck** ...

e) Präpositionen

Lokale Präpositionen werden vor allen anderen erworben, am frühesten /in/ und /auf/. In einem Spiel sollten zunächst nicht zu viele Präpositionen auf einmal verwendet werden. Abhängig von der eingesetzten Präposition wird eine Akkusativ- oder Dativmarkierung gefordert. Wir haben die folgenden Beispiele nicht nach diesem Gesichtspunkt getrennt.

Spielvorschläge

- Wo ist?: Abwechselnd eine Puppe/einen Teddy verstecken. Der andere soll zunächst raten, wo sich der Gegenstand befindet.
  Mögliche Äußerungen: Ist der Teddy **auf dem Stuhl** oder **unter dem** ...
  Variation: Gegenstände aus einem Beutel ziehen, diese verstecken und vom anderen suchen lassen.
- Aufträge auf Bildkarten: Abwechselnd werden Bildkarten gezogen. Derjenige, der die Karte gezogen hat, stellt dem anderen eine Aufgabe. Nach Ausführung können Handlungsergebnis und Bildkarte verglichen werden. (Bildvorlagen s. Arbeitsheft S. 27)
  Mögliche Äußerungen: Lege den Ball **auf** den Schrank/**unter** den Schrank ...
- Situationsbilder/Bilderbücher: Gemeinsames Betrachten und Erzählen.
  Mögliche Äußerungen: Wo ist denn der Bär? ... **hinter dem Baum** ... wer sitzt **unter der Bank**? ...
- Puppenhaus einrichten: Nach dem Umzug müssen alle Möbel und Gegenstände neu in das Haus sortiert werden.
  Mögliche Äußerungen: Der Stuhl kommt **neben** das Bett ...
- Handpuppen: Kasper räumt auf und stellt alles an den falschen Platz, wir helfen ihm.
  Mögliche Äußerungen: Wer hat die Mütze **in den Topf** gelegt? ... und der Löffel liegt **unter dem Bett** ... er gehört nicht **unter das Bett** ... **in den Schrank.**

6 Perfektbildung

Zunächst transitive Verben einsetzen.

Spielvorschläge

- Unfall: Gemeinsames Spiel auf dem Verkehrsteppich. Nachdem der Unfallschaden soweit beseitigt wurde, muss der Polizist den Unfallbericht diktieren.[80]
  Mögliche Äußerungen: Das Auto **hat** ... **gebremst** ... Der Fußgänger **hat** nichts **gesehen** ...
- Reisebericht/Erlebnisbericht: Wir erzählen unser gemeinsames Erlebnis und nehmen die Geschichte auf (z. B. Meer). Als Anregung kann ein Bilderbuch zum jeweiligen Thema aufgeschlagen werden.
  Mögliche Äußerungen: ... **haben** Muscheln **gefunden** ... **haben gebadet** ...
- Wir telefonieren über unsere Einkäufe für eine gemeinsame Reise. Du **hast gekauft** ... ich **habe gekauft** ... **habe** nicht **gefunden** ... **hast** du **eingepackt** ...
- Reporter: Ein Reporter berichtet über ein Mikrofon von einem spannenden Radrennen.
  Mögliche Äußerungen: ... **hat** gerade **überholt** ... **ist** zu spät gestartet ...

B Syntaktischer Bereich

1 Verb-Zweitstellung im Hauptsatz

Voraussetzung ist die Verwendung eines Subjektes am Satzanfang. Da pronominale Subjekte (ich/du – er/sie – wir/ihr) keine Artikel fordern, sind diese zunächst am leichtesten einzusetzen, da keine zusätzliche grammatikalische Schwierigkeit auftritt.

a) Modalverben[81]

Belegen der Zweitposition im Satz mit finiten Verben ist zunächst durch Einführung von Modalverben möglich. Die infiniten Verbelemente erscheinen in diesem Fall weiterhin in der Finalstellung, so dass zunächst keine große Umstellung der Sätze erforderlich ist, weil nur das Modalverb eingeschoben wird.

Spielvorschläge

- Auspacken und Verteilen: Wir packen gemeinsam Spielmaterial aus und verteilen es untereinander, gleichzeitig planen wir unser Spiel.
  Mögliche Äußerungen mit „Wollen“: Du **willst** … haben? Ich **will** lieber … ich **will nicht** … du **willst** wohl … den **wollen** wir dahin stellen.
- Unfall: Spiel auf dem Verkehrsteppich, mitten auf der Kreuzung passiert ein Unfall und wir müssen viele Dinge organisieren (Feuerwehr, Polizei rufen, Straße absperren, Schilder aufstellen, Verletzte versorgen etc.).
  Mögliche Äußerungen mit „Müssen“: Wir **müssen** … rufen. Das Auto **muss** abgeschleppt werden …
- Parkhaus: Der Parkhauswächter erklärt die Regeln, bevor das Auto in das Parkhaus einfahren darf (zunächst bezahlen, erst warten, Knopf drücken, damit sich die Schranke hebt, Fahrstuhl rufen, Platznummer merken etc.).
- Briefträger: Wir verteilen Briefe, Karten und Päckchen an verschiedene Adressaten.
  Mögliche Äußerungen mit „Müssen“: Das **musst** du zum blauen Haus bringen. Sie **müssen** bezahlen … Wir **müssen** uns beeilen …
- Dressur: Einer spielt ein Tier in einem Zirkus, das verschiedene Kunststücke oder Aufträge ausführen lernen soll.
  Mögliche Äußerungen mit „Sollen“: Du **sollst** herkommen … jetzt **sollst** du … was **soll** ich machen? … Ich **soll** hier drüberspringen? …
- Wett-Turnen: Abwechselnd gibt einer dem anderen einen Auftrag, was er machen soll. Hat er die Aufgabe erfüllt, bekommt er einen Punkt (Puzzleteil etc.).
  Mögliche Äußerungen mit „Sollen“: Du **sollst** drei Mal hüpfen. Ich **soll** …?

- Zaubern: Wir zaubern um die Wette, einer versucht, immer noch besser zu zaubern als der andere.
  Mögliche Äußerungen mit „Können“: Ich **kann** fliegen … du **kannst** nicht … was **kannst** du … **kannst** du auch?
- Handpuppen-Rollenspiel: Eine Spielfigur war krank und darf noch nicht wieder alles machen, der Arzt erklärt alle Regeln.
  Mögliche Äußerungen mit „Dürfen“: Ich **darf** Eis essen, **darfst** du auch … Du **darfst** nicht baden …

b) Vollverben

Spielvorschläge

- Wettkochen: Wir kochen um die Wette mit dem Ziel, möglichst viele Zutaten zu verwenden, die alle in der Nähe liegen.
  Mögliche Äußerungen: **Ich koche** Kartoffeln. … **Ich koche** … **Ich nehme** …
- Plätzchen backen: Aus Knete backen wir gemeinsam Plätzchen und bereiten alles vor.
  Mögliche Äußerungen: **Ich knete** … **du nimmst** … **du brauchst** …
- Basteln: Es soll etwas Bestimmtes gebastelt werden, doch nur einer weiß, wie es geht und was dazu gebraucht wird.
  Mögliche Äußerungen: **Du suchst** die Schere … **Ich finde** nicht … **wir schneiden.**
- Apfelmus kochen: Einer gibt dem anderen eine Anleitung zum Vorgehen.[82]
  Mögliche Äußerungen: **Du holst** zuerst den Topf …
- Reparatur: Wir reparieren einen Gegenstand oder bauen jeder etwas zusammen. Da nicht alle Werkzeuge direkt greifbar liegen, muss ausgetauscht werden.
  Mögliche Äußerungen: **Ich brauche** … den Hammer. **Ich suche** … **Wir brauchen** …

2 Subjekt-Verb-Inversion

Bei Fragen und Topikalisierungen erfolgt eine Umstellung von Subjekt und Verb (Inversion).

Spielvorschläge

- Quartett: Als Regelspiel einsetzen.
  Mögliche Äußerungen: **Hast du** …? **Kannst du** … jetzt **bin ich** …
- Zirkus: Wir trainieren für die nächste Vorstellung.
  Mögliche Äußerung: **Kannst du** auf einem Bein stehen/hüpfen/rückwärts laufen …?

- Zaubern: Wir zaubern um die Wette und fragen jeweils den anderen, ob er das wohl auch schafft.[83]
  Mögliche Äußerungen: **Kannst du** …? Sicher **kannst du** nicht …
- Handpuppen: Einer beschreibt dem Kasper den Weg zur Räuberhöhle. Kasper kann sich den Weg nicht gut merken und fragt immer wieder zurück.
  Mögliche Äußerungen: Zuerst **gehst du** …, dann **kommst du** … nein, **gehe ich** dann …?

3 Aufspaltung von Präfixverben

Zunächst intransitive Verben einsetzen, dann transitive Verben, bei denen ein Objekt zwischengestellt wird.

Spielvorschläge

- Wetten: Jeder hat verschiedene Gegenstände in einer Tasche. Abwechselnd zieht einer einen Gegenstand heraus. Dann wird gewettet, ob er schwimmen kann oder unter geht, bevor er in eine Schüssel mit Wasser gelegt wird.[84]
  Mögliche Äußerungen: Der Stift kann schwimmen … nein, er **geht unter** … siehst du, er **geht unter** …
- Bauernhof: Ein Trecker mit Anhänger fährt zum Feld, um die Ernte einzuholen.
  Mögliche Äußerungen: Wir **fahren los** … bald **kommen** wir **an** … ich **lade** … **auf** … ich **steige ein** …
- Bahnhof/Taxi/Lkw: Gemeinsames Spiel mit verschiedenen Fortbewegungsmitteln.[84]
  Mögliche Äußerungen: **Steigen** Sie bitte **ein.** Wir **fahren** gleich **los** … **halten** … **an** …
- Werkstatt: Fahrzeuge oder Gegenstände zusammenbauen (z. B. Duplo).
  Mögliche Äußerungen: Ich **schraube** das Rad **ab/an** … **stecke** … **an, hole** … **raus** …

4 Negation

Spielvorschläge

- Unfall: Gemeinsames Spiel auf dem Verkehrsteppich. Zwei Autos sind zusammengestoßen. Nun streiten sich die Fahrer, wer Schuld hatte.
  Mögliche Äußerungen: Ich habe **kein** gesehen … er konnte **nicht** … er hat **nicht** gesehen.

- Versteck- und Ratespiel: Abwechselnd Gegenstände verstecken und den anderen raten lassen, wo er ist.
  Mögliche Äußerungen: Nein, im Schrank ist er **nicht** … er liegt auch **nicht** …
- Wunschzettel: Wir beschreiben, was wir uns wünschen/nicht wünschen.
  Mögliche Äußerungen: Ich wünsche mir … nein, ich wünsche mir **kein** … das habe ich noch **nicht** …
- Verreisen: Wir packen gemeinsam unseren Koffer für eine Reise in den Süden und beraten, was wir brauchen/nicht brauchen.
  Mögliche Äußerungen: Den Schal brauchen wir **nicht** … wir nehmen **kein** … mit …

5 Konjunktionen zur Einleitung von Nebensätzen

Indem Tatbestände miteinander verknüpft werden, müssen Konjunktionen eingesetzt werden. Wir führen hier keine Beispiele für koordinierende Konjunktionen (z. B. und, oder) an, sondern nur für subordinierende Konjunktionen, die Nebensätze einleiten (z. B. weil, obwohl). Bei der Konstruktion von Nebensätzen müssen die Verbzweitstellung im Hauptsatz und die Verbendstellung im Nebensatz beachtet werden.

Spielvorschläge

- Rollenspiel mit Handpuppen: Wir haben Besuch von einem anderen Planeten, der uns immer wieder fragt, warum wir was tun.
  Mögliche Äußerungen: Warum … ? Ich sitze, **weil** es … ich trinke, **weil** ich Durst habe …
- Unfall: Gemeinsames Spiel auf dem Verkehrsteppich. Keiner hält sich an die Verkehrsregeln, so dass die Polizei eingreifen muss, um für Ordnung zu sorgen.
  Mögliche Äußerungen: Sie fahren zu schnell, **obwohl** hier … du gehst einfach über die Straße, **obwohl** Autos kommen …

VII Zusammenstellung von Büchern und Spielen

Bilderbücher zum Suchen
Einkaufen mit Mama (K. Steffens)
Mit der Maus auf der Baustelle (I. Schmitt-Menzel, F. Streich)
Sachen suchen (E. Scherbarth)
Was siehst du in der Natur? (K. Boumans)

Bücher mit wiederkehrenden Handlungen
Die kleine Maus sucht einen Freund (E. Carle)
Die kleine Raupe Nimmersatt (E. Carle)
Die kleine Spinne spinnt und schweigt (E. Carle)
Vom kleinen Maulwurf, der wissen wollte, wer ihm auf den Kopf gemacht hat (W. Erlbruch, W. Holzwarth)

Bücher mit Reimen
Eric Carles Tier-ABC (E. Carle)
Ich mache Quatsch (R. Schwarz, J. Wittkamp)
Ich warte auf Weihnachten (R. Schwarz, J. Wittkamp)
Pippelu, der kleine Bär (A. Schmidt, H. Geelen)
Von Affen, Fliegen und Giraffen (H. Boddin)

Situationsbilder
Bei uns im Dorf (A. Mitgutsch)
Hier in den Bergen (A. Mitgutsch)
Komm mit ans Wasser (A. Mitgutsch)
Komm mit zu uns (E. Scherbarth)
Mein großes Bilderbuch vom Zoo. Das Riesenbilderbuch (E. Scherbarth)
Rundherum in meiner Stadt (A. Mitgutsch)
Unsere große Stadt (A. Mitgutsch)
Was geschieht hier? (W. de Haën)
Wie ist es auf dem Bauernhof? (W. de Haën)

Spiele zu bestimmten Situationen
Hier wohne ich (Ravensburger) – Häuserlotto
Kombi-Lotto (Ravensburger) – Situationsbild und Beruf dazu als Lottospiel
Wer braucht Was? Berufe und ihre Werkzeuge (Ravensburger) – Zweier-Puzzle

Bilderbücher zu Farben
Couleurs (F. Nathan)
Das Farbenfest (L. Rudebjer, D.-E. Sahlberg)
Das kleine Blau und das kleine Gelb (L. Lionni)
Erste Bilder Erste Wörter (H. Spanner)
Jeder Tag hat eine Farbe (D. Senss)
Welche Farbe ist das, lieber Bär? (A. Georgia)

Bücher zu bestimmten Themen
Bei Oma und Opa (M. Scharff-Kniemeyer, A. Stohner)
Beim Milchmann gibt's kein Briefpapier (J. Krüss, E. Witt-Hidé)
Briefe von Felix (A. Langen, C. Droop)
Der kleine Hase im Kindergarten (A. Flad)
Der Regenbogenfisch (M. Pfister)
Dickes Fell und bunte Federn (D. Schubert; I. Schubert)
Hoppel und der Osterhase (K. Siegenthaler, M. Pfister)
Ich bin das kleine Kaninchen (G. Muller, G. Wiencirz)
Ich bin das kleine Meerschweinchen (A. Fechner)
Ich bin der kleine Elefant (A. Fechner)
Ich bin der kleine Fuchs (W. de Häen)
Kasper Mütze (Janosch)
Kleiner Eisbär, nimm mich mit! (H. de Beer)
Licht an. Tief im Meer (C. Delafosse)
Licht an. Tiere unter der Erde (C. Delafosse)
Licht an. Unter der Stadt (C. Delafosse)
Lisas Reise (P. Maar)
Mein Spielbuch. Im Garten (Edition Bücherbär) – mit vielen Steckteilen
Mein Spielbuch. In der Garage (Edition Bücherbär) – mit vielen Steckteilen
Mein Spielbuch. In der Küche (Edition Bücherbär) – mit vielen Steckteilen
Paddington in der Badewanne (M. Bond)
Wie ist es im Wald? (W. de Haën)
Wie lebt der kleine Bär? (H. Maas, C. Rohrbach)

Bilderbücher zum Tasten
Die kleine Spinne spinnt und schweigt (E. Carle)
Such mich. Fühl mich. Zähl mich (A. Fechner)

Bücher und Spiele zu Bildgeschichten
Hast du Worte? (M. Rettich, R. Rettich) – Bilderbuch
Wir legen Geschichten (Finken-Lern-Spiele) – Lotto

Faltanleitungen
Falten und Spielen (S. Stöcklin-Meier)
Fantasie für kleine Hände (R. Ferrari)

Klatsch- und Fingerspiele
Das ist der Daumen Knudeldick. Fingerspiele und Rätsel (M. Arndt, W. Singer [Hrsg.])
Die Unzertrennlichen. Neue Fingerspiele (E. Pausewang)
Fingerspiele (I. Flemming)
Fingerspiele und andere Kinkerlitzchen (R. Pousset)
Spiele mit Hand und Fuß. Was Finger und Zehen alles können (U. Ritter)
Sprechen + Spielen (S. Stöcklin-Meier)
Wir machen Fingerspiele. Neue Reime, Spiele, Puppen (N. Landa, U. Ritter)
Zehn kleine Krabbelfinger (M. Austermann, G. Wohlleben)

Würfelspiele (miteinander – nicht gegeneinander)
Felix Flosse (HABA)
Luftikus & Sausewind (HABA)

Obstgarten (HABA)
Wundergarten (Herder)

Farbwürfelspiele
Bunte Ballone (Ravensburger)
Farbentürmchen (Ravensburger)
Farbkarussell (Ravensburger)
Quips (Ravensburger)
Tempo, kleine Schnecke (Ravensburger)
Vier erste Spiele (Ravensburger)
4 Spiele-Hits (Ravensburger)

Formwürfelspiele
Colorama (Ravensburger)
Farben und Formen (Ravensburger) – Legelotto
Ich spiele mit Farben und Formen (Ravensburger)
Lustige Formen (Ravensburger)

Formen
Logische Blöcke (Herder)

Zahlenwürfelspiele
Clown (Ravensburger) – bis zur Zahl 6
Je m'habille (Nathan) – Anziehspiel bis zur Zahl 6
Mausefalle (Ravensburger)

Tast-Spiele
Blinde Kuh (Ravensburger)
Tast-Domino (Schubi-Lehrmittel AG)

Puzzles/Dominos
Glückskäfer-Domino (Ravensburger)
Kaufladen (Ravensburger)
Was fliegt (Ravensburger)
Wörterschlange (Ravensburger)

Hör-Spiele mit Kassetten
Hör – Was ist das? (Ravensburger) – Kassette und Einzelbilder als Lottospiel
Loto des situations sonores (Nathan) – Kassette mit Situationsbildern
Loto sonores (Nathan) – Kassette und Gegenstandsbilder

Hör-Spiele
Sprechlernspiele (Ravensburger)
Sprich genau – Hör genau (Ravensburger)

Spiele zur Feinmotorik
Kraut und Rüben (MB-Spiele)
Packesel (Ravensburger)
Stapelmännchen (Ravensburger)
Turmbau zu Babel (Ravensburger)

VIII Wortlisten

Die Reihenfolge der Wortlisten richtet sich nach den Artikulationszonen. Vgl. Kapitel V „Artikulation“, Tabelle S. 104.

1. Artikulationszone: B/P/W/F/M
2. Artikulationszone: D/T/$S_{(Z, X)}$/SCH/N/L
3. Artikulationszone: $G_{(NG)}$/$K_{(NK)}$/J/CH_{1+2}/NG/R/und H

B-Anlaut

Baby
Bach
Backe
backen
Bäcker/in
Backstein
Badeanzug/
-hose
baden
Badezimmer
Bagger
Bahn
Bahnhof
balancieren
sich balgen
Balken
Balkon
Ball
Ballett
Ballon
Banane
Band
Bank
Bär
barfuß
Bart
Bass
basteln
Batterie
Bauch
Bauer/Bäuerin
Baum
Baustelle
beachten
Beamte/r
Becher
Becken
sich bedanken
bedauern
Bedeutung
sich beeilen
Beere
Beet
Bedienung
beenden
befehlen
befreien
befreundet
Begabung
begegnen
begeistern
beginnen
begrüßen
behalten
beherrschen
behilflich
Behinderung
behutsam
Beifahrer
Beifall
beide
Beil
Bein
beinahe
Beispiel
beißen
bekannt
bekleckern
bekommen
Beleuchtung
bellen
Belohnung
Bemerkung
benehmen
benutzen
Benzin
beobachten
bequem
beraten
Bereich
bereit
Berg
berichten
Beruf
beruhigen
berühmt
berühren
Beschäftigung
bescheiden
Bescherung
beschleunigen
beschließen
beschmutzen
beschriften
sich beschweren
Besen
besitzen
besorgen
besprechen
besser
Besteck
bestellen
Besuch
beteiligen
beten
Betonmisch-
maschine
Bett
betteln
beugen
Beule
Beutel
bewässern
sich bewegen
Beweis
Bewohner
bewölkt
bewundern
bezahlen
Bibel
Bibliothek
biegen
Biene
Bier
Bikini
Bild
billig
Birke
Birne
Bissen
bitten
bitter
Boden
Bogen
Bohne
bohren
Boje
Bonbon
Boot
böse
Botschaft
boxen
Buch
Buche
Buchstabe
Bucht
sich bücken
buddeln
Bude
Bund
bügeln
Bühne
Bumerang
bummeln
bunt
Burg
Büro
Bürste
Bus
Busch
Bussard
Butter

B-Anlaut in Konsonantenverbindungen und B-Inlaut

BL
blank
Blase
blasen
blass
Blatt
blättern
blau
Blech
bleiben
bleich
Bleistift
blenden
Blick
blicken
blind
Blind-
schleiche
blinken
Blinker
Blitz
blitzblank
Block
blond
bloß
blühen
Blume
Blumenkohl
Bluse
Blut
Blüte
bluten
blutig

BR
Brand
Brandung
braten
Braten
Brauch
brauchen
braun
Brause
Braut/
Bräutigam
brav
bravo
brechen
Brei
breit
Breite
Bremse
bremsen
brennen
Brennnessel
Brett
Brezel
Brief
Briefkasten
Briefmarke
Brikett
Brille
bringen
Brocken
Brokkoli
Brombeere
Brot
brüchig
Brücke
Bruder
Brühe
brüllen
brummen
Brunnen
brüten

B zwischen Vokalen
Abend
Ebbe
erlauben
Fieber
geben
Giebel
glauben
graben
haben
Hebel
heben
Hobel
kleben
Krabbe
leben
lebendig
Liebe
loben
Möbel
Nebel
neben
oben
proben
Rabe
reiben
Robbe
Rübe
Scheibe
schieben
schweben
sieben
toben
Traube
treiben
über
zaubern

B mit Konsonanten
ankurbeln
Arbeit
arbeiten
Ausblick
blitzblank
Erbse
Farbe
färben
Fußball
halbieren
himmelblau
Kurbel
Notizbuch
Postbote
Rettungsboot
Schaumbad
Scherben
Schnittblumen
Seilbahn
Waschbär
werben
Wirbel
wölben
Ziegenbock

BR-Inlaut
Abrakadabra
handbreit
hellbraun
Schwarzbrot
Sonnenbrille
verbrauchen
Verbrechen
verbrennen
verbrühen
Zebra

P-Anlaut

Paar
Päckchen
packen
paddeln
Paket
Palast
Palme
Pampelmuse
Panne
Panther
Pantoffel
Papagei
Papier
Pappe
Pappel
Paprika
Paradies
parallel
Pärchen
Parfüm
Park
parken
Parterre
Partner
Party
Pass
Passagier
passen
passieren
Pastor
Pate/Patin
Patenkind
Patent
Patient
Patrone
patschnass
Patzer
Pauke
Pause
Pavian
Pech
Pechvogel
Pedal
Pegel
peilen
peinlich
Peitsche
Pelle
pellen
Pelz
Pendel
Pendler
perfekt
Pergament
Perle
Person
Perücke
Petersilie
petzen
picken

Picknick
piepen
Pilot
Pilz
Pinguin
Pinsel
Pinzette
Pirat
pirschen
Piste
Pistole
pitschnass

Pizza
Pkw
Po
pochen
Pokal
Pol
polieren
Polizei
polstern
poltern
Pommes frites
Pony

Popcorn
Popmusik
Portemonnaie
Portier
Portion
Porto
Porträt
Porzellan
Posaune
Post
Postbote
Poster

Postkarte
Postleitzahl
Publikum
Pudding
pudelwohl
Puder
Puffer
Pullover
Puls
Pult
Pulver
Pumpe

Punkt
pünktlich
Pupille
Puppe
purzeln
pusten
putzen
Putzmittel
Puzzle
Pyramide

P-Anlaut in Konsonantenverbindungen

PL
Plage
Plakat
Plan
Planet
planschen
Plantage
plappern
Plastik
plätschern
platt
Platte
Platz
Plätzchen
platzen
plaudern
Pleite
plötzlich
Plumps
Plunder
plündern
plus

PR
Pracht
prachtvoll
prägen
prahlen
praktisch
Praline
Pranke
Prärie
Präsident
prasseln
Praxis
Preis
Prellung
Presse
pressen
Priester
prima
Primel
Prinz
Prise
privat
Probe
probieren
Problem
Profi
Programm
Propeller
Prospekt
protestieren
Protokoll
Proviant
Prozess
prüfen
Prüfung
prusten

PS
Psalm

PF
Pfad
Pfahl
Pfand
Pfanne
Pfarrer
Pfau
Pfeffer
Pfefferminz
pfeifen
Pfeil
Pfeiler
Pfennig
Pferd
Pfiff
pfiffig
Pfingsten
Pfirsich
Pforte
Pfosten
Pfote
Pfund
pfuschen
Pfütze

PFL
Pflanze
Pflaster
Pflaume
Pflege
Pflicht
Pflock
pflücken
Pflug
pflügen

PFR
Pfropfen

P-Inlaut

P zwischen Vokalen
Apotheke
Gruppe
hoppeln
Hupe
Kappe
kippen
Klippe
Koppel
Lappen
Lippe
Lupe
Mappe
nippen
Papa
Papagei
Papier
Pappe
pappig
Puppe
Rappe
Raupe
Rippe
Schuppe
Steppe
stoppen
Suppe
Tapete
Treppe
Wappen
wippen
zappelig
zappeln

P mit Konsonanten
Alpen
Ampel
Hampelmann

Kasper
Knospe
knuspern
Körper
Lampe
Lumpen
Pampelmuse
Pumpe
Rampe
räuspern
rempeln
Respekt
Rispe
Rumpelstilzchen
Stempel
Stulpe
trampeln
Trompete
Tulpe
Welpen
Wespe
Wimpern
wispern

PF zwischen Vokalen

Apfel
Gipfel
hüpfen
klopfen
Kupfer
Schnupfen
schöpfen
stapfen
stopfen
tapfer
Tropfen
tupfen
Wipfel
Zapfen
Zipfel
zupfen

PF mit Konsonanten

dampfen
Dampfer
kämpfen
Karpfen
schimpfen
schrumpfen
Strümpfe

P-Auslaut

P nach Vokalen

Club
Dieb
Galopp
Gestrüpp
Laub
lieb
Lob
Sieb
Stab
Staub
stopp
taub
Trab

PF-Auslaut

Geschöpf
hüpf
Knopf
Kopf
Napf
Topf
Zopf

P nach Konsonanten

Erwerb
Kalb
Korb

W/V-Anlaut

Waage
waagerecht
Wabe
wach
wachsen
wackeln
Wade
Waffel
wagemutig
wagen
Wagen
Waggon
waghalsig
wählen
Wahrheit
Waise
Wal
Wald
Wall
Walnuss
wälzen
Walzer
Wand
Wanderer
wandern
Wange
wanken
Wanne
Wappen
Ware
warm
Warnung
warten
Wärter
warum
Wäsche
waschen
Wasser
wasserdicht
Wasserfall
Wasserleitung
Wasserwaage
waten
watscheln
Watt
Watte
Vampir
Vanille
Vase
weben
Wechsel
Wechselgeld
wechseln
wecken
Weg
wehtun
wehen
sich wehren
weich
Weiche
Weide
Weiher
Weihnacht
weil
Weile
Wein
weinen
Weintraube
weise
weiß
weit
Weite
weiter
Weizen
welken
Welle
Wellensittich
Welpe
Welt
Weltall
wenig
Werbung
werden
werfen
Werft
Werk
Werkstatt
Werkzeug
Wert
wertlos
wertvoll
Wespe
Weste
Westen
Wettbewerb
Wette
Wetter
Wetterkarte
Wettkampf
Wettspiel
Ventil
Ventilator
Wicht
wichtig
wickeln
widerspenstig
widersprechen
Widerstand
Widmung
wiederholen
Wiege
wiegen
wiehern
Wiese
wie viel
wild
Wild
Wildnis
Wildschwein
Willkommen

wimmeln
wimmern
Wimpel
Wimper
Wind
Windel
winden
windig
windschief
Windstärke
Winkel
winken
winseln
Winter
Winzer
winzig
Wipfel
Wippe
wir
Wirbel
wirbeln
Wirbelsäule
Wirklichkeit
Wirkung
Wirrwarr
Wirt/in
wischen
wissen
Wissenschaft
wittern
Witterung
Witz
Video
Villa
violett
Violine
Vitamin
Vitrine
wo
Woche
Woge
wohnen
Wohnung
Wolf
Wolke
Wolkenbruch
Wolle
wollen
Wonne
Wort
Volleyball
voltigieren
wuchern
Wuchs
Wucht
wuchtig
wühlen
wund
Wunde
Wunder
sich wundern
wünschen
Würde
würdig
Wurf
Würfel
würfeln
würgen
Wurm
wurmstichig
Wurst
Wurzel
würzen
wuschelig
wüst
Wüste
Wut
Vulkan

W in Konsonantenverbindungen

WR
Wrack
wringen

W/V-Inlaut

W zwischen Vokalen
bewegt
ewig
gewaltig
Gewand
gewinnen
gewohnt
Kiwi
Klavier
Lava
Löwe
Möwe
verwöhnen

W mit Konsonanten
antworten
Biskuit
entwerfen
entwickeln
erwarten
Kurve
Maulwurf
verwalten
Wigwam

F/V-Anlaut

Hinweis: /PF/, /PFL/ siehe unter /P/.

Fabel
Fabrik
Fach
Fackel
Faden
Fagott
Fahne
Fahrbahn
Fähre
fahren
Fahrrad
Fahrt
Fährte
Fahrzeug
Falke
fallen
Falter
Familie
fangen
Fantasie/
Phantasie
Farbe
Farm
Farn
Fasan
Fasching
Fass
fast
faul
Faust
Faxen
Vater
Februar
Feder
Fee
fegen
fehlen
Fehler
Feier
feierlich
feige
Feile
fein
Feld
Felge
Fell
Felsen
Fenster
Ferien
Ferkel
Ferngespräch
Fernsehapparat
Ferse
fertig
Fest

fest
Fett
Fetzen
feucht
Feuer
Feuerwehr
Feuerwerk
Veilchen
sich verabreden
sich ver-
abschieden
verändern
Verband
verbessern
sich verbeugen
verbieten
verbinden
verbrauchen
Verbrecher
verbrennen
Verdacht
verdecken
verdienen
verdunsten
Verein
verflixt
verfolgen
vergessen
Vergissmein-
nicht
vergleichen
Vergnügen
vergrößern
verhaften
verheiratet
verhext
verhindern
verhungern
verirren
Verkäufer/in
Verkehr
Verkehrs-
zeichen
verkleiden
verlangen
verlängern
verlassen
verlegen
verletzen
verlieren
Verlies
Verlosung
Verlust
vermieten
vermissen
vermuten
vernichten
Verpackung
verpflegen
verraten
verrückt
Versammlung
versäumen
verschenken
verschlafen
verschließen
verschlucken
verschmutzt
verschnupft
verschwenden
verschwinden
versenden
versorgen
sich verspäten
versprechen
sich ver-
ständigen
verstaucht
verstauen
Versteck
verstehen
Versteigerung
verstopft
versuchen
verteidigen
verteilen
Vertrag
sich vertragen
Vertauen
vertreten
Verurteilen
verwalten
Verwandtschaft
verwechseln
verwelkt
verwenden
verwöhnen
verwunden
Verzeichnis
verzeihen
verzichten
verzweifeln
verzwickt
Fibel
Fichte
Fieber
Filter
Filzstift
finden
Finger
Fink
finster
Firma
Fisch
Fischer/in
Fischerboot
Vieh
viel
vielleicht
vier
Viereck
Fohlen
Föhn
folgen
Folie
Forelle
Form
formen
forschen
Forscher/in
Förster/in
fort
Fortschritt
Fortsetzung
Foto
Fotograf/in
Vogel
voll
vollständig
voraus
vorbereiten
Vorbild
sich vordrängen
Vorfahrt
vorführen
vorgestern
vorfahren
Vormittag
vorn
Vorname
vornehm
Vorrat
Vorschlag
Vorschrift
vorsichtig
vorspielen
Vorstellung
vorwärts
Fuchs
fühlen
Fühler
führen
Führerschein
Fund
füllen
Füller
Fundament
fünf
Funke
funkeln
funktionieren
Furcht
Füße
Fußball
Fußgänger
Futter
füttern
Fütterung

F/V-Anlaut in Konsonantenverbindungen

FL
flach
flackern
Flamme
Flasche
flattern
Flaum
Fleck
Fledermaus
Flegel
flehen
Fleisch
fleißig
Flicken
Flieder
Fliege
fliegen
flimmern
Fließband
fließen
flitzen
Flocke
Floh
Floß
Flosse
Flöte
flöten
flott
Flucht
flüchten
Flug
Flügel
Flugplatz
Flugzeug
Flur
Fluss
Flüssigkeit
flüstern
Flut

FR
Frachter
fragen
Fratze
Frau

frech
freihändig
Freiheit
Freitag
Freizeit
fremd
Fremdsprache
fressen
Freude
sich freuen
Freund/in
freundlich
Freundschaft
Frieden
frieren
frisch
Frisur
froh
fröhlich
Frosch
Frost
Frottee-
handtuch
Frucht
fruchtbar
früh
Frühjahr
Frühling
Frühstück

F/V-Inlaut

F/V zwischen Vokalen

Affe
Giraffe
Hafen
Hafer
häufig
Hefe
hoffen
Käfer
Kaffee
kaufen
Käufer/in
Kiefer
kneifen
Koffer
laufen
Löffel
Neffe
Ofen
offen
Puffer
Reifen
rufen
Schäfer
Schaufel
schlafen
schleifen
schnaufen
Seife
Sofa
Stiefel
Strophe
Stufe
Tafel
treffen
Waffel

F/V mit Konsonanten

Duft
einfach
Einfahrt
Elfe
Geschäft
Harfe
Heft
heftig
helfen
Hilfe
Kraft
Larve
Lift
Luft
oft
pfiffig
Saft
schlürfen
Stift
Unfug
werfen
Würfel

F/V-Auslaut

F/V nach Vokalen

auf
brav
Brief
Chef
Graf
Griff
Hof
Riff
Ruf
Schaf
schief
Schlaf
Schweif
steif
tief

F/V nach Konsonanten

Dorf
elf
fünf
Genf
Golf
Hanf
Nerv
Schilf
Wolf
zwölf

M-Anlaut

machen
Mädchen
Magen
Magnet
Mähdrescher
mahlen
Mahlzeit
Mähne
Mai
Mais
Majestät
Majonäse
malen
Mammut
manchmal
Mandarine
Mandel
Manege
Mann
Mannschaft
manschen
Mantel
Mappe
Märchen
Marder
Margarine
Margerite
Marienkäfer
Marionette
Mark
markieren
Markt
Marmelade
Marmor
Mars
marschieren
März
Marzipan
Masche
Maschine
Masern
Maske
Masse
massieren
Material
Mathematik
Matratze
Matrose
Matsch
Matte
mauern
Maul
Maulwurf
Maus
Mechaniker
meckern
Medaille
Medikament
Medizin
Meer
Mehl
Meinung
Meise
Meißel
Meisterschaft

melden
melken
Melodie
Melone
Menge
Mensch
Menü
merken
Merkmal
merkwürdig
messen
Messer
Metall
Meter
Metzger
miauen
Mickymaus
Miene
Miete
Mikrofon
Mikroskop
Milch
mild
Million
Mineralwasser
Minute
Mirabelle
mischen
miserabel
missachten
Missgeschick
Missverständnis
Mist
mit
Mittag
Mitte
Mitteilung
Mittel
Mitternacht
Mittwoch
mixen
Möbel
Mode
Modell
Mofa
mogeln
mögen
Möglichkeit
Mohn
Möhre
Mohrenkopf
Molkerei
Moment
Monat
Mönch
Mond
Monster
Montag
montieren
Moor
Moos
Moped
Morast
morgen
morsch
morsen
Mörtel
Mosaik
Motor
Motte
Möwe
Mücke
müde
Mühe
Mühle
Mulde
Müll
Müller/in
Mund
Mündung
munter
Münze
mürbe
Murmel
Murmeltier
Mus
Muschel
Museum
Musik
Muskel
Müsli
müssen
Muster
mutig
mutlos
Mutprobe
Mutter
Mütze

M-Inlaut

M zwischen Vokalen
Blume
brummen
bummeln
Daumen
Eimer
Familie
Flamme
Gaumen
Gemüse
Gummi
Hammer
Himmel
Hummel
jammern
kämmen
keimen
Kiemen
Komet
kommen
kümmern
Name
nehmen
niemand
Nummer
Pflaume
räumen
reimen
Samen
Schimmel
schimmern
Schramme
schwimmen
Sommer
summen
träumen
Trommel
trommeln
zähmen
Zimmer
zusammen

M mit Konsonanten
Ampel
Amsel
Bremse
Dampfer
Gämse
Hamster
Hemd
Lampe
Pumpe
Samt
schimpfen
schrumpfen
Stempel
Strümpfe
trampeln
Zimt

M-Auslaut

M nach Vokalen
am
Baum
Damm
Dom
im
Kamm
krumm
Lamm
Rahm
Raum
Rom
Schaum
Schlamm
schlimm
Schwamm
Strom
stumm
Traum
zahm

M nach Konsonanten
Alarm
Alm
Arm
Film
Form
Helm
Lärm
Qualm
Schirm
Schwarm
Sturm
Turm
Ulm
warm
Wurm

D-Anlaut

da
Dach
Dachdecker
Dachs
Dachziegel
Dackel
dagegen
Dahlie
damals
Dame
damit
Damm
Dämmerung
Dampf
Dampfer
Dänemark
danken
darüber
darunter
das, der, dieselbe
dauern
Daumen
davor
dazwischen
Deck
Decke
Deckel
dehnen
Deich
dein/deine
Dekoration
Delfin
denken
Denkmal
Detektiv
deutlich
Deutschland
Dezember
Dia
Diamant
dich
dicht
Dichter
dick
Dickicht
Dieb
Diele
dienen
Dienstag
dies
Dieselmotor
diesig
diesmal
diktieren
Dinge
Dinosaurier
direkt
Direktor/in
Dirigent/in
diskutieren
Distel
doch
Docht
Doktor/in
Dolmetscher/in
Dom
Dompteur
Donau
Donner
Donnerstag
doppelt
Dorf
Dorn
dort
Dose
dösen
Dotter
du
Dübel
Duft
Dummheit
dumpf
Düne
düngen
dunkel
dünn
dunstig
durch
durcheinander
Durchfall
durchqueren
dürfen
Dürre
Durst
duschen
Düse
Düsenflugzeug

D-Anlaut in Konsonantenverbindungen

DR
Drache
Draht
dran
drängeln
drängen
draußen
Dreck
drehen
drei
Dreieck
Dressur
dringend
drinnen
Drittel
dröhnen
Drogerie
drohen
Drossel
drüben
Druck
drucken
drücken
Druckerei

DSCH
Jazz
Jeans
Jeep
Job
Dschungel

D-Inlaut

D zwischen Vokalen
baden
beide
Bruder
Faden
Feder
Gebäude
jeder
laden
Laden
Leder
leiden
leider
meiden
Mode
müde
Nadel
oder
reden
rodeln
Rudel
schade
Schaden
Seide
seidig
Teddybär
vergeuden
Weide
weiden
wieder

D mit Konsonanten
Adler
anders
bewundern
binden
Ende
Erde
finden
fördern
Gardine
Gondel
Herde
hundert
Ladung
landen
Mandel
Marder
Mulde
Norden
Rinde
rodeln
sandig
senden
Tandem
überwinden
wandern
werden
windig
Wunde
Wunder

T-Anlaut

Tablett
Tacho
Tafel
Tag
Takt
Taktik
Tal
Talent
Taler
Tandem
Tang
Tank
Tanker
Tankstelle
Tanne
Tante
tanzen
Tänzer/Tänzerin
Tapete
tapfer
tappen
tapsig
tarnen
Tasche
Tasse
Taste
tasten
Tat
tatkräftig
Tatsache
Tatze
Tau
Taube
taubstumm
tauchen
tauen
Taufe
taugen
taumeln
Tausch
täuschen
tausend
Taxi
Technik
Teddy
Tee
Teer
Teich
Teig
Teigwaren
Teil
teilnehmen
Teilung
teilweise
Telefon
Telegramm
Teller
Tempel
temperamentvoll
Temperatur
Tempo
Tennis
Teppich
Termin
Terrarium
Terrasse
Test
teuer
Teufel
Text
Textilien
Theater
Thema
Thermometer
Thermosflasche
Thron
Thunfisch
ticken
Ticket
tief
Tiefe
Tiefgarage
tiefgekühlt
Tier
Tiger
Tinte
Tipp
tippeln
tippen
Tisch
Tischler
T-Shirt
Titel
Toast
toben
Tochter
Tod
Toilette
toll
Tollpatsch
Tollwut
Tomate
Tombola
Ton
Tonart
tönen
Tonleiter
Tonne
Topf
Töpfer/in
Tor
Torero
Torf
Tornister
Torte
tot
total
Tour
Tourist
Tube
Tuch
tüchtig
Tücke
tuckern
tüfteln
Thüringen
Tugend
Tulpe
sich tummeln
Tümpel
Tumult
tun
Tunfisch
tunken
Tunnel
Tupfen
Tür
Turban
Turbine
türkis
Turm
turnen
Turner/in
Turnhose
Turnier
Turnschuh
Tusche
tuscheln
typisch
Tüte
tuten

T-Anlaut in Konsonantenverbindungen

TR
Trab
Tracht
Trafo
träge
tragen
tragisch
Trainer
Traktor
trällern
trampeln
Träne
Tränke
Transport
Trapez
Traube
sich trauen
Traum
träumen
traurig
Trauung
Trecker
treffen
treiben
trennen
treppauf/treppab
Treppe
Tresor
treten
treu
treulos
Triangel
Tribüne
Trichter
Trick
triefnass
Trikot
Trillerpfeife
trimmen
trinken
Trio
trippeln
Tritt
Triumph
trocken
trocknen
Trödel
Trog
Trommel
Trommelfell
Trompete
tröpfeln
tropfen

Tropfen
Trost
trostlos
Trott
Trotz
trotzdem
trotzig
trüb
Trubel
Truhe
Trumpf
Truthahn

TSCH
Cello
Tschüss

T-Inlaut

T zwischen Vokalen
Auto
Beete
Beute
bitten
bitter
Bote
braten
Butter
fettig
Flöte
Futter
Gewitter
gleiten
heute
Hotel
Kater
Kette
klettern
Kröte
Latte
Leiter
Liter
Matte
Meter
Miete
Mitte
Motte
mutig
Mutter
Note
raten
reiten
retten
Ritter
Sattel
schütten
später
Vater
weiter
Wetter
zittern

T mit Konsonanten
bewirten
Bürste
Eltern
Ente
falten
Falter
fertig
Filter
Garten
Kante
Mantel
munter
Muster
Schalter
Schuster
Tante
Tinte
Torte
warten
Winter
Würste

T-Auslaut

T nach Vokalen
Bad
Bett
breit
Brett
Brot
Flut
glatt
gut
Hut
Kleid
laut
Lied
Mut
Not
Rat
rot
satt
weit
Zeit

T nach Konsonanten
acht
alt
Band
Bart
Bild
bunt
Fahrt
Feld
Geld
Gold
Hand
hart
Hemd
Herd
Hund
Jagd
kalt
Kind
Land
Mond
Mund
Nacht
Pferd
Rind
rund
Samt
Sand
Schild
Takt
Wald
Wand
Welt
wert
wild
Wind
Wirt
Wort
zart
Zelt
Zimt

S-Anlaut (stimmhaft)

Saal
Saat
Säbel
Sache
sachte
Sack
säen
Safari
Saft
Sage
Säge
Sahne
Salamander
Salami
Salat
Salbe
Salto
Salz
Samen
sammeln
Samstag
Samt
Sand
Sandale
sanft
Sänger
Sanitäter
Sardine
Satellit
satt
Sattel
Satz
Sau
sauber
sauer
Sauerstoff
saugen
säugen
Säugetier
Säugling

Säule
Saum
Sauna
Saurier
sausen
Saxophon
sechs
See
Seele
Seemann
Seerose
Seestern
Segel
Segelflugzeug
Segelschiff
Segen
sehen
Sehnsucht
Seide
Seife
Seil
seit
Seite
Sekunde
selber
Selbstbedienung
selbständig
selbst-
verständlich
selig
Sellerie
selten
Sender
Sendung
Senf
Senke
Sensation
Sense
September
Serie
servieren
Serviette
Sessel
sich setzen
seufzen
Sicherheit
Sicherung
Sicht
sichtbar
Sieb
sieben
Siedler/in
Sieg
Siegel
Signal
Silbe
Silber
Silo
Silvester
singen
sinken
Sinn
Sirene
Sirup
Situation
Sitz
so/sobald
Sockel
Sofa
sofort
sogar
Sohle
Sohn
solange
sollen
Solo
Sommer
Sonderangebot
sonderbar
Sonne
Sonntag
Sorge
Sorte
Soße
Suche
Süden
Südpol
Summe
summen
Sumpf
Supermarkt
Suppe
surren
süß
Symbol

S-Inlaut (stimmhaft)

S zwischen Vokalen
Ameise
Besen
Besuch
Blase
Bluse
böse
Brause
brausen
Brise
Dose
dösen
Düse
Eisen
Esel
Fasan
Glasur
Gemüse
Gesang
Gesicht
gesund
Getöse
gläsern
grasen
gruseln
Hase
heiser
Hose
Käse
Kiesel
leise
lesen
lösen
Masern
Meise
mühselig
Museum
Musik
Nase
Öse
Pause
Posaune
Rasen
rasieren
reisen
Reisig
Reserve
Riese
rieseln
riesig
rosa
Rose
Rosine
sausen
Sausewind
tausend
Vase
Weise
Wesen
Wiese
Wisent

S mit Konsonanten
absagen
Absicht
also
Amsel
Ansage
Ansicht
aufsagen
Aufsicht
aufsuchen
Bremse
bremsen
Danksagung
einsam
emsig
Felsen
Ferse
Flugsand
Fransen
Gämse
Hochsommer
Insel
Linse
morsen
Person
Pfirsich
Pinsel
Rinnsal
Sense
Tatsache
unser
unsicher
unsichtbar
Unsinn
Ursache
versuchen
vorsichtig
winseln
Wirsing

S (stimmlos) Anlaut

City

S mit Konsonanten

SK
Skala
Skat
Skelett
skeptisch
Skizze
skizzieren
Skorpion

SKL
Sklave

SL
Slalom
Smog

SW
Sweatshirt

SZ
Szene

S (stimmlos) Inlaut

S (stimmlos) zwischen Vokalen
außen
beißen
besser
bissig
Brennnessel
draußen
dreißig
Drossel
essen
fleißig
fließen
Flosse
fressen
Füße
Gasse
genießen
gießen
Größe
grüßen
heißen
Kasse
Kessel
Kissen
Klasse
Kresse
küssen
Meißel
meißeln
messen
Messer
müssen
pressen
reißen
Rüssel
Sessel
Tasse
Terrasse
verbessern
vergessen
vergrößern
vermissen
Wasser
wissen

S (stimmlos) mit Konsonanten
Ausblick
Ausdruck
Ausgang
ausgiebig
Auskunft
Auster
Auswahl
Ausweg
basteln
Biskuit
bisschen
Borsten
Bürste
Distel
Eisbär
Eisberg
Eisblume
eiskalt
Eismeer
Elster
Erbse
essbar
Faust
Fenster
festlich
finster
Flussbett
Flusspferd
flüstern
Förster/in
Fußboden
Geist
Gerste
Gerüst
gestern
Glasmalerei
Großmutter
Hamster
hastig
Haustür
hopsen
Husten
Kapsel
Kasper
Kastanie
Kasten
Kiste
knistern
Knospe
Knusperhaus
knuspern
Kosten
köstlich
Künstler
Küste
Leiste
Liste
listig
lustig
Maske
Meister
Monster
Moskau
Münster
Muskatnuss
Muskel
Muster
Nashorn
nisten
Ostern
Pfingsten
Pfosten
piepsen
Piste
plumpsen
Polster
pusten
räuspern
Respekt
rostig
Rüstung
Samstag
stupsen
tasten
trösten
überlisten
vergesslich
Wespe
Weste
Westen
wispern
Wüste

S (stimmlos) Auslaut

S (stimmlos) nach Vokalen
Ass
aus
Bass
Beweis
Biss
blass
Bus
Eis
Ergebnis
Erlaubnis
es
Fass
Fleiß
Floß
Fluss
Fuß
Gas
Gebiss

Gedächtnis
Gefäß
Geheimnis
Glas
Gries
groß
Gruß
Guss
Haus
Hindernis
Iltis
Imbiss
Kies
Kloß
Kompass
kraus
Kreis
Kürbis
Kuss
Los
Maus
Moos
Mus
nass
Nuss
Preis
Reis
Riss

S (stimmlos) mit Konsonanten
als
anders
Angst
Artist
Ast
August
Bast
besonders
Dienst
Durst
ernst
erst
fast
Faust
Fels
Fest
fest
Frost
Fürst
Gans
Gast
Geist
Gerüst
Gips
Hals
Hengst
Herbst
Krebs
Kunst
Kurs
Last
List
Lust
Mars
Mast
meist
Mist
Mops
Nest
Obst
Papst
Post
Puls
Raps
Rast
Rost
sonst
Trost
Vers
Wurst
wüst

Z-Anlaut

Z mit Vokalen
Zacke
zaghaft
zäh
Zahl
zahm
Zahn
Zange
sich zanken
Zäpfchen
zappeln
zärtlich
Zauberer
Zaumzeug
Zaun
Zebra
Zecke
CD-Spieler
Zeh
zehn
Zeichen
Zeichentrick-
film
zeichnen
zeigen
Zeiger
Zeile
Zeit
Zeitung
Zelt
Zement
Zentimeter
Zentrum
Zeppelin
zerbrechen
Zettel
Zeug
Zickzack
Ziege
Ziegel
ziehen
Ziel
Ziffer
Zigarette
Zigarre
Zigeuner
Zimmer
Zimmer-
mann
zimperlich
Zimt
Zink
Zinn
Zinne
Zipfel
Zirkel
Zirkus
zirpen
Zitrone
zittern
zögern
Zoo
Zoll
Zopf
zornig
zu
Zubehör
Zucchini
züchten
zucken
Zucker
Zufall
zufrieden
Zug
Zügel
Zuhause
Zukunft
zünden
Zunge
zupfen
zuviel
zusammen
Zuschauer
zusätzlich
Zutaten

ZW
Zwang
zwanzig
zwar
Zweck
zwei
Zweifel
Zweig
Zwerg
zwicken
Zwieback
Zwilling
Zwirn
zwischen
zwitschern
zwölf

Z-Inlaut

Z zwischen Vokalen
benutzen
blitzen
Brezel
Dezember
flitzen
Fratze
Glatze
glitzern
heizen
Katze
kratzen
Kreuz-
otter
Kreuzung
Mütze
Notizen
Nutzen
Ozean

Pfütze
platzen
putzen
Rezept
Ritze
Tatze
Weizen
witzig

Z mit Konsonanten
Arzt
Benzin
blitzblank
einzahlen
einzeln
Geburtstag
glänzen
Grenze
herzig
herzlich
Hochzeit
jetzt
Kerze
Konzert
Lanze
Münze
Pflanze
Plätzchen
Purzelbaum
tanzen
vierzehn
vierzig
Walze
winzig
Wurzel
würzen
zuletzt

Z-Auslaut

Z nach Vokalen
Blitz
Flugplatz
Geiz
Kauz
Kitz
Klotz
Kreuz
Netz
Notiz
Platz
Putz
Reiz
Witz

Z nach Konsonanten
abwärts
aufwärts
ganz
Glanz
Herz
Holz
Kranz
kurz
März
Pelz
Pfefferminz
Pilz
Prinz
rückwärts
Tanz
vorwärts

X-In- und Auslaut

X-Inlaut
Achse
Axel
Axt
Boxer
Eidechse
Hexe
klecksen
Mexiko
Mixer
Nixe
Ochse
Taxi
verwechseln
wachsen
wechseln

X-Auslaut
Dachs
Felix
fix
Flachs
Fuchs
Keks
Klecks
Lachs
links
Luchs
Max
mittags
montags
sechs
Wachs
Wuchs

Verschiedene Zischlaute in einem Wort

Auszeichnung
Auszug
Benzinkanister
Bienenwachs-kerze
Eiszapfen
Eiszeit
Esszimmer
Hexenhaus
Kandiszucker
Keksdose
Knusperhaus
Muskatnuss
Pilzsucher
Salz
salzig
Samstag
Satz
Saxophon
sechs
Seezunge
Segelflugzeug
Sehnsucht
Seiltänzer
setzen
seufzen
siebzig
Situation
sitzen
Skizze
skizzieren
Szene
zahllos
zahnlos
zerfließen
zersägen
Zirkus
Zirkuszelt
zuckersüß
Zuhause
zusammen
zusätzlich
zwecklos

SCH-Anlaut

schaben
Schablone
Schach
Schacht
Schachtel
schade
Schädling
Schaf
Schäfer/in
Schal
Schale
schälen
Schall
schalten
sich schämen
Shampoo
Schar
scharf
Scharlach
Scharnier

scharren
Schaschlik
Schatten
Schatz
schätzen
Schau
Schauder
schauen
Schauer
Schaufel
Schaufenster
Schaukel
Schaum
schäumen
Schauspieler/in
Chef
Scheibe
Schein
Scheinwerfer
Scheitel
scheitern
Schelle
Schelm
Schemel
schenken
scheppern
Scherbe
Schere
Sheriff
Scherz
scheu
scheuchen
scheuern
Scheune
scheußlich
Ski
Schicht
schick
schieben
Schiedsrichter
schief
Schiefer
schielen
Schienbein
Schiene
schießen
Schiff
Schild
schildern
Schildkröte
Schilf
schillern
Schimmel
schimmlig
schimmern
Schimpanse
schimpfen
Schinken
Schirm
Schock
Schokolade
Scholle
schön
Schonzeit
schöpfen
Schöpfung
Schornstein
Shorts
Schoß
Schotter
Schubkarre
Schublade
schüchtern
Schuh
Schuld
Schulden
Schule
Schüler/in
schulfrei
Schultasche
Schulter
schummeln
Schuppe
schüren
Schürze
Schüssel
Schuster
Schutt
Schüttelfrost
schütteln
schütten
Schutz

SCH-Anlaut in Konsonantenverbindungen

SCHL
schlachten
Schlaf
Schläfe
Schlag
Schlamm
schlampig
Schlange
Schlange stehen
sich schlängeln
schlapp
Schlaraffen-
land
schlau
Schlauch
Schlaufe
schlecht
schlecken
schleichen
Schleier
Schleife
schleifen
schlemmen
schlendern
Schleppe
schleppen
Schlepper
schleudern
Schleuse
schlicht
schlichten
schließen
schließlich
schlimm
Schlinge
Schlingpflanze
Schlitten
Schlittschuh
Schlitz
Schloss
Schlosserei
Schlucht
schluchzen
Schluck
Schluckauf
schlucken
schlummern
schlüpfen
schlürfen
Schluss
Schlüssel
Schlüsselblume

SCHM
schmackhaft
schmal
Schmalz
schmatzen
schmecken
schmeicheln
schmeißen
schmelzen
Schmerz
Schmetterling
Schmiede
schmieden
schmiegen
Schmiere
schmieren
Schminke
schmollen
schmoren
Schmuck
schmuddelig
Schmuggler
schmunzeln
schmusen
Schmutz

SCHN
Schnabel
Schnalle
schnalzen
schnappen
schnarchen
schnattern
schnaufen
Schnauze
sich schnäuzen
Schnecke
Schnee
Schnee-
glöckchen
schneiden
Schneider/in
schneien
schnell
Schnipsel
Schnitt
Schnittlauch
Schnitzel
schnitzen
Schnorchel
schnüffeln
Schnuller
Schnupfen
schnuppern
Schnur
schnüren
schnurgerade
Schnurrbart
schnurren
Schnürsenkel

SCHP
Spachtel
Spaghetti
spähen
Spalt
Span
Spange
Spanien
spannen
Spannung
sparen
Spargel
Spaß
spät
Spaten
Spatz
spazieren gehen

Specht
Speer
Speiche
Speicher
speichern
Speise
Spektakel
Spende
Sperre
spezial
Spezialitäten
Spiegel
Spiel
Spieß
Spinat
Spinne
spinnen
Spirale
Spiritus
spitz
spontan
Sport
Spott
Spucke
Spuk
Spule
Spüle
Spur
spüren

SCHPL
Splitter
splittern

SCHPR
Sprache
sprechen
Sprengung
Sprichwort
sprießen
springen
Spritze
Spritzer
Spross
Sprosse
Spruch
Sprudel
sprühen
Sprung
Sprungschanze

SCHR
Schräge
Schramme
Schrank
Schranke
Schraube
Schreck
Schrei
schreiben
Schreinerei
schreiten
Schrift
Schritt
Schrott
Schrubber
schrumpfen

SCHT
Stab
stabil
Stachel
Stachelbeere
stachlig
Stadion
Stadt
Staffel
Stahl
Stall
Stamm
stammeln
stampfen
Stand
Ständer
Stange
Stängel
Stapel
stapfen
Star
stark
starr
starren
Start
Station
stattfinden
Stau
Staub
stauen
staunen
stechen
stecken
Stecker
Steg
stehen
stehlen
steif
steigen
steigern
steil
Stein
Stelle
stellen
Stelze
stemmen
Stempel
Steppe
sterben
Stereoanlage
Stern
steuern
Stich
sticken
stickig
Stiefel
Stiefmutter/
-vater
Stiel
Stier
Stift
stiften
Stille
Stimme
stimmen
stinken
Stirn
stöbern
Stock
Stockwerk
Stoff
stöhnen
Stollen
stolpern
stolz
stolzieren
stopfen
Stoppuhr
Stöpsel
Storch
stören
störrisch
Stoß
stottern
Stück
Student/in
Stufe
Stuhl
stülpen
stumm
stumpf
Stunde
stur
Sturm
Sturz
stürzen
Stütze

SCHTR
Strafe
Strahl
strahlen
Strähne
stramm
strampeln
Strand
Strandgut
Strandräuber
Strang
Strapaze
Straße
sich sträuben
Strauch
Strauß
Strecke
sich strecken
Streich
streicheln
streichen
Streichholz
streifen
Streifen
streiten
streng
streuen
Streusel
Strich
Strick
stricken
Stroh
Strömung
Strophe
strubbelig
Strudel
Strümpfe
struppig
Struwwelpeter

SCHW
schwach
Schwalbe
Schwamm
Schwan
schwanger
schwanken
Schwanz
schwänzen
Schwarm
schwärmen
schwarz
schweben
Schweden
schweigen
Schwein
Schweiß
schweißen
Schweiz
Schwelle
Schwellung
schwenken
schwer
Schwert
Schwester
schwierig
Schwimmbad
schwimmen
Schwindel
schwingen
schwirren
schwitzen
schwören
Schwung
Schwur

Sch-Inlaut

SCH zwischen Vokalen
Asche
Bescheid
bescheiden
beschenken
bescheren
beschimpfen
Böschung
Brosche
Dusche
Esche
Fasching
fischen
Flasche
flauschig
Fleischer/in
Geschäft
gescheit
Geschenk
Geschichte
Geschirr
huschen
kreischen
Lasche
lauschen
löschen
Masche
Maschine
mischen
Muschel
naschen
Nische
rascheln
rauschen
Tasche
tauschen
Täuschung
Tusche
tuscheln
Wäsche
wischen

SCH mit Konsonanten
Abscheu
Abschied
Abschnitt
Absperrung
Abstand
Ansporn
Anstrengung
Aufschnitt
Aufschwung
Aufstieg
Aufstrich
einstimmig
Entscheidung
entschuldigen
Entspannung
entstehen
Erscheinung
ersparen
erstarren
ersticken
Fälschung
feilschen
fletschen
forschen
Gletscher
glitschig
Grätsche
Herrscher
Ketchup
Kirsche
kitschig
klatschen
knirschen
Kutsche
Lutscher
marschieren
menschlich
Nachschub
Patsche
Peitsche
pirschen
planschen
plätschern
Pritsche
quetschen
quietschen
Rückstand
rutschen
Über-
schwemmung
Umschlag
umschwärmen
umständlich
unscheinbar
Unterschied
Unterschlupf
Unterschrift
unterstreichen
verschenken
verschieden
verschlingen
verschweigen
verschwenden
sich verspäten
versprechen
Versteck
Vorsprung
Vorstadt
wünschen

Sch-Auslaut

SCH nach Vokalen
Busch
diebisch
elektrisch
englisch
Fisch
Flausch
Fleisch
frisch
Frosch
Gekreisch
Geräusch
komisch
launisch
mürrisch
neckisch
neidisch
Plüsch
praktisch
rasch
Tausch
tierisch
Tisch
tragisch
tückisch
Tusch
wählerisch

SCH nach Konsonanten
Barsch
barsch
Deutsch
Dorsch
falsch
forsch
Hirsch
hübsch
Kitsch
Marsch
Matsch
Mensch
morsch
Pitsch-patsch
Punsch
Quatsch
Wunsch

SCH mit anderen Zischlauten in einem Wort

anschmiegsam
Blitzschlag
Fixstern
Fuchsschwanz
Gesellschaft
Glasscheibe
Großstadt
Halsschmerzen
Königsschloss
mucks-
mäuschenstill
musikalisch
Obstschüssel
Sandsturm
Schatzkästchen
Schatzsuche
Schaufenster
Scherz
Schiedsrichter
Schimpanse
Schleuse
schließen
Schlosser
Schlossgespenst
schluchzen
Schluss
Schlüssel
schmatzen
schmausen
schmelzen

Schmerzen
schmerzhaft
schmunzeln
Schmutz
schmutzig
schnalzen
Schnauze
Schneise
Schnellzug
Schnitzel
schnitzen
Schuhbürste
Schüssel
Schuster
Schwanz
schwarz
schweigsam
Schwester
schwitzen
selbständig
Siebenschläfer
Spaß
spaßen
Spatz
Spazierstock
Spielzeug
spitz
Spitze
Spritze
Sprosse
Sprungschanze
Station
Stolz
stolz
Straße
Strauß
Sturz
Taxistand
Zeitschrift
zerspringen
Zielscheibe
zischen
Zuschauer
Zwiebelschale
zwischen
Zwischenraum
zwitschern

N-Anlaut

Hinweis: /KN/ siehe unter /K/, /SCHN/ unter /SCH/.

Nabel
nachahmen
Nachbar
Nachbarschaft
nachdenken
nacherzählen
nachgeben
Nachmittag
Nachricht
Nachspeise
Nacht
Nachteil
Nachtigall
Nachtisch
Nacken
nackt
Nadel
Nagel
nageln
nagen
Nagetier
Nähe
nähen
sich nähern
Nahrung
Nahrungsmittel
Naht
Name
Napf
Narbe
Narr
Narzisse
naschen
Nase
Nashorn
nass
Natur
Nebel
neben
Nebensache
necken
Neffe
nehmen
Neigung
nein
Nelke
nennen
Neptun
Nerv
Nest
nett
Netz
neu
neugierig
Neuigkeit
Neujahr
neun
neutral
nicht
Nichte
Nicht-
schwimmer
nicken
niederge-
schlagen
Niederschlag
niedlich
Niere
nieseln
niesen
Niete
Nikolaus
Nilpferd
nippen
nirgendwo
Nische
Nixe
Nomade
Nonne
Norden
Nordpol
Nordsee
nörgeln
Norwegen
Not
Note
notieren
nötig
Notiz
Notruf
notwendig
November
Nudel
Nugat
null
Nummer
Nuss
nutzen
nützen
nützlich
nutzlos

N-Inlaut

N zwischen Vokalen
Beine
Biene
Bohne
brennen
Brunnen
Bühne
Fahne
gähnen
gewinnen
Henne
Kanne
kennen
können
Krone
Leine
Mähne
planen
Rinne
scheinen
Scheune
Sonne
spinnen
Tanne
Tonne
Träne
Wanne
weinen
wenig
wohnen

N mit Konsonanten
Anfang
Birne
Dornen
Ende
Ente
gerne
Indianer
Inhalt
lernen
Unfall
Unfug
Unglück
Unruhe
Unsinn
unter
vorne

N-Auslaut

N nach Vokalen
Bahn
Bein
braun
dein
Dorn
dünn
Farn
fein
Föhn
Gewinn
grün
Hahn
Horn
in
Kahn
Kern
Kinn
klein
Kran
Mann
mein
Mohn
Plan
schon
schön
Schwein
Sohn
Stern
Stirn
wann
wenn
Zahn

N nach Konsonanten
Bern
fern
gern
Luzern
vorn

L-Anlaut

Hinweis: /PL/, /PFL/ siehe unter /P/, /BL/ unter /B/, /FL/ unter /F/, /SCHL/ unter /SCH/, /GL/ unter /G/, /KL/ unter /K/.

Labyrinth
lächeln
lachen
Lachs
Lack
laden
Lage
Lager
Lagerfeuer
lahm
Laken
Lakritz
lallen
Lama
Lamm
Lampe
Land
landen
Landschaft
lang
Langeweile
länglich
langsam
Lappen
Lärm
Larve
lassen
lässig
Lasso
Last
lästig
Laterne
Latte
Laub
Lauch
lauern
laufen
Laune
Laus
lauschen
laut
Laut
läuten
lautlos
lauwarm
Lava
Lawine
leben
Lebensmittel
Lebkuchen
lecken
lecker
Leckerbissen
Leder
leer
legen
Lehm
Lehne
Lehrer/in
leicht
leichtsinnig
leider
leihen
Leim
Leine
Leinwand
leise
Leistung
leiten
Leiter
Leitung
lenken
Lenker
Leopard
Lerche
lernen
lesen
leuchten
Leuchtturm
Leute
Lexikon
Libelle
Licht
Lichtung
Lid
lieb
lieben
liebevoll
Lieblingsspeise
Lied
liefern
liegen
Lift
lila
Lilie
Limonade
Linde
Lineal
Linie
links
Linse
Lippe
Liste
listig
Liter
Lob
Loch
Locke
locken
locker
Löffel
logisch
Lok
Lokomotive
Los
Löschblatt
löschen
lose
lösen
Lösung
Lotse
Lotto
Löwe
Löwenzahn
Lücke
Luft
Luftballon
luftig
Luftpost
Luftschiff
Luftschlange
Lüge
Luke
Lümmel
Lumpen
Lunge
Lupe
Lust
lustig
lutschen
Luxemburg

L-Inlaut

L zwischen Vokalen
alle
bellen
Bulle
eilig
Eule
Falle
fehlen
Fohlen
füllen
Halle
heilen
heulen
holen
Keller
Kohle
kraulen
mahlen
malen
Mühle
Qualle
rollen
Schale
Scholle
Schule
Sohle
spielen
teilen
Teller
Weile
Welle
Wolle
wollen

L mit Konsonanten
Algen
Alm
alt
balgen
Bild
elf
Elfe
Falke
falten
Falter
Feld
Felsen
Film
folgen
gelb
Gold
hageln
halb
Halm
Hals
helfen
Helm
Holz
Kalb
melden
melken
Pilz
qualmen
rodeln
schaufeln
Schild
Schilf
Schwalbe
segeln
Silbe
stempeln
trommeln
Tulpe
verriegeln
Wald
wedeln
welk
Welpen
Welt
wild
Wolf
Wolke
Zelt

L-Auslaut

Aal
Ampel
Apfel
Beil
Dackel
Deckel
Esel
Fabel
Fackel
faul
Fell
Flügel
Gabel
Gipfel
Hagel
Hebel
hell
Hobel
Hügel
Hummel
Igel
Kabel
kühl
Kuppel
Löffel
Maul
Mehl
Möbel
Müll
Muschel
Nadel
Nebel
Öl
Pudel
Riegel
Rudel
Rüssel
Saal
Sattel
Schal
Schaufel
Schimmel
schmal
Schnabel
schnell
Segel
Seil
Sessel
Spiel
Stall
steil
Stempel
Stiefel
Stuhl
Tafel
Tal
Teil
toll
Trommel
Tunnel
voll
Waffel
Wiesel
Zettel
Ziel

G-Anlaut

Gabel
Gabelstapler
gackern
gähnen
galoppieren
Gämse
Gang
Gangschaltung
Gans
ganz
gar nicht
Garage
Garantie
Garderobe
Gardine
garstig
Garten
Gast
Gaststätte
Gaumen
Gauner
Gebäck
Gebäude
geben
Gebiet
Gebirge
gebirgig
Gebot
Gebrüll
Geburt
Geburtstag
Gebüsch
Gedächtnis
Gedanke
gefährlich
Gefängnis
Gefäß
Gefieder
Geflügel
Gefriertruhe
gefroren
Gefühl
gegen
Gegend
Gegensatz
gegenseitig
Gegenstand
Gegenteil
gegenüber
Gegner
Gehege
geheim
Geheimnis
gehen
Gehirn
Gehör
gehorchen
gehören
Gehweg
Geige
Geier
Geist
geizig
Gelächter
Gelände
gelb
Geld
Gelegenheit
Gelenk
gelenkig
gelingen
gelten
Gemälde
gemein
Gemeinde
Gemeinheit
gemeinsam
Gemeinschaft
Gemurmel
Gemüse
gemütlich
genau
genauso
genehmigen
genial
Genick
genießen
genug
Genuss
Gepäck
gerade
Gerät
Geräusch
gerecht
Gericht
gering
gern
Geröll
Gerste
Geruch
Gerümpel
Gerüst
gesamt
geschafft
Geschäft
Geschenk
Geschichte
geschickt
Geschirr
geschlossen
Geschmack
geschminkt
Geschnatter
Geschrei
geschützt
Geschwindig-
keit
Geschwister
Gesicht
Gespenst
Gespräch
Gestalt
Gestank
gestern
Gestöber
gestreift
Gestrüpp
gesund
Getränk
Getreide
Gewächs
Gewehr
Geweih
Gewicht
Gewinn
gewissenhaft
Gewitter
sich gewöhnen
Gewölbe
Gewürz
Giebel
gierig
gießen
giftig
Gipfel
Gips
Giraffe
Girlande
Gischt
Gitarre
Gitter
Gockel
Gold
Goldhamster
Gondel
Gong
gönnen
Gorilla
Gott
gültig
Gummi
gurgeln
Gurke
Gurt
Gürtel
Guss
gut
Güterbahnhof
Gymnastik

G-Anlaut in Konsonantenverbindungen

GL
glänzen
Glas
Glaserei
glatt
Glatze
glauben
gleich
gleichaltrig
Gleich-
gewicht
gleichzeitig
Gleis
gleiten
Gletscher
glitzern
Globus
Glocke
Glück
glücklich
glühen
Glut

GN
Gnade
gnädig
Gnom

GR
graben
Graf
Gramm
Gras
grässlich
Gräte
gratis
gratulieren
grau
greifen
Greis
grell
Grenze
Griechenland
Gries
Grießbrei
Griff

Grill
Grille
Grimasse
grimmig
grinsen
Grippe
grob
grollen
Groschen
groß
großartig
Großmutter
Großvater
Grube
grübeln
grün
Grund
gründlich
Grundschule
Gruppe
gruslig
grüßen

G-Inlaut

G zwischen Vokalen
Auge
Bagger
biegen
fegen
Feige
Flagge
Fliege
fliegen
Flügel
Geige
Hagel
Igel
jagen
liegen
Magen
mager
Nagel
nagen
neugierig
pflegen
Roggen
sagen
Spiegel
Tage
Tiger
tragen
Vogel
Waage
Wagen
Wiege
wiegen
zeigen
Zeiger

G mit Konsonanten
abgeben
Alge
ärgerlich
ärgern
balgen
begegnen
Berge
besorgen
borgen
Folge
folgen
irgendwo
Magnet
Morgen
nachgeben
regnen
Sackgasse
umgraben
vergessen
Vergnügen
wegnehmen
wegwerfen
Wildgans

NG mit Vokalen
Angel
bringen
düngen
Engel
fangen
Finger
gelingen
Hangar
hängen
Hunger
Junge
Klingel
klingen
lange
Ringelnatter
Sänger
Schlangen
schwingen
singen
springen
Stange
Wange
Zange
Zunge

NG mit Konsonanten
Angst
England
Hengst
hungrig
Pfingsten

K-Anlaut

Kabel
Kabine
Kachel
Käfer
Käfig
Café
kahl
Kahn
Kaimauer
Kaiser
Kajüte
Kakao
Kaktus
Kalb
Kalender
kalt
Chamäleon
Kamel
Kamera
Kamin
Kamm
kämmen
Kampf
kämpfen
Campingplatz
Kanal
Kanarienvogel
Känguru
Kaninchen
Kanister
Kanne
Kante
Kanu
Kapitän
Kappe
kaputt
Kapuze
Karawane
kariert
Karneval
Karpfen
Karte
Kartoffel
Karton
Karussell
Käse
Kasper
Kasse
Kassette
Kastanie
Kasten
Katalog
Kater
Katze
Cowboy
kauen
kaufen
Kauffrau/
Kaufmann
Kaugummi
Kaulquappe
Couch
Kauz
Kegel
kehren
keimen
Keks
Kelle
Kellner/in
kennen
kentern
Keramik
Kerl
Kern
Kerze

Kessel
Ketchup
Kette
Keule
kichern
kicken
Kiefer
Kies
Kilogramm
Kilometer
Kind
Kinn
Kino
Kiosk
kippen
Kirche
Kirmes
Kirsche
Kissen
Kiste
Kittel
kitzeln
Koch/Köchin
Koffer
Kohl
Kokosnuss
Kombizange
komisch
kommen
Kommissar/in
Kommode
Kompass
Kompott
Computer
Konditor
Konfetti
König/Königin
können
Container
Kontinent
Kontrolle
konzentrieren
Konzert
Kopf
Kopfweh
Koppel
Chor
Korb
Korken
Korn
Cornflakes
Körper
kostbar
kosten
Kostüm
Kotflügel
Currywurst
Kübel
Küche
Kuchen
Kuckuck
Kugel
Kuh
Kühlschrank
Küken
cool
kullern
kümmerlich
Kunde/Kundin
Kunst
Künstler
künstlich
Kunststoff
kunterbunt
Kurbel
Kürbis
Kurs
Kurve
kurz
kuscheln
Cousin/Cousine
Kuss
küssen
Küste
Kutsche
Kutter

K-Anlaut in Konsonantenverbindungen

KL
Klammer
Klang
klappen
klappern
klar
Klarinette
Klasse
klatschen
Clown
Klavier
kleben
Klebstoff
kleckern
Klecks
Klee
Kleid
Kleidung
klein
klemmen
Klempner
Klette
klettern
Klettergerüst
Klimmzug
klimpern
Klinge
Klingel
klingeln
klingen
Klinik
Klinke
klopfen
Kloß
Klotz
Klub
klug
Klumpen

KN
knabbern
Knäckebrot
knacken
Knall
knallen
knapp
knattern
Knäuel
kneifen
Knete
knicken
Knie
Kniff
Knirps
knirschen
knistern
Knoblauch
Knöchel
Knochen
Knolle
Knopf
knorrig
Knospe
Knoten
knüpfen
knurren
knusprig

KR
krabbeln
Krach
krächzen
Kraft
Kragen
Krähe
Kralle
Kramladen
Kran
krank
Krankenhaus
Kranz
Krater
kratzen
kraxeln
Krebs
Kreide
Kreis
kreischen
Kreisel
Creme
Kreuz
Kreuzotter
Kreuzung
kriechen
Krippe
Christkind
kritzeln
Krokodil
Krokus
Krone
Kröte
Krug
Krümel
krumm
Kruste

KW (QU)
Quadrat
quaken
Qual
Qualität
Qualle
Qualm
Quark
Quartett
Quartier
Quarz
quasseln
Quatsch
Quecksilber
Quelle
quer
querfeldein
quetschen
quieken
Quirl
quietschen
Quitte
Quittung
Quiz

K-Inlaut

K zwischen Vokalen
Acker
backen
Bäcker/in
Brücke
Dackel
Decke
Dickicht
Ecke
Fackel
Hacke
Hecke
Jacke
knicken
lecken
Locke
Lücke
Mücke
Nacken
nicken
packen
Paket
Pauke
pflücken
Rücken
schicken
schmecken
schmücken
Schnecke
Schokolade
Socken
stecken
trocken
wackelig
wecken
Wecker
Zacke
Zucker
zudecken

K mit Konsonanten
Axt
Balken
Birke
Biskuit
Boxer
Dachs
Echse
Falke
Ferkel
Flughafen
Fuchs
Harke
Hexe
Keks
Maske
melken
mixen
Mixer
Muskatnuss
Muskel
Nelke
Nixe
parken
Taxi
Text
Vulkan
Wachs
Wachsen
Wegweiser
welken
Wolke

NK-Inlaut
Anker
Blinker
danken
denken
dunkel
Enkel
Funke
funkeln
gelenkig
Henkel
Klinke
lenken
Onkel
Planke
schenken
Schinken
sinken
stinken
tanken

K-Auslaut

K nach Vokalen
Blick
Dick
Druck
Fleck
Flug
Geschmack
Lack
Lok
Picknick
Rock
Sack
Schmuck
Schreck
Sieg
Steg
Stock
Tag
Teig
Trick
Weg
Zickzack
Zug
Zweig

K nach Konsonanten
Berg
Burg
Kalk
Mark
Park
Werk
Zwerg

NK-Auslaut
Bank
Dank
Fink
flink
Geschenk
krank
Rundfunk
Schrank

J-Anlaut

Ja
Jacht
Jacke
Jagd
jagen
Jäger
Jahr
Jahreszeit
Jahrhundert
Jähzorn
Jammer
Januar
jäten
Jauche
jauchzen
jaulen
jemand
jodeln
Joghurt
Johannisbeere
Jubel
jubeln
Jubiläum
Judo
Jugendherberge
Juli
jung
Junge
Juni
Jupiter
Jurist
Juwelier
Jux

J-Inlaut

J zwischen Vokalen

Boje
Kajak
Kajüte
Koje
Kojote
Neujahr

J mit Konsonanten

verjagen
verjubeln

CH_1-Anlaut

Chemie
China
Chinese

CH_1-Inlaut

CH_1 zwischen Vokalen

Becher
brechen
Eiche
Fächer
kriechen
Küche
riechen
schleichen
Sichel
sprechen
stechen
streichen
vergleichen
Weiche
Zeichen

CH_1 mit Konsonanten

Arche
berichten
besichtigen
dicht
echt
Fenchel
feucht
Fichte
fürchten
Gericht
Geschichte
Gesicht
Gewicht
Hecht
Kaninchen
Kirche
leicht
Lerche
leuchten
Leuchtturm
Licht
Märchen
München
nicht
Nichte
Pechvogel
rechnen
reich
Richter
richtig
schlecht
schnarchen
Specht
Veilchen
wichtig
zeichnen

CH_1-Auslaut

CH_1 nach Vokalen

dich
gleich
ich
mich
Pech
reich
Stich
Streich
Strich
Teich
weich

CH_1 nach Konsonanten

Dolch
durch
Elch
Milch
Storch

CH_2-Inlaut

CH_2 zwischen Vokalen

brauchen
Buche
buchen
Drachen
fauchen
hauchen
Kachel
kochen
krachen
Kuchen
lachen
Sachen
Stachel
stachelig
stochern
suchen
Woche
wuchern

CH_2 mit Konsonanten
Bachstelze
betrachten
Docht
Fracht
Frucht
Kochlöffel
Nachbar
Nacht
Schacht
Schachtel
schlachten
Schlucht
schluchzen
verkracht
verstaucht

CH_2-Auslaut

auch
Bach
Bauch
Buch
Dach
doch
Fach
Geruch
hoch
Koch
Krach
Lauch
Loch
Rauch
Schlauch
schwach
Tuch
wach

R-Anlaut

Hinweis: /BR/ siehe unter /B/, /FR/ unter /F/, /DR/ unter /D/, /TR/ unter /T/, /SCHR/, /SPR/, /STR/ unter /SCH/, /GR/ unter /G/, /KR/ unter /K/, /PR/ unter /P/.

Rabe
Rache
Rad
radieren
Radiergummi
Radieschen
Radio
raffiniert
Rahmen
Rakete
Rand
Ranke
rasch
rascheln
rasen
Rasen
rasieren
Rasse
Rassel
rasseln
Rast
raten
Rathaus
ratlos
Rätsel
Ratte
rattern
rau
rauben
Räuber
Raubtier
Rauch
räuchern
raufen
Raum
räumen
Raumschiff
Raupe
rauschen
sich räuspern
reagieren
Rebe
Rebhuhn
rechnen
Recht haben
Rechteck
rechts
rechtzeitig
Reck
recken
Redakteur/in
reden
Reederei
Regal
Regatta
Regel
sich regen
Regen
Regenbogen
Regenmantel
Regenwurm
Reh
reiben
reich
Reich
reichen
reif
Reifen
Reihe
Reiher
Reim
Reinigung
Reis
Reise
reißen
reiten
reizbar
reizen
Reklame
Rekord
rempeln
rennen
renovieren
Rentier
Reparatur
reparieren
Reporter/in
Reptil
reservieren
Respekt
Rest
Restaurant
restlos
retten
Rettich
Reue
Revier
Rezept
Rhabarber
Rhythmus
Richter/in
Richtfest
richtig
Richtung
riechen
Riege
Riegel
Riemen
Riese
rieseln
riesig
Rille
Rind
Rinde
Ring
Ringelnatter
ringen
Rinne
Rinnstein
Rippe
Risiko
Riss
Ritter
Ritze
Robbe
Roboter
robust
Rock
Rockmusik
rodeln
roden
Roggen
roh
Rohr
Rolle
Roller
rosa
Rose
Rosine
Rost
rot
rubbeln
Rübe
rücken
Rücken
Rücklicht
Rucksack
rückwärts
Rudel
Ruder
rufen
Rügen
Ruhe
Ruhm
rühren
Rührung
Ruine
Rummel/
-platz
Rumpf

rümpfen
rund
Runde
Rundfunk
rundherum
rundlich
runter
runzlig
runzeln
Rüpel
rupfen
Ruß
Rüssel
rußen
Rüstung
Rute
Rutsche
rütteln

R-Inlaut

R zwischen Vokalen
Beere
bohren
Dürre
Ehre
ernähren
Fähre
fahren
Fuhre
führen
gierig
gurren
hören
irren
klirren
leeren
Möhre
murren
Nahrung
Niere
Quere
scharren
Schere
schmoren
stören
störrisch
tierisch
während
Ware
wehren
zerren

R mit Konsonanten
Alarm
ankurbeln
arbeiten
Arche
ärgern
Arm
Arzt
Barsch
Bart
Berg
Birke
Birne
Burg
Bürste
Dorf
Dornen
dürfen
Durst
Erbse
Erde
Fahrt
Farbe
Ferkel
Ferne
Ferse
Fjord
fordern
Form
Forscher/in
Förster/in
Gardine
Garn
Garten
Gebärde
gehorchen
Gerste
Gurke
Gürtel
Harfe
Harke
Herd
Herde
Herz
Hirsch
Hirte
horchen
Horn
Hürde
Irrtum
Karpfen
Karte
Kerbe
Kern
Kerze
Kirche
Kirmes
Kirsche
Korb
Kordel
Kork
Korn
Körper
Kurbel
Kurve
kurz
Lärm
lärmen
Larve
Lerche
lernen
Märchen
Marder
Marke
Marmor
März
merken
Morgen
morsch
murmeln
Narbe
Nerz
Norden
Orden
Ordnung
Ort
Park
parken
Perle
Person
Pferde
Pfirsich
Purzelbaum
Quirl
Scherben
Schirm
schlürfen
schnarchen
Schwarm
Schwert
Sorge
Sorte
Sperling
Sport
stark
Stern
Stirn
Storch
Sturm
stürzen
Torte
Turban
Türkei
Turm
turnen
Urlaub
Ursache
versinken
Versuch
verzeihen
vierzehn
Vorsicht
vorsichtig
Vorsprung
vorwärts
warm
wärmen
Warnung
warten
Werbung
werfen
Wort
Würfel
Wurm
Wurst
Wurzel
würzen
Zorn
Zwerg

R-Auslaut

Bär
Bauer
Eier
er
fair
Feuer
Flur
für
Geier
Haar
Herr
Jahr
klar
Kür
Lauer
leer
Mauer
Meer
mehr
Mohr

Narr	Reiher	Schur	Stier	Tür
nur	Rohr	schwer	Teer	Uhr
Ohr	sauer	Schwur	teuer	vier
Paar	Schar	sehr	Tier	vor
quer	Schnur	Star	Tor	wer

H-Anlaut

Haar	Hase	heiter	Hinweis	Horizont
Habicht	Hauch	Heizung	Hirsch	Horn
Hacke	Hauptsache	Held	Hirte	Hornisse
Hafen	Haus	helfen	Hit	Hose
Hafer	Haushalt	hell	Hitze	Hotel
Hagel	Haustier	Helm	Hobby	hübsch
Hahn	Haut	Hemd	Hobel	Hubschrauber
Hai	Hebel	Henne	hoch	huckepack
Haken	heben	Herbst	Hochhaus	Hufeisen
Halbzeit	Hecht	Herd	Hochwasser	Hügel
Hälfte	Hecke	Hering	Hochzeit	Huhn
Halle	Hefe	Herkunft	hochziehen	Hülle
Hallo	Heft	Herr	Hocke	Hummel
Halm	Heide	herstellen	Hocker	Humor
Hals	Heidelbeere	Herz	Hockey	humpeln
Halt	heilen	herzlich	Hof	Hund
Haltung	Heiligabend	hetzen	hoffen	hundert
Hammer	heilsam	Heu	höflich	Hunger
Hampelmann	Heilung	heulen	Höhe	hupen
Hamster	Heim	Heuschrecke	hohl	hüpfen
Hand	Heimat	heute	Höhle	Hürde
handeln	Heimfahrt	Hexe	holen	hurra
Handschuh	heimlich	Hilfe	Holz	huschen
Handwerk	Heimweg	hilfsbereit	Honig	Husten
Hang	Heimweh	Himbeere	hoppla	Hut
hängen	heiraten	Himmel	hopsen	Hütte
Harfe	heiser	Hindernis	horchen	Hydrant
Harke	heiß	hinken	hören	
Harpune	heißen	hinten	Hörer	

H-Inlaut

H zwischen Vokalen	**H mit Konsonanten**
aha	Eichhörnchen
Ahorn	Haushalt
Gehalt	herzhaft
Hoheit	Rebhuhn
Uhu	Unterholz

Anmerkungen und Quellen

1 ähnlich beschrieben in Kittel 2000
2 verändert nach Monschein 1998, 77, „Elefanten"
3 ähnlich beschrieben in Struck 1990, 42, Nr. 45 „Tauziehen", 43, Nr. 48 „Gewichte heben und tragen", 44, Nr. 49 „Knopfangelspiel". – In ähnlicher Weise wird diese Übung dargestellt in Monschein 1998, 75 und Franke 2001, 77.
4 verändert nach Struck 1990, 14, „Slalom Pusten"
5 ähnlich beschrieben in Struck 1990, 30, Nr. 31
6 ähnlich in Lauer 1999 a, 70, Übung 1–3
7 ähnlich in Löwe 1973, 58f
8 ähnlich in Lauer 1999 a, 71, Übung 6
9 ähnlich in Lauer 1999 a, 71, Übung 4, und Löwe 1973, 40f
10 ähnlich in Lauer 1999 a, 71, Übung 8, und Löwe 1973, 85
11 ähnlich in Lauer 1999 a, 72, Übung 1
12 ähnlich in Lauer 1999 a, 72, Übung 4
13 ähnlich in Lauer 1999 a, 96, Übung 1
14 ähnlich in Lauer 1999 a, 97, Übung 8
15 ähnlich in Lauer 1999 a, 98, Übung 1
16 ähnlich in Lauer 1999 a, 99, Übung 4
17 ähnlich in Lauer 1999 a, 99, Übung 5
18 ähnlich in Lauer 1999 a, 99, Übung 7
19 ähnlich in Lauer 1999 a, 100, Übung 8
20 ähnlich in Lauer 1999 a, 82, Übung 1
21 ähnlich in Zimmer 2000 a, 95
22 ähnlich in Lauer 1999 a, 82, Übung 3
23 ähnlich in Lauer 1999 a, 83, Übung 4–7, und Löwe 1973, 116f
24 ähnlich in Löwe 1973, 52f
25 erweitert nach Lauer 1999 a, 78f
26 Seyd 1982
27 ähnlich in Löwe 1973, 42f, 46–48, 62f
28 ähnlich in Löwe 1973, 66f
29 ähnlich in Olbrich 1989, 59 und Horsch/Ding 1981, 155
30 ähnlich in Löwe 1973, 49–51
31 ähnlich in Zimmer 2000 a, 94f
32 ähnlich in Zimmer 2000 a, 96
33 ähnlich in Horsch/Ding 1981, 165
34 ähnlich in Lauer 1999 a, 18
35 ähnlich in Lauer 1999 a, 109, Übung 3 und 4
36 ähnlich in Lauer 1999 a, 110, Übung 10
37 ähnlich in Lauer 1999 a, 109, Übung 3
38 ähnlich in Lauer 1999 a, 110, Übung 8
39 ähnlich in Lauer 1999 a, 106, Übung 1 und 2
40 ähnlich in Lauer 1999 a, 106f, Übung 3–7

41 Zollinger 1999 und Zollinger 2000
42 Zollinger 1990, 21
43 Szagun 1991 a, 62–77, und Szagun 1991 b, 37–53
44 Gotthardt 1998, 265
45 Kiese-Himmel 1995, 288
46 verändert nach Dannenbauer 1997, 6
47 Eisenberg/Linke 1996
48 Günther 1991, 176
49 ähnlich beschrieben in Baumgartner/Füssenich 1999, 99
50 „Logische Blöcke" von Z. P. Dienes im Verlag Herder Freiburg. Hier gibt es Quadrate, Rechtecke, Kreise und Dreiecke jeweils in zwei Größen, zwei Stärken und drei Farben.
51 ähnlich beschrieben in Zimmer 2000 a, 80, „Detektivauge"
52 ähnlich beschrieben in Zimmer 2000 a, 123 und in Meier/Richle 1997, 74
53 ähnlich beschrieben in Meier/Richle 1997
54 ähnlich beschrieben in Zimmer 2000 a, 125, „Roboterbewegungen"
55 ähnlich beschrieben in Zimmer 2000 a, 112, „Rückenbilder" und in Meier/Richle 1997, 39
56 ähnlich beschrieben in Herrmann-Röttgen 1995, D. 2.2 e „Marionette"
57 ähnlich beschrieben in Zimmer 2000 a, 128
58 ähnlich beschrieben in Herrmann-Röttgen 1995, D. 2.2 b „Zwerg – Riese"
59 ähnlich beschrieben in Herrmann-Röttgen 1995, D. 2.2 a „Dirigent"
60 ähnlich beschrieben in Coblenzer/Muhar 1999, 42 und in Herrmann-Röttgen 1995, D. 2.2 c „Korb"
61 ähnlich beschrieben in Fischer-Voosholz/Spenthof 1996, 10
62 ähnlich beschrieben in Monschein 1998, 67 „Wieviele Karten schaffen wir?"
63 verändert nach Franke 2001 b, 120 „Diebe"
64 in Anlehnung an Dreher 1983, 20
65 verändert nach Monschein 1998, 33, „Dinosaurier"
66 ähnlich beschrieben bei Monschein 1998, 109, „Luftballon antippen"
67 verändert nach Monschein 1998, 26, „Der fleißige Esel"
68 verändert nach Monschein 1998, 96, „Der Zug fährt über Berg und Tal"
69 vgl. Dannenbauer 1984, Dannenbauer/Kotten-Sederqvist 1990 und Dannenbauer 1999
70 vgl. Clahsen 1982 und 1986
71 übernommen und leicht modifiziert aus Dannenbauer/Kotten-Sederqvist 1990, 40 und Dannenbauer 1999, 153
72 ähnlich beschrieben in Hansen 1996, 148
73 ähnlich beschrieben in Hansen 1996, 149
74 ähnlich beschrieben in Hansen 1996, 154ff
75 ähnlich beschrieben in Hansen 1996, 155
76 ähnlich beschrieben in Hansen 1996, 156
77 ähnlich beschrieben in Dannenbauer 1999, 144
78 ähnlich beschrieben in Hansen 1996, 150f
79 ähnlich beschrieben in Dannenbauer 1999, 151
80 ähnlich beschrieben bei Homburg 1991, 138
81 Übungen mit Modalverben sind ähnlich beschrieben in Dannenbauer/Kotten-Sederqvist 1990, 38. – In ähnlicher Weise werden diese Übungen vorgestellt in Haffner 1995, 67, „Zaubern", bei Homburg 1991, 138 und in Baumgartner/Füssenich 1999, 157
82 ähnlich beschrieben in Rothweiler et al. 1995, 347
83 ähnlich beschrieben in Haffner 1995, 67
84 ähnlich beschrieben in Dannenbauer/Kotten-Sederqvist 1990, 39

Literatur

Adams, I., Struck, V., Tillmans-Karus, M. (2000): Kunterbunt rund um den Mund. Materialsammlung für die mundmotorische Übungsbehandlung. Dortmund

Augst, G. (Hrsg.) (1985): Kinderwort. Frankfurt a. M./Bern/New York

Augustin, A. (1999): Beschäftigungstherapie bei Wahrnehmungsstörungen. Idstein

Aust-Claus, E., Hammer, P.-M. (1999): Das A.D.S.-Buch. Aufmerksamkeits-Defizit-Syndrom. Neue Konzentrations-Hilfen für Zappelphilippe und Träumer. Ratingen

Ayres, A. J. (1992): Bausteine der kindlichen Entwicklung. Berlin

Bächthold, A. et al. (Hrsg.): Sonderpädagogik. Handlung – Forschung – Wissenschaft. Berlin

Balster, K., Zollitsch, P. (1995): Bewegungsanlässe fördern die Sprachentwicklung. Bewegung als Motor für das Sprechen. Förderschulmagazin 4, 31–33.

Baumgartner, S., Füssenich, I. (Hrsg.) (1999): Sprachtherapie mit Kindern. 4. A. München/Basel

Berndsen, K.-J., Berndsen, S. (1991): Neuromotorische Koordinationsstörungen und ihre Auswirkungen auf die orofaciale Muskulatur. Frankfurt am Main/Bern/New York/Paris

Bigenzahn, W. (1995): Orofaziale Dysfunktionen im Kindesalter. Grundlagen, Klinik, Ätiologie, Diagnostik und Therapie. Stuttgart/New York

Bielefeldt, E. (2000): Tasten und Spüren – Wie wir bei taktil-kinästhetischer Störung helfen können. 4. A. München/Basel

Blersch, M. et al. (1989): Ulmer Sprach-Spiel-Schachtel. Ulm

Blumenstock, L. (1979): Prophylaxe der Lese- und Rechtschreibschwäche. Weinheim

Böhme-Dürr, K. (1987): Fördert Sprachbewußtsein die Sprachentwicklung? Sprache und Kognition 4, 177–191

Brack, U. (Hrsg.) (1999): Frühdiagnostik und Frühtherapie. München

– (1999): Schwerpunkt: Sprachentwicklung. In: Brack, U. (Hrsg.): Frühdiagnostik und Frühtherapie. München, 171-189

Breitenbach, E. (1995): Material zur Diagnose und Therapie auditiver Wahrnehmungsstörungen. Würzburg

Breuer, H., Weuffen, M. (1986): Gut vorbereitet auf das Lesen- und Schreibenlernen? Berlin

Broich, I. (1988): Das Mundorgan – Wesen und Bedeutung, Krankheit, Diagnose und Therapie. Heidelberg

– (1992): Sprache, Mundraum, Seele: Logopädische Aspekte in der ganzheitlichen Kieferorthopädie. Heidelberg

– (1999): Die dynamischen Voraussetzungen der Sprach- und Kieferentwicklung. Logos Interdisziplinär 7, 4, 244–255

Bruner, J. (1979): Von der Kommunikation zur Sprache. Überlegungen aus psychologischer Sicht. In: Martens, K. (Hrsg.): Kindliche Kommunikation. Frankfurt, 9–60

Burhop, U., Determann, N., Dirks, S., Schmülling, R. (1998): Mundmotorische Förderung in der Gruppe. Der Berliner Therapieansatz. 2. A. München/Basel

Castillo-Morales, R. (1985): Die Behandlung von Kau-, Schluck- und Sprachstörungen bei behinderten Kindern mit der orofazialen Regulationstherapie. Zahnärztliche Mitteilungen 75, 9, 935–951

Clahsen, H. (1982): Spracherwerb in der Kindheit. Eine Untersuchung zur Entwicklung der Syntax bei Kleinkindern. Tübingen
– (1986): Die Profilanalyse. Berlin
– (1988): Normale und gestörte Kindersprache. Amsterdam/Philadelphia
Coblenzer, H., Muhar, F. (1999): Atem und Stimme. Anleitung zum guten Sprechen. Wien
Cooke, J., Williams, D. (1999): Therapie mit sprachentwicklungsverzögerten Kindern. Aus dem Englischen von U. Franke. Stuttgart/Jena
Conen, V., Zollinger, B. (1999): Die Entdeckung der Sprache (CD-ROM). Bern/Stuttgart/Wien
Cramer, B. (1990): Verhaltenstherapeutisches Trainingsprogramm für fehlhörige Kinder. Teil 1: Anweisungsheft, Teil 2: Arbeitsbuch. Herausgegeben von der Deutschen Gesellschaft für Verhaltenstherapie, Materialie Nr. 23. Tübingen
Clausnitzer, R. (1995): Muskelfunktionsübungen im orofacialen Bereich. Luzern
Dahan, J. (1985): Orale Wahrnehmung und Motorik. Fortschritte der Kieferorthopädie 46, 442–460
Dahms, A.-G., Jäger, U. (1978): Motorik und Sprache. Limburg
Dalbert, C., Schöler, H. (1989): Wissen dysgrammatisch sprechende Kinder mehr als sie können? II. Erkennen versus Korrigieren morphologischer Abweichungen. Arbeitsberichte aus dem Forschungsprojekt „Dysgrammatismus" 10, Pädagogische Hochschule Heidelberg. Heidelberg
Dannenbauer, F. M. (1983): Der Entwicklungsdysgrammatismus als spezifische Ausprägungsform der Entwicklungsdysphasie. Berlin/München
– (1984): Techniken des Modellierens in einer entwicklungsproximalen Therapie für dysgrammatisch sprechende Vorschulkinder. Der Sprachheilpädagoge 16, 35–49
– (1991): Vom Unsinn der Satzmusterübungen in der Dysgrammatismustherapie. Die Sprachheilarbeit 36, 202–209
– (1997): Mentales Lexikon und Wortfindungsprobleme bei Kindern. Die Sprachheilarbeit 42, 4–21
– (1998): Wenn Kinder keine Worte finden. Forum Logopädie 5, 12–16
– (1999): Grammatik. In: Baumgartner/Füssenich (Hrsg.): Sprachtherapie mit Kindern. 4. A. München/Basel, 105–161
–, Kotten-Sederqvist, A. (1990): Sebastian lernt Subj + Mod + XY + V (inf): Bericht von einer entwicklungsproximalen Sprachtherapie mit einem dysgrammatisch sprechenden Kind. Vierteljahreszeitschrift für Heilpädagogik und ihre Nachbargebiete 59, 27–45
Dreher, W. (1983): Studien und Übungen zur Sprachtherapie. Stuttgart
Eggert, D. (1997): Psychomotorisches Training. Ein Projekt mit lese-rechtschreibschwachen Grundschülern. Weinheim/Basel
Ehlich, K. (Hrsg.) (1996): Kindliche Sprachentwicklung. Konzepte und Empirie. Opladen
Eisenberg, P., Linke, A. (1996): Wörter. Praxis Deutsch 139, 20–30
Esser, G. et al. (1987): Auditive Wahrnehmungsstörungen und Fehlhörigkeit bei Kindern im Schulalter. Sprache – Stimme – Gehör 11, 10–16
Fackelmann, J. (1975): Hören und üben 1. Materialien zur akustischen Wahrnehmungsdifferenzierung. München/Ansbach
–(1976): Hören üben 2. Materialien zur akustischen Wahrnehmungsdifferenzierung. München/Ansbach
–, Müller, R., Patho, K., Patho, S.: (1996): Findefix. Wörterbuch für die Grundschule. München
Fischer-Voosholz, M., Spenthof, U. (1996): Spaß, Erfolg und Grenzen bei der Behandlung oraler Dysfunktionen. Forum Logopädie 4, 9–13

Franke, U. (2001): Logopädisches Handlexikon. 6. A. München/Basel
– (2001): Artikulationstherapie bei Vorschulkindern. Diagnostik und Didaktik. 6. A. München/Basel
Fritze, C. et al. (1979): Hören: Eine Einführung in eine Übungsfolge zur auditiven Wahrnehmungsförderung. In: Reinartz, A. (Hrsg.): Wahrnehmungsförderung behinderter und schulschwacher Kinder. Berlin
Frostig, M. et al. (1981) (Hrsg.): Teilleistungsstörungen. München
Frühwirt, F., Kalmar, M., Pratschner, E., Saßmann, M., Seifert, A., Weichart, K. (1998): Die Spielewerkstatt der Wiener Sprachheilschule/TDLN. Wien
Führing, M., Lettmayer, O., Elstner, W., Lang, H. (1976): Die Sprachfehler des Kindes und ihre Beseitigung. Wien
Füssenich, I. (1984): Semantische Fähigkeiten sprachentwicklungsgestörter Kinder. In: Füssenich, I.; Heidtmann, H. (Hrsg.) (1984): Kommunikation trotz Sprachstörungen. Osnabrücker Beiträge zur Sprachtheorie (OBST). Beiheft 8, 51–73
– (1995): Formate und Korrekturen als zentrale Elemente in der Sprachtherapie: Das Beispiel Mirco. In: Wagner, K. R. (Hrsg.): Sprechhandlungs-Erwerb. Essen
–, Gläß, B. (Hrsg.) (1985): Dysgrammatismus. Theoretische und praktische Probleme bei der interdisziplinären Beschreibung gestörter Kindersprache. Heidelberg
–, Heidtmann, H. (Hrsg.) (1984): Kommunikation trotz Sprachstörungen. Osnabrücker Beiträge zur Sprachtheorie (OBST). Beiheft 8, 51–73
Gipper, H. (1985): Kinder unterwegs zur Sprache. Zum Prozess der Spracherlernung in den ersten 3 Lebensjahren – mit 50 Sprachdiagrammen zur Veranschaulichung. Düsseldorf
Gleiniger, Ch., Ritterfeld, U. (1999): Was verstehe ich unter einer Sprachentwicklungsverzögerung? Ein Beitrag in drei Teilen. Teil 1: Forschungsanliegen, Methoden und drei Expertenmodelle. Logos Interdisziplinär 7, 1, 4–20. Teil 2: Drei weitere Expertenmodelle. Logos Interdisziplinär 7, 2, 84–95. Teil 3: Subjektive Theorien von TherapeutInnen. Logos Interdisziplinär 7, 3, 164–174
Gollwitz, G. (1996): Vom Laut zur Grammatik. Ein Praxisbuch zur Anbahnung von Laut- und Satzstrukturen. Bad Abbach
Gotthardt, E. (1998): Diagnostik und Therapie von semantisch-lexikalischen Störungen. Logos, Interdisziplinär 6, 4, 265–270
Grimm, H. (1994): Entwicklungskritische Dialogmerkmale in Mutter-Kind-Dyaden mit sprachgestörten und sprachunauffälligen Kindern. Zeitschrift für Entwicklungspsychologie und Pädagogische Psychologie 26, 35-52
– (1999): Störungen der Sprachentwicklung. Göttingen/Bern/Toronto/Seattle
–, Weinert, S. (Hrsg.) (1994): Intervention bei sprachgestörten Kindern. Voraussetzungen, Möglichkeiten und Grenzen. Stuttgart/Jena
Grohnfeldt, M. (1988): Sprachtherapie auf systemtheoretischer Grundlage. In: Sprache – Stimme – Gehör 12, 14–17
– (Hrsg.) (1991): Handbuch der Sprachtherapie. Band 3: Störungen der Semantik. Berlin
– (Hrsg.) (1991b): Handbuch der Sprachtherapie. Band 4: Störungen der Grammatik. Berlin
– (1997): Grundlagen der Therapie bei sprachentwicklungsgestörten Kindern. Berlin
Günther, K.-B. (1991): Probleme der Diagnostik lexikalisch-semantischer Störungen. In: Grohnfeldt, M. (Hrsg.): Handbuch der Sprachtherapie. Band 3: Störungen der Semantik. Berlin, 167–195
Guthke, J., Wolschke, P., Willmes, K., Huber, W. (1992): Leipziger Lerntest – Diagnostisches Programm zum begriffsanalogen Klassifizieren (DP-BAK). Aufbau und Konstruktionseigenschaften. Heilpädagogische Forschung 18, 4, 153–161

Haberfellner, H. (1989): Überlegungen zur Therapie orofazialer Dyskinesien und Erfahrungen mit kieferorthopädischen Geräten. Krankengymnastik 41, 355–361
Hacker, D., Wilgermein, H. (2001): Aussprachestörungen bei Kindern. Ein Arbeitsbuch für Logopäden und Sprachtherapeuten. 2. A. München/Basel
Haffner, U. (1995): „Gut reden kann ich". Das Entwicklungsproximale Konzept in der Praxis – eine Falldarstellung. Dortmund
Hansen, D. (1996): Spracherwerb und Dysgrammatismus. Grundlagen, Diagnostik, Therapie. München/Basel
Hellrung, U. (1998): Diagnose und Therapie lexikalischer Störungen bei Kindern. Forum Logopädie 5, 5–11
Helming-Jacoby, L. (1990): Atem- und Sprachpflege durch Rhythmus und Versmaß. Erziehungskunst 5
Herrmann-Röttgen, M. (1995): Spiele zur Sprachtherapie. Wehrheim
– (1997): Unser Kind spricht nicht richtig. Stuttgart
Herzog, I. (1996): Rosi, die rosarote Schlange. Spielerisch Begriffe lernen. Dortmund
Holle, B. (2000): Die motorische und perzeptuelle Entwicklung des Kindes. Ein praktisches Lehrbuch für die Arbeit mit normalen und retardierten Kindern. München/Weinheim
Hollenweger, J., Schneider, H. (Hrsg) (1994): Sprachverstehen beim Kind. Beiträge zu Grundlagen, Diagnostik und Therapie. Luzern
Holtz, A. (1988): Diagnosematerial zur sprachlichen Differenzierung. Ulm
– (1989 a): Fingerflohmarkt und Zungenbazar. Ulm
– (1989 b): Kindersprache. Hinterdenkental
Holzwart-Raether, U. (1997): Der Kinder-Duden. Leipzig/Mannheim/Wien/Zürich
Homburg, G. (1991): Konzepte und Ansatzpunkte der Dysgrammatismustherapie. In: Grohnfeldt, M. (Hrsg.): Handbuch der Sprachtherapie. Band 4: Störungen der Grammatik. Berlin, 113–143
Horsch, D., Ding, H. (1981): Sensomotorisches Vorschulprogramm für behinderte Kinder. Heidelberg
Jackel, B. (1999): Kinder orientieren sich. Spiele zur Entfaltung psychomotorischer Handlungskompetenz. Dortmund
Irmscher, T., Fischer, K. (1989): Psychomotorik in der Entwicklung. Reihe Motorik, Band 8. Schorndorf
Imhof, M., Skrodzki, K., Urzinger, M. (1999): Aufmerksamkeitsgestörte, hyperaktive Kinder und Jugendliche im Unterricht. Herausgegeben vom Staatsinstitut für Schulpädagogik und Bildungsforschung. Donauwörth
Keilmann, A. (1998): So lernt mein Kind sprechen. Augsburg
Kiese-Himmel, C. (1995): Die Wortschatzentwicklung im frühen Kindesalter. Logos Interdisziplinär 3, 4, 284–290
– (1998): Taktil-kinästhetische Störung. Behandlungsansätze und Förderprogramme. Göttingen
–, Schiebusch-Reiter, U. (1995): Taktil-kinästhetisches Erkennen bei sprachentwicklungsgestörten Kindern – erste empirische Ergebnisse. Sprache & Kognition 14, 3, 126–137
Kiphard, E. (1994): Psychomotorik in Praxis und Theorie. Ausgewählte Themen der Motopädagogik und Mototherapie. Gütersloh/Dortmund
Kittel, A. (2000): Übungsblock für Myofunktionelle Therapie. 62 Übungsanweisungen. Idstein
Krimm-von Fischer, C. (1995): Rhythmik und Sprachanbahnung zur Förderung des entwicklungsgestörten und des behinderten Kindes. Ravensburg
Küntzel-Hansen, M. (1983): Musik und Sprache als Therapie. 27 Stunden mit sprachgestörten Kindern. Wolfenbüttel

Kunz, T. (1997): Internationale Bewegungsspiele zur Förderung der Motorik, Sensorik und interkulturellen Kompetenz. Karteikarten DIN A6 mit Begleitheft. Wehrheim
Lauer, N. (1999 a): Zentral-auditive Verarbeitungsstörungen im Kindesalter. Grundlagen – Klinik – Diagnostik – Therapie. Stuttgart/New York
– (1999 b): Ein neues Modell für die zentral-auditive Verarbeitung. Forum Logopädie 3, 24–26
Löwe, A. (1973): Hörenlernen im Spiel. Praktische Anleitungen für Hörübungen mit hörgeschädigten Kleinkindern. 2. A. Berlin
Lorenz-Poschmann, A. (1981): Therapie durch Sprachgestaltung. Dornach
– (1983): Die Sprachwerkzeuge und ihre Laute. Dornach
Martens, K. (1979) (Hrsg.): Kindliche Kommunikation. Frankfurt
Meibauer, J., Rothweiler, M. (Hrsg.) (1999): Das Lexikon im Spracherwerb. Tübingen/Basel
Meier, C., Richle, J. (1997): Sinn-voll und alltäglich. Materialiensammlung für Kinder mit Wahrnehmungsstörungen. Dortmund
Mertens, K. (1999): Körperwahrnehmung und Körpergeschick. Psychomotorische Entwicklungsförderung, Band 4. Dortmund
Monschein, M. (1998): Spiele zur Sprachförderung, Band 1. München
Motsch, H.J. (1984): Sprachliches Imitationslernen – oder was nützt dem Kind ein gutes Sprachmodell? Vierteljahreszeitschrift für Heilpädagogik und ihre Nachbargebiete 3, 310–323
– (1986): Zusammenarbeit mit Eltern sprachentwicklungsgestörter Kinder. In: Bächthold, A. et al. (Hrsg.): Sonderpädagogik. Handlung – Forschung – Wissenschaft. Berlin, 209–226
– et al. (1990): Dysgrammatismustherapie – Vom traditionellen zum entwicklungsproximalen Konzept. Freiburg (CH)
–, Hansen, D. (1999): COPROF und ESGRAF. Diagnoseverfahren grammatischer Störungen im Vergleich. Die Sprachheilarbeit 44, 3, 151–162
Niemeyer, W. (1973): Anmerkungen zu den Bremer Hilfen für lese-rechtschreibschwache Kinder. Bremen
Oetter, P., Richter E.W., Rick, S.M. (1999): M.O.R.E. – Ein entwicklungstherapeutisches Konzept. Dortmund
Olah, A.E. (1998): Neurolinguistische Aspekte der dysgrammatischen Sprachstörung bei Kindern. Tübingen
Olbrich, I. (1989): Auditive Wahrnehmung und Sprache. Dortmund
Olowson, A. (1997): Montessori und Sprache: Grammatik zum „Begreifen". Dortmund
Passolt, M. (Hrsg.) (1996): Mototherapeutische Arbeit mit hyperaktiven Kindern. München/Basel
Perren-Klingler, G. (1995): Lernen mit allen Sinnen. Bern/Stuttgart
Reinartz, A. (1979) (Hrsg.): Wahrnehmungsförderung behinderter und schulschwacher Kinder. Berlin
Riefler, W., Dreher, H. (o.J.): Musik macht uns Kinder froh. Musikalische Erziehung in Kindergarten und Grundschule (Sonderheft). Aachen
Rosenkötter, H. (1997): Neuropsychologische Behandlung der Legasthenie. Weinheim
Rossaint, A., Lechner, J., van Assche, R. (1991): Das cranio-sakrale System. Heidelberg
Rothweiler, M. (1988): Ein Fall von Dysgrammatismus – eine linguistische Analyse. Frühförderung Interdisziplinär 7, 114–124
– et al. (1995): Spontansprachdiagnose bei Dysgrammatismus. Die Sprachheilarbeit 40, 331–350
Ruf-Bächtiger, L. (1995): Das frühkindliche psycho-organische Syndrom. Minimale cerebrale Dysfunktion. Stuttgart/New York

Sarimski, K., Hoffmann, W., Süß, H. (1985): Entwicklungsdysphasie und Symbolgebrauch im Spiel. Zeitschrift für Kinder- und Jugendpsychiatrie 13, 354–361
Scheib, K., Rothmann, G. (1994): Nenne mir alle Tiere, die dir einfallen. Logos Interdisziplinär 2, 84–89
Schöler, H., Fromm, W., Kany, W. (1998): Spezifische Sprachentwicklungsstörung und Sprachlernen. Erscheinungsformen, Verlauf, Folgerungen für Diagnostik und Therapie. Heidelberg
Schöttl, W. (1991): Die cranio-mandibuläre Regulation. Heidelberg
Schrey-Dern, D. (1990): Screening-Verfahren zur Diagnostik des kindlichen Grammatikerwerbs auf der Grundlage der Profilanalyse nach Harald Clahsen. Sprache – Stimme – Gehör 14, 31–33
Semel, E. M. (1981): Diagnose und Behandlung des gestörten Sprachverständnisses und der Sprachfähigkeit. In: Frostig, M. et al. (Hrsg): Teilleistungsstörungen. München
Seyd, W. (1988): Sprache und Bewegung. Villingen-Schwenningen
Signer, M. (1979): Hörtraining bei auditiv differenzierungsschwachen Kindern: mit Übungsspielen für Legastheniker und Hörgeschädigte. Stuttgart
Steiner, F., Steiner, R. (1993): Die Sinne. Spielen – Gestalten – Freude entfalten. Förderung der Wahrnehmungsfähigkeit bei Kindern – Ein Arbeitsbuch für Kindergarten, Schule und Eltern. Linz
Stengel, I., v. d. Hude, L., Meiwald, V. (1997): Sprachschwierigkeiten bei Kindern. Wie Eltern helfen können. 9. A. Stuttgart
Struck, V. (1990): Sprechwerkzeugkiste – 50 Mundmuskelspiele zur Vorbereitung von Artikulationstherapie und MFT. Leverkusen
Szagun, G. (1983): Bedeutungsentwicklung beim Kind – Wie Kinder Wörter entdecken. München
– (1990): Die Konstruktion mentaler Begriffe am Beispiel des Begriffs Mut. Unterrichtswissenschaft 18, 368–381
– (1991 a): Psychologische Perspektiven zum Erwerb von Wortbedeutungen. Der Deutschunterricht 43, 62–77
– (1991 b): Zusammenhänge zwischen semantischer und kognitiver Entwicklung. In: Grohnfeld, M. (Hrsg.): Handbuch der Sprachtherapie. Band 3: Störungen der Semantik. Berlin, 37–53
– (1996): Sprachentwicklung beim Kind. 6. A. Weinheim
Tarr Krüger, I., Katz-Bernstein, N. (1995): Wann braucht mein Kind Therapie? Die acht wichtigsten Methoden. Stuttgart
Teumer, J. (1977): Möglichkeiten zur Erfassung und Entwicklung von sensomotorischen Wahrnehmungsleitungen bei sprachgeschädigten Kindern im Vorschulalter. Sonderpädagogik 7, 53–73
Thiesen, P. (1996): Mit allen Sinnen spielen. Wahrnehmungsförderung in Kindergarten, Grundschule und Familie – über 200 Spielideen. Weinheim/Basel
Veit, S. E., Castell, H. (1992): Sprachproduktion und Sprachverständnis bei dysgrammatisch sprechenden Kindern. Zeitschrift für Kinder- und Jugendpsychiatrie 20, 12–21
Vopel, K. W. (1996): Bewegungsspiele für Kinder von 3–6 Jahren. Teil 1–5. Salzhausen
Wagner, I. (1981): Aufmerksamkeitstraining mit impulsiven Kindern. Berlin
Wagner, K. R. (1981): Wieviel sprechen Kinder täglich? Wirkendes Wort 31, 17–28
– (1987): Wortschatz-Erwerb. Bern/Frankfurt a. M./New York/Paris
– (Hrsg.) (1995): Sprechhandlungs-Erwerb. Essen
Wendlandt, W. (2000): Sprachstörungen im Kindesalter. Materialien zur Früherkennung und Beratung. Stuttgart

Wendler, J., Seidner, W., Kittel, G., Eysholdt, U. (1996): Lehrbuch der Phoniatrie und Pädaudiologie. Stuttgart

Wettstein, P., Rey, A. (1996): KWSF – Kognitive Wahrnehmungs- und Sprachförderung. Uster

Wiedenmann, M. (Hrsg.) (2000): Handbuch der Sprachförderung mit allen Sinnen. Weinheim/Basel

Winnicott, D. W. (1997): Vom Spiel zur Kreativität. Stuttgart

Wurst, F. (1992): Sprachentwicklungsstörungen und ihre Behandlung. Wien

Zeller, W., Aschenbrenner, H. (1992): Sprachheilpädagogische Wortgutsammlung. Frankfurt

Zimmer, R. (2000 a): Handbuch der Sinneswahrnehmung. Grundlagen einer ganzheitlichen Erziehung. Freiburg/Basel/Wien

– (2000 b): Handbuch der Psychomotorik. Theorie und Praxis der Förderung von Kindern. Freiburg/Basel/Wien

Zollinger, B. (1990): Frühtherapie spracherwerbsgestörter Kinder. Vierteljahreszeitschrift für Heilpädagogik und ihre Nachbargebiete 59, 1, 14–26

– (1999): Die Entdeckung der Sprache. Bern/Stuttgart/Wien

– (2000): Spracherwerbsstörungen. Grundlagen zur Früherfassung und Frühtherapie. Bern/Stuttgart

Sachregister

Walburga Brügge / Katharina Mohs

Therapie funktioneller Stimmstörungen

Übungssammlung zu Körper, Atem, Stimme

4. Auflage 2001. 178 Seiten. 29 Abb. 3 Tab.
(3-497-01473-7) kt

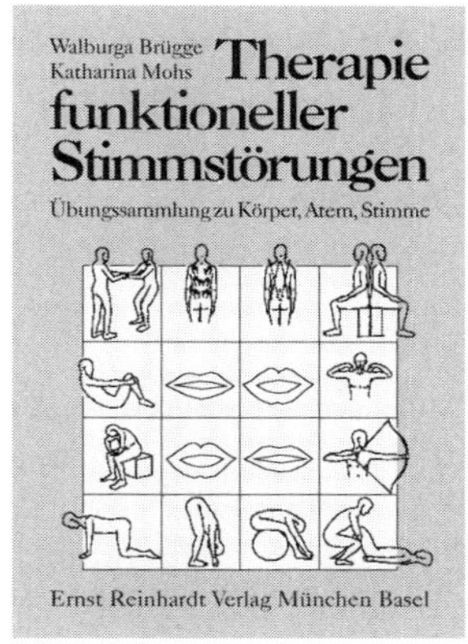

Dieses Buch kommt dem Wunsch vieler Logopädinnen und Logopäden nach einer umfassenden Sammlung von Übungen zur Behandlung von primär funktionellen Stimmstörungen nach. Es enthält Partner- und Einzelübungen für die therapeutische Praxis, bietet darüber hinaus aber auch Hinweise zur Übertragung in den Alltag. Die Übungen betreffen die Bereiche Selbstwahrnehmung, Tonusregulierung, Haltungsaufbau, Atmung, Federung, Abspannen und atemrhythmisch angepaßte Phonation, Resonanz, Artikulation, Vokaleinsatz und die Übertragung in den Alltag.

Pressestimmen

„... ein handliches Buch aus der Praxis für die Praxis, das ich bestens empfehlen kann."

(VLB-Bulletin)

„... ein praxisnahes reichhaltiges Kompendium, das für den Spezialfall nützliche Methoden bereitstellt. Ein empfehlenswertes praktisches Buch für jede(n), die (der) in der Sprachtherapie tätig ist."

Sprache – Stimme – Gehör

Aus dem Inhalt

Selbstwahrnehmung. Tonusregulierung. Haltungsaufbau. Atmung. Federung. Angepasste Phonation. Resonanz. Artikulation. Vokaleinsatz. Anwendung der erarbeiteten Techniken im Text. Übertragung in den Alltag

Ernst Reinhardt Verlag München Basel

Marina Ruß

Mundmotorik bei der Lautbildung

2001. DIN A 4. ca. 72 Seiten. ca. 87 Abb. ca. 13 Tab. (3-497-01553-9) geh

Wenn Kinder Wörter nicht richtig aussprechen können, haben sie später auch oft Schwierigkeiten beim Lesen- und Schreibenlernen. Die Autorin hat eine einfache Methode entwickelt, die die visuelle Umsetzung vom Laut ins Bild erleichtert: Mundbild-Stempel. Diese Stempel zeigen die Stellung des Mundes beim Aussprechen der verschiedenen Laute. Dabei wird auch das Schweizerdeutsche berücksichtigt. Mit Hilfe der Stempel lernen die Kinder spielerisch, welche Bewegungen von Zunge und Lippen beim Aussprechen der einzelnen Laute nötig sind. Auf diese Weise werden motorisches und phonologisches Bewußtsein der Kinder beim Sprechen gefördert. Die Mundbilder lassen sich nicht nur bei Aussprachestörungen und beim Lese- und Schreiberwerb, sondern auch in der Gehörlosenschulung und beim Zweitspracherwerb hilfreich einsetzen.

Aus dem Inhalt

Sprachlaute und ihre Darstellung: Laute als Buchstaben dargestellt. Der Unterschied zwischen Selbst- und Mitlauten. Sprachlaute als Bilder

Herstellung der Materialien: Herstellung der Stempel, des beweglichen Seitenanblicks und der Kehlkopfmodelle. Wie setzt man die Materialien ein?

Schulische und sonderpädagogische Anwendungen: Lesen und Schreiben mit Mundbildern und Seitenanblick; Einführung der Selbst- und Mitlaute; Lese- und Rechtschreibschwäche. Lernen mit Mundbildern und Seitenanblick; Wie unterscheidet man stimmhafte und stimmlose Laute; Artikulationsarten und das Schweizer K; Vokalunterschiede und deren Einfluß auf die Aussprache des CH; Vokale und Silbentrennung; Vokallängen markieren; Lautunterschiede im Zweitspracherwerb

Logopädische Anwendungen: Artikulatorische Fehler. Phonologische Fehler. Mundmotorische Übungen mit den Mundstempeln und dem Seitenanblick

Materialgebrauch in der Gehörlosenschulung: Typische Sprechauffälligkeiten in der Mitlautproduktion; Stimmhaftigkeit; Deutsche Auslautverhärtung; Unterscheidung von nasalen und oralen Lauten; Differenzierung von Zisch- und Stopplauten; Lautauslassungen. Typische Vokalfehler; Vokalverwechslungen; Vokalauslassungen

Ernst Reinhardt Verlag München Basel

Detlef Hacker / Herbert Wilgermein (Hrsg.)

Aussprachestörungen bei Kindern

Ein Arbeitsbuch für Logopäden und Sprachtherapeuten

2. Auflage 2001. 226 Seiten. 9 Abb. 39 Tab. (3-497-01466-4) kt

„Dudit oder Deidit?“ – Sie merken schon, es geht um Aussprachestörungen. Die Erfahrungen der letzten Jahre haben gezeigt, daß die einzellautliche Betrachtungsweise vielen Kindern mit Aussprachestörungen nicht gerecht wird. Eine veränderte Sichtweise bedarf jedoch auch neuer diagnostischer Verfahren. Detlef Hacker hat für den deutschsprachigen Raum ein neues Analyseverfahren und ein daraus abgeleitetes Screeningverfahren entwickelt. Konkrete Falldarstellungen, vielfältige Spielformen und Sprachmaterial dienen dem Praktiker als Hilfe.

Aus dem Inhalt

Zum Erwerb der Aussprache – für Eltern und andere Experten

Diagnostische Verfahren: AVAK – Analyseverfahren zur Ausspracheuntersuchung bei Kindern. SVA – Screeningverfahren zur Ausspracheuntersuchung

Computerauswertung

Therapeutische Angebote bei ausgewählten phonologischen Problemen – Fallbeispiele: D. Hacker: Erwerbsstörung der Aussprache als zeitliche Verzögerung; H. Wilgermein: Assimilationen – Fehlender Wechsel von Artikulationsstellen; A. Penn: Assimilationen – Eingeschränkter Wechsel von Artikulationsstellen; D. Hacker: Veränderung von Artikulationsart und Artikulationsort – Plosivierung und Alveolarisierung; J. Wimmer, D. Hacker: Veränderung von Artikulationsart und -ort – Plosivierung und Velarisierung; M. Sebold: Änderung der Luftstromführung – Lateralisierung; M. Jäcklein: Rückverlagerung von Artikulationsstellen am Beispiel der Velarisierung

Merksätze für die therapeutische Arbeit mit phonologisch gestörten Kindern

Praxishilfen für die Überwindung häufig auftretender phonologischer Prozesse: Auslassung unbetonter initialer Silben; Auslassung finaler Konsonanz; Assimilatorische Vorgänge; Reduktion von Mehrfachkonsonanz; Plosivierung; Öffnung; Alveolarisierung; Velarisierung

Ernst Reinhardt Verlag München Basel